SARAH & DOMINIC HARRISON

#Familygoals

ALS TEAM ZUM FAMILIENGLÜCK
DER PERSÖNLICHE GUIDE FÜR JUNGE FAMILIEN

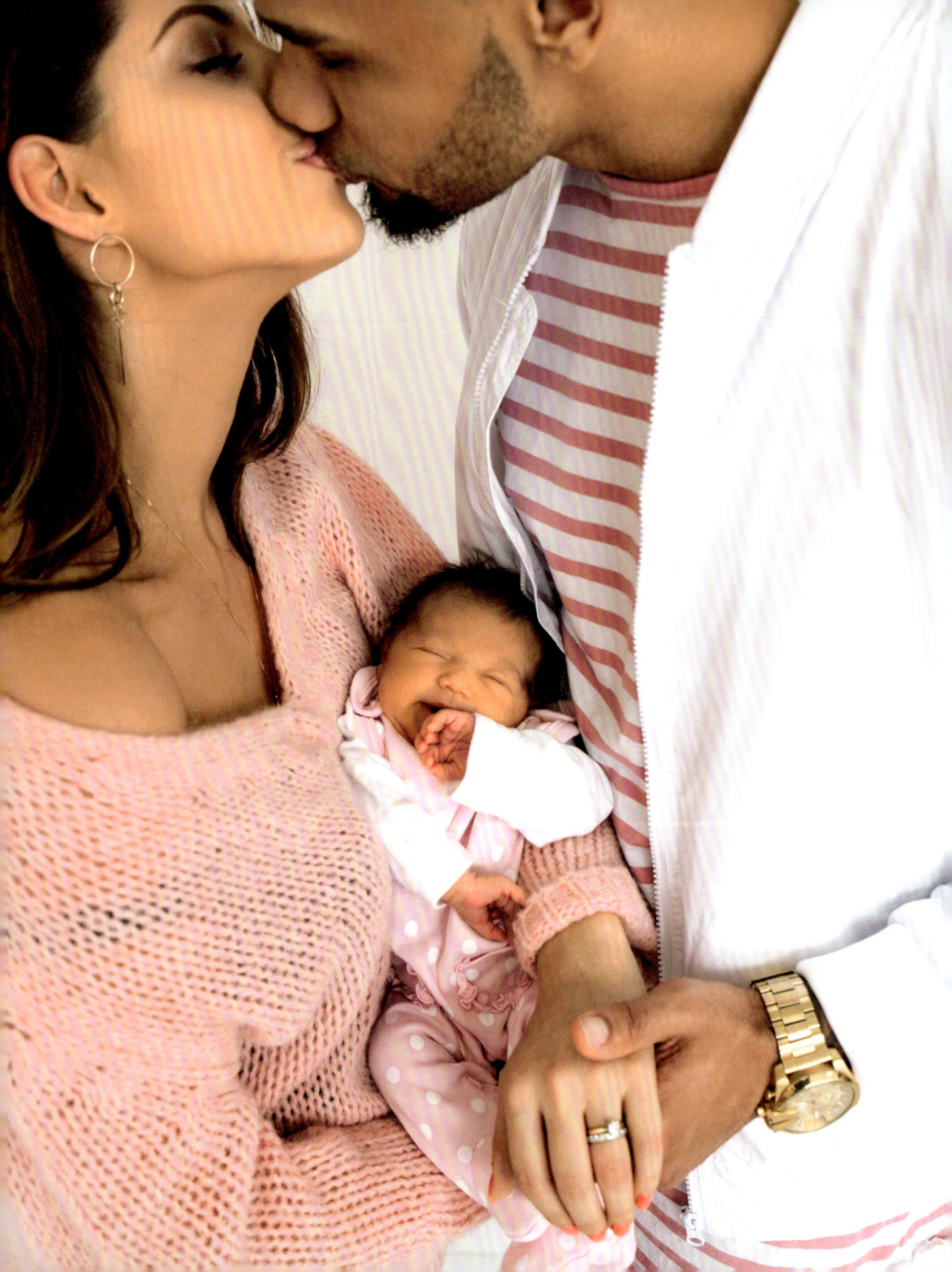

INHALT

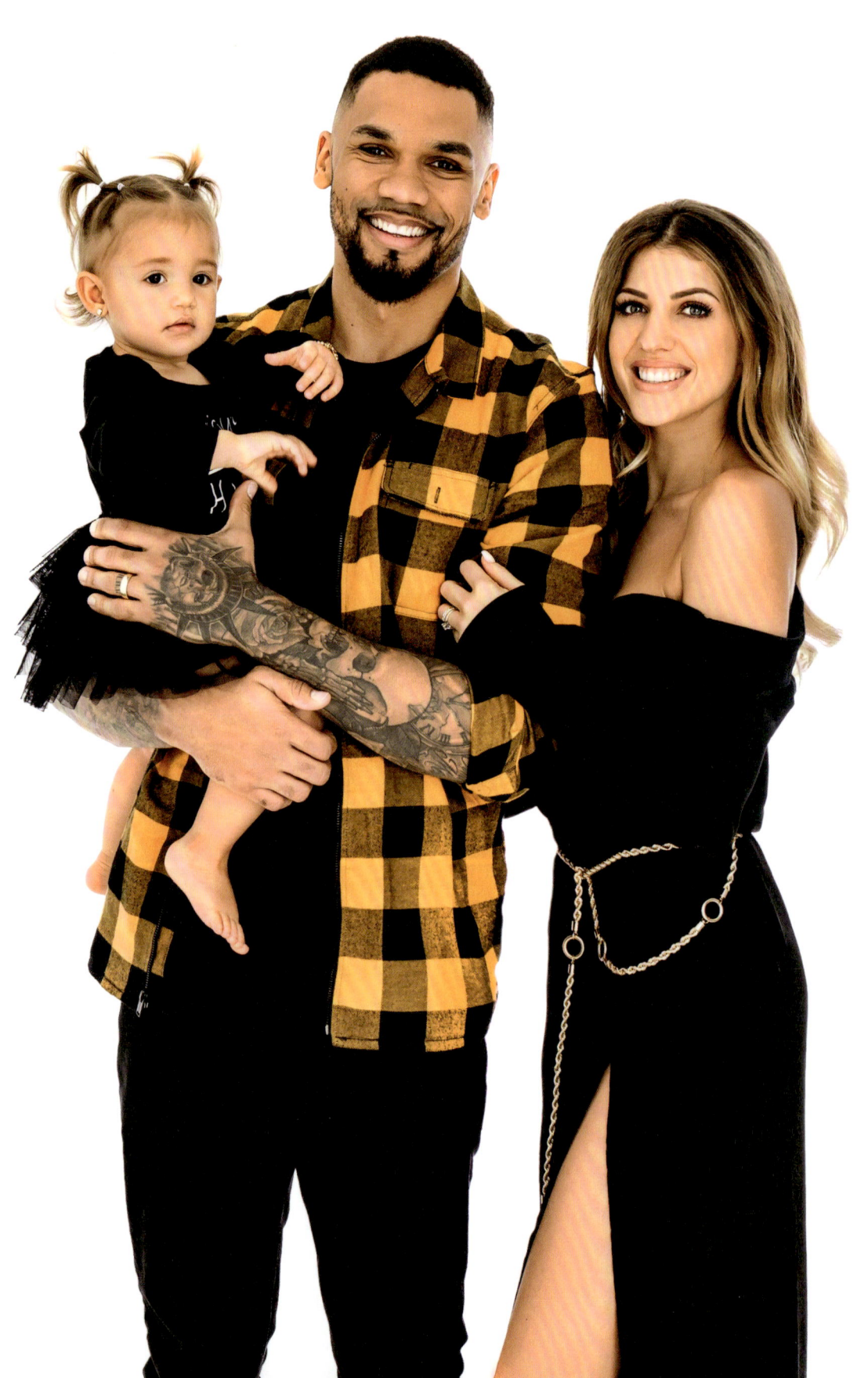

Vorwort

Hallo ihr Lieben!

Wir freuen uns sehr, euch endlich unser Herzensprojekt vorstellen zu dürfen:

unser erstes Buch! Wir sind so unglaublich stolz darauf!

Um genau zu sein, handelt es sich um einen Ratgeber für werdende und junge Familien, denn wir wünschen uns, dass alle Eltern ihr neues Familienglück komplett genießen können und glücklich sind.

Natürlich wissen wir, dass es einige Herausforderungen mit sich bringt, plötzlich zu dritt zu sein. Aber trotz all den Veränderungen kann die Zeit ab der Geburt noch viel schöner werden, als sie vorher war – man muss nur wissen, wie das Geheimnis dahinter aussieht, und sich gut organisieren!

Unser Rezept ist ganz einfach: Familie hat für uns die oberste Priorität. Wir wollen, dass unsere Tochter ein tolles Leben hat und stecken viel Energie plus Leidenschaft in ihre Erziehung. Gleichzeitig achten wir darauf, unseren eigenen Interessen nachgehen zu können. Beides sollte in Balance bleiben.

Dafür findet ihr in diesem Buch unsere besten Tipps, persönliche Erfahrungen und den Rat unserer Experten für eine gesunde und fitte Schwangerschaft, einen guten Start ins Familienleben, unvergessliche Reisen zu dritt, den After-Baby-Body und vieles, vieles mehr!

Und ihr dürft nie vergessen: Elternsein macht Spaß! Genießt die Zeit, die Kleinen werden so schnell groß ... Mit einer gewissen Leichtigkeit und viel Humor meistert ihr jede noch so verrückte, unangenehme oder nervenaufreibende Situation. Ja, die gibt es auch bei uns und wie die aussehen, werdet ihr auf den nächsten Seiten erfahren. Aber diese Challenges gehören nun mal zum Elternsein dazu und das darf euch bewusst sein. So seid ihr nicht so schnell enttäuscht oder frustriert und könnt euch aufs Wesentliche konzentrieren – ein schönes Familienleben zu leben!

Alles Liebe

Sarah & Dominic

Wir sind schwanger!

Wow. Auch der dritte Schwangerschaftstest (Dominic musste mir extra noch mal einen aus der Apotheke holen) zeigte an: Ich bin schwanger! Wie diese Nachricht unser Leben auf den Kopf stellte, erfährst du auf den nächsten Seiten. Und wie wir die neue Situation meisterten, auch.

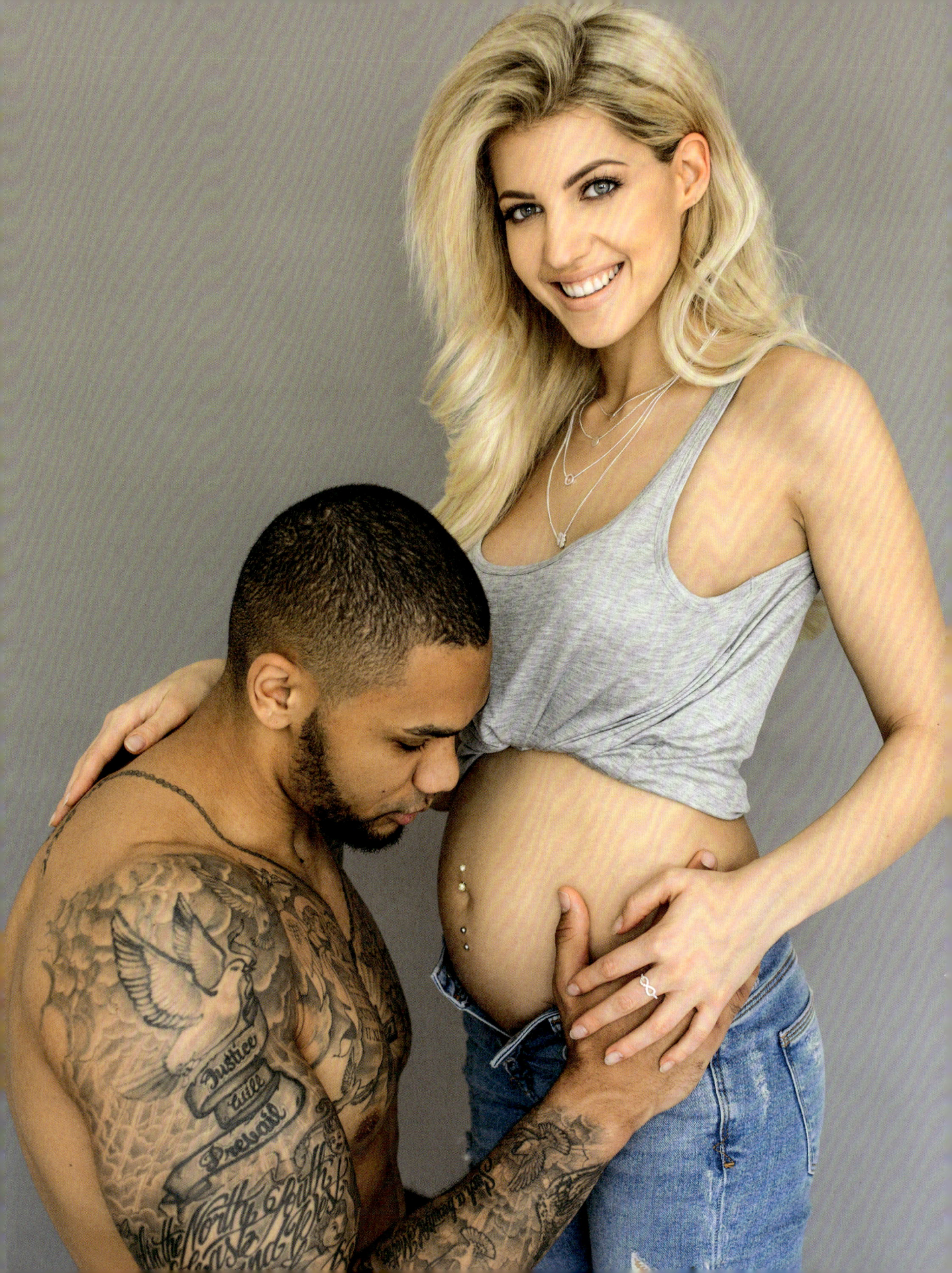

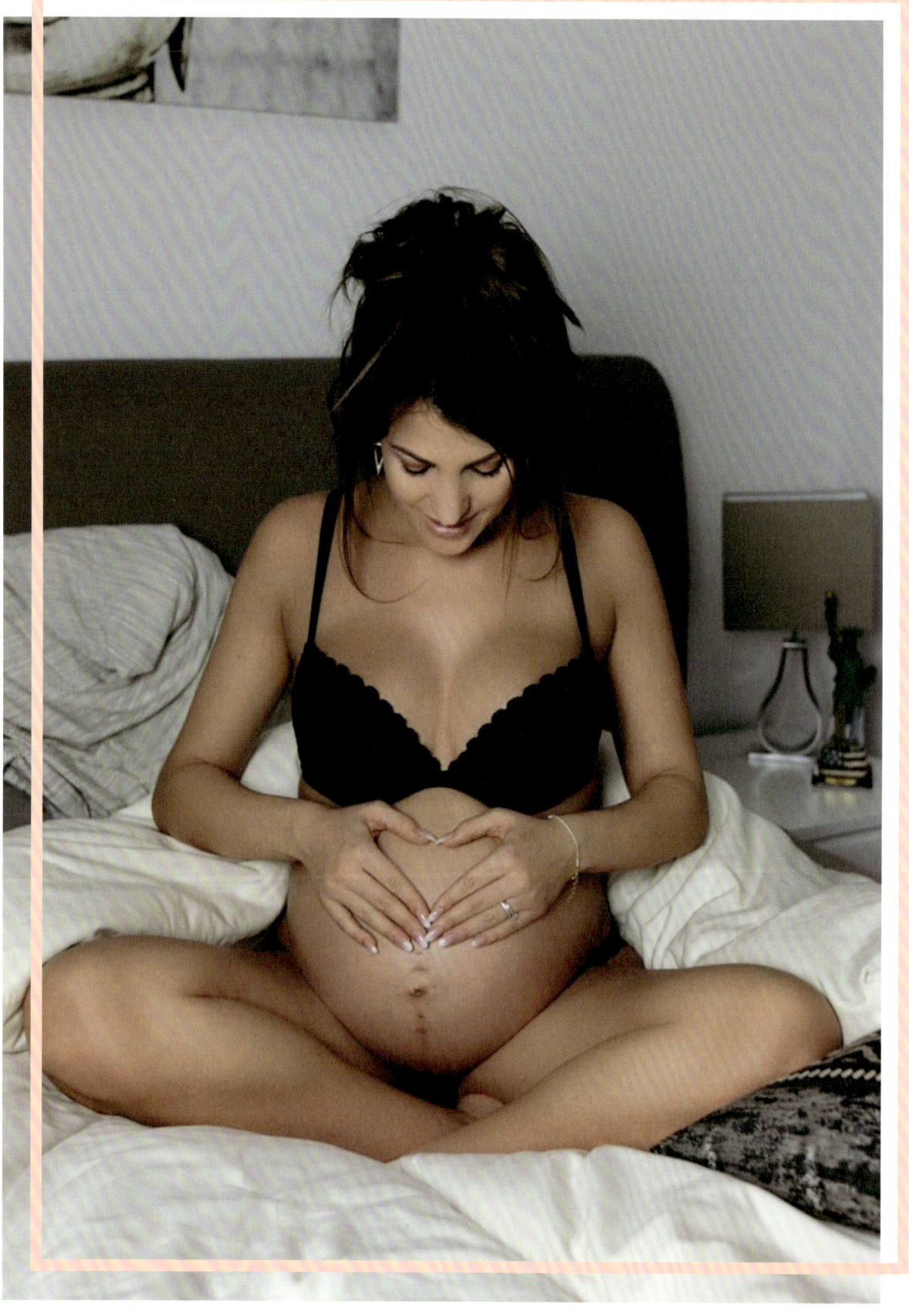

ALLES
ANDERS

Wir sind bald zu dritt! Und bereits die Schwangerschaft bringt eine Menge Veränderungen mit sich. Auch und gerade körperlich. Wir möchten dir von unseren Erfahrungen erzählen und viele Tipps mit auf den Weg geben, damit du die neue Situation genauso schnell lieben lernst.

DER BABY-BODY-CHANGE

Ich warne dich vor: Ab Minute eins der Schwangerschaft wird sich alles schlagartig verändern. Vor allem dein Körper. Die Haut wird viel elastischer sein und deine Brüste wachsen verblüffend schnell um ein bis zwei BH-Größen. Das ist quasi eine Vorbereitung aufs spätere Stillen, die Milch braucht Platz. Deine Brustwarzen verfärben sich und das aus einem guten Grund: Liegt das Neugeborene auf deinem Bauch, wird es von der „Signalfarbe" so angezogen, dass es die Brustwarzen von allein findet und nicht verhungert. Mutter Natur denkt an alles. Eine ähnliche wegweisende Funktion soll auch die sogenannte Linea nigra haben. Der dunkle Strich auf dem Bauch ist eine ganz normale Pigmentstörung, die nach der Geburt wieder verschwindet. Achte in der Schwangerschaft unbedingt auf ausreichend Sonnenschutz, damit die Pigmentstörung nicht zu stark wird. Nicht unerwähnt darf das größte Pfund bleiben: die Gewichtsveränderung. Woche für Woche geht für Schwangere die Waage in Richtung Wahnsinn. Es gab Momente, da schaute auch ich in den Spiegel und erkannte mich kaum wieder.

Ja, ich gebe dir recht: Das ist schon viel, was eine Frau mitmachen muss. Aber die körperlichen Veränderungen in der Schwangerschaft darf und muss man positiv sehen. Da entsteht gerade ein neues Leben, da sollte doch niemand über ein paar Extra-Kilos nachdenken. Es geht nur um eine kurze Phase, hinterher kannst du wieder zu deiner alten Form zurückkehren. Ich fühlte mich jedenfalls mit jeder Veränderung wirklich wohl, ich liebte meinen Bauch und seine Form sehr. Zum ersten Mal in meinem Leben zog ich ihn am Strand nicht mehr ein, sondern streckte die Kugel stolz raus. Ein schönes Gefühl. Weitere Schwangerschaftspluspunkte sind kräftigere und vollere Haare (danke, liebe Hormone!) und eine strahlende Haut, der Schwangerschaftsglow. Der liegt an der verbesserten Durchblutung und den kleinen Wassereinlagerungen, die die Haut aufpolstern.

Natürlich ist nicht alles nur rosa. Zum Beispiel haben viele Frauen unter einer Schwangerschaftsakne zu leiden. Statt eines tollen Glows entstehen viele kleine Pickel. Die bis zur Geburt bleiben können. Aber: Eine seifenfreie, schonende Hautreinigung, regelmäßige Peelings und Heilerdemasken helfen dir, das Ganze in den Griff zu bekommen. Achte zudem auf deine Zähne, in der Schwangerschaft ist Zahnfleischbluten keine Seltenheit. Das macht die Zähne jedoch anfälliger für Karies. Die alte Volksweisheit „Jede Schwangerschaft kostet die Frau einen Zahn" beruht also auf einem berechtigten Hintergrund. Damit es bei dir nicht so weit kommt, sind verstärkte Pflege und regelmäßige Zahnarztkontrollen Pflicht. In puncto Zahnreinigung existieren verschiedene Meinungen. Ich wurde damals abgewiesen, weil das Zahnfleisch dafür zu empfindlich sei. Jedoch erzählte mir eine Bekannte, dass ihr Zahnarzt eine „Prophylaxe für Schwangere" anbietet, also eine Reinigung speziell für werdende Mamas. Gerade wenn du dich in den ersten Monaten viel übergeben musstest und jedes Zähneputzen eine echte Qual war, solltest du dich – sobald es dir wieder besser geht – nach diesem Angebot erkundigen.

Auch von meinen Freundinnen (und deren Männern) weiß ich: Schwangere sind manchmal ziemlich sentimental. Schon die kleinste Kleinigkeit bringt Bald-Mamis zum Weinen. Zum Beispiel, wenn sie sich nicht ganz so wohl in ihrer Haut fühlen. Ich dachte teilweise auch: „Was passiert hier eigentlich gerade? Du hast da drei dicke Kugeln am Oberkörper, kein BH passt mehr und alle geliebten Skinny-Jeans müssen in den Keller." Aber zum Glück gehen diese Augenblicke schnell vorbei. Denke immer daran: Das ist normal. Jeder Frau mit Babybauch geht es so. Selbst den Frauen, die ihre Gefühle gut zu verbergen wissen. Versuche stattdessen, die Zeit zu genießen. Sie ist einfach etwas ganz Besonderes.

Typische Veränderungen in der Schwangerschaft

1. Trimester (SSW 1 bis SSW 12)

> Die Brustwarzen färben sich dunkel
> Die Brüste spannen
> Viele Frauen leiden unter Übelkeit
> Der Blutdruck kann in den Keller fallen
> Eine extreme Müdigkeit tritt auf
> Kurzatmigkeit ist typisch

2. Trimester (SSW 13 bis SSW 24)

> Übelkeit, Kreislaufprobleme und Stimmungsschwankungen verschwinden meist wieder
> Der Bauch wächst, die Schwangerschaft wird sichtbar
> Die Linea nigra tritt auf
> Zum Ende des 2. Trimesters können neue Beschwerden wie Sodbrennen, Wadenkrämpfe oder Heißhunger auftreten

3. Trimester (SSW 25 bis SSW 40)

> Wassereinlagerungen in den Beinen nerven
> Durch die hohe Belastung setzen oft Rückenschmerzen ein
> Häufiger Harndrang
> Erste Schwangerschaftsstreifen können sichtbar werden
> Gegen Ende der Schwangerschaft treten Übungswehen auf

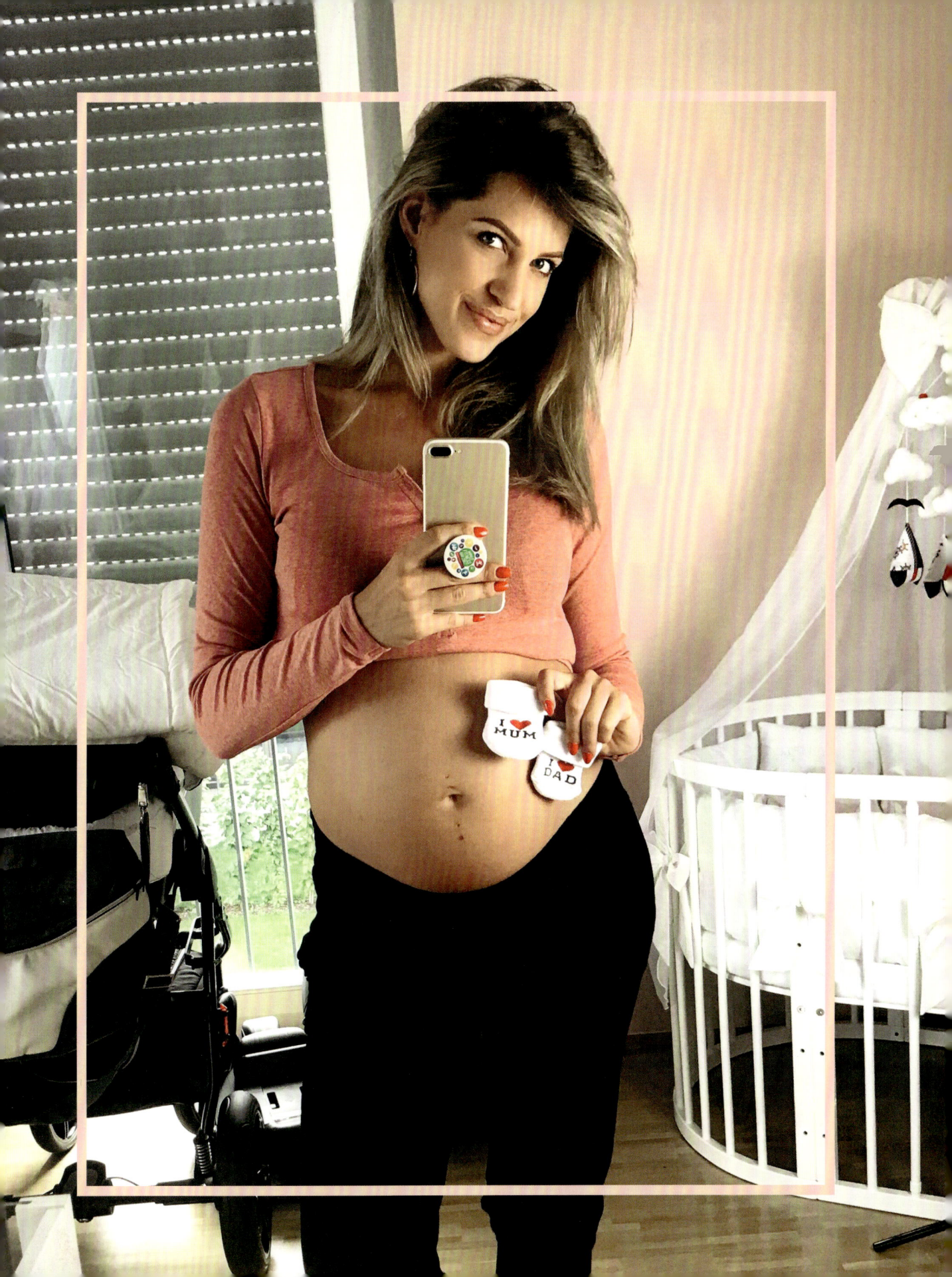

BEAUTY FÜR DEN BABY BELLY

Nein, Instagram lebt nicht nur von der Inszenierung: Domi cremte mir tatsächlich jeden Abend meinen Bauch mit einem Körperöl oder einer Bodylotion ein. Ich kann wirklich jeder Schwangeren raten, das auch zu tun. Ich lag dabei wie ein Sack Mehl im Bett und er cremte nicht nur die Kugel, sondern auch meine Hüfte und Oberschenkel ein. Die wuchsen ja leider auch mit. Dabei redete er jedes Mal mit seinem Kind, sooo süß!

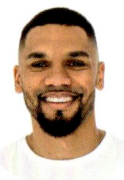

Ein Fulltime-Job!

Wenn du absolut keine Lust auf Dehnungsstreifen hast, kann ich nur empfehlen, dich auch morgens einzucremen. Eigentlich ist es ja gut, wenn die ganzen Hormone die Haut elastischer machen, schließlich wächst dein Bauch wie ein Luftballon. Aber manch-mal reicht diese Elastizität nicht aus und es entstehen kleine Risse in der Unterhaut, die du als besagte Streifen erkennst. Die erinnern leider auch dann noch an die Schwangerschaft, wenn dein Kind längst seinen Schulabschluss in der Tasche hat. Im Zweifel cremst du also lieber einmal mehr als zu wenig. Im Anschluss bietet sich eine Zupfmassage an, um die Durchblutung anzuregen. Zusätzlich habe ich meine Beine und den Bauch (ganz vorsichtig) mit einem Massageroller abgerollt. In meiner Familie sind wir Frauen leider nicht mit so guten Genen gesegnet. Darum erhöhte ich gegen Ende der Schwangerschaft die Creme-Zupf-Roll-Dosis auf zwei bis drei Sessions täglich. Die Angst, dass meine Haut reißen könnte, schaufelte mir die Zeit frei. Und die kam nicht von ungefähr, zum Schluss betrug der Bauchumfang 107 Zentimeter! Im Nachhinein kann ich sagen: Die vielen Minuten haben sich gelohnt. Nicht ein einziger Riss oder Streifen erinnert daran, dass dort mal ein Kind herangewachsen ist. Dieses Ergebnis hängt sicherlich auch mit dem vielen Wasser, das ich in der Schwangerschaft trank, zusammen. Das solltest du ebenfalls tun: VIEL Wasser trinken! Das hält die Haut elastisch. Jedoch möchte ich dir schon an dieser Stelle sagen, dass Streifen leider nicht nur vom Cremen, sondern auch von der Gewichtszunahme und vor allem von der Veranlagung abhängen. Falls du also doch irgendwann welche bekommst: Sei stolz darauf! Die entstehen schließlich, weil gerade ein Wunder in dir wächst. Und wenn du dieses Wunder zum ersten Mal in den Händen hältst, wird dieses Gefühl alle Narben glätten.

So funktioniert die Zupftechnik

Du brauchst für eine Zupfmassage etwas Zeit und Geduld. Denn du nimmst nur ein Stück Haut zwischen Daumen und Zeigefinger, ziehst es leicht hoch und lässt es wieder los. Und dann ist das nächste dran und das nächste und nächste ... Wenn es schnell gehen soll, nutze den Massageroller.

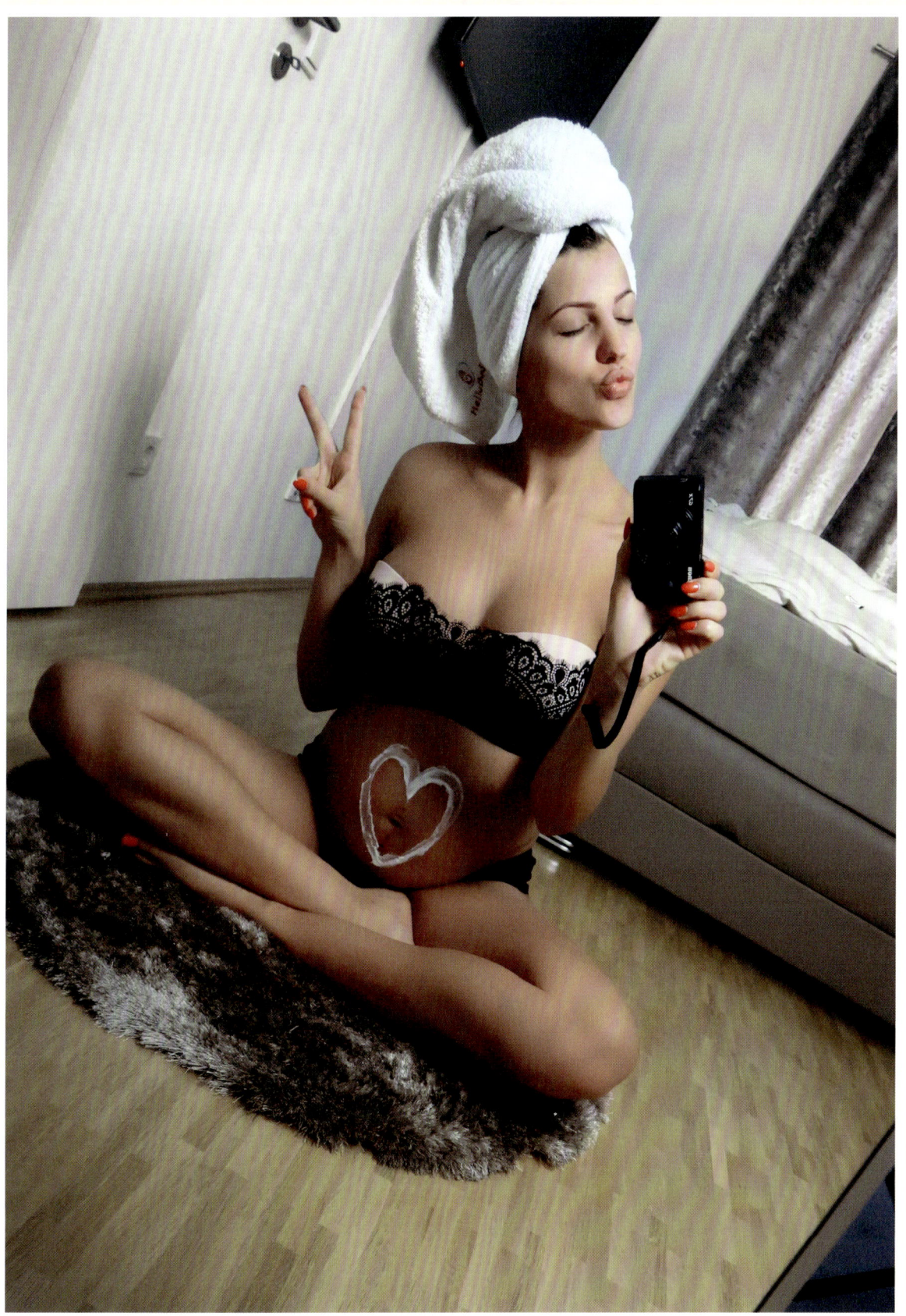

BELIEBTE BAUCHSCHMEICHLER

Welche Öle und Cremes du verwenden möchtest, bleibt dir überlassen. Jedoch solltest du darauf achten, dass sie die Inhaltsstoffe enthalten, die deiner Haut in der Schwangerschaft besonders guttun. Dazu gehören pflegende pflanzliche Öle wie Mandel- oder Jojobaöl, Feuchtigkeitsspender wie Aloe vera, Sheabutter und Kakaobutter. Auch gut: Vitamin E, da es die Elastizität der Haut unterstützt. Versuche, an jedem Produkt vorab zu riechen. In der Schwangerschaft nimmst du Gerüche häufig stärker und teilweise auch unangenehmer wahr als sonst. Teste also lieber vor dem Kauf und wähle möglichst unparfümierte, geruchsneutrale Produkte. Es kann sogar sein, dass du das Aftershave von deinem Liebsten nicht mehr erträgst. Da hilft nur austauschen. Also nicht den Liebsten, sondern sein Pflegeprodukt ☺.

Was ich dir noch empfehlen kann, auch wenn es vielleicht nicht mega sexy klingt: Seit Schwangerschaftswoche 20 trug ich jeden Tag einen speziellen Gürtel, der unter dem Bauch über die Nieren verläuft. Das ist kein Mieder, ich nenne ihn „BH für den Bauch". Er war eine tolle Stütze, weil er die Kugel ein wenig nach oben hebt und so den Rücken entlastet. Sobald ich ihn anhatte, stand ich aufrechter da und er erleichterte mir das Treppensteigen. Unter dem Stichwort „Stützgürtel für Schwangere" oder „Schwangerschaftsgurt" findest du ihn online oder in speziellen Babyläden.

SPORTLICH SCHWANGER

Nicht nur meine Haut, auch ich selbst wollte fit bleiben. Vor der Schwangerschaft war ich wirklich „in Topform" (Zitat Dominic ☺) und daher trainierte ich jetzt weiterhin drei bis vier Einheiten pro Woche, je nachdem, wie fit ich mich fühlte. Anfangs ging ich ins Fitnessstudio, aber je größer mein Bauch wurde, desto häufiger setzte ich zu Hause auf Eigengewichtübungen. Im Gym fühlte ich mich nicht mehr so wohl. Die Bewegungen hatte mir alle Dominic empfohlen. Als Personal Trainer wusste er am besten, was gut für mich war. Zusätzlich schlug mir mein Schatz jeden Tag einen Spaziergang vor und ich ließ mich gern überreden, schließlich wollte ich nicht einrosten. Und wenn ich mal nur zehn Schritte schaffte, war das ja egal, ich hatte es auf jeden Fall versucht. Im Urlaub ging ich zusätzlich so oft wie möglich schwimmen, im Wasser fühlte ich mich nicht mehr so schwer … Ich merkte schon, wie die Energie jede Woche nachließ, Treppensteigen wurde immer anstrengender. Am Ende kam ich nach gerade mal einem Stockwerk schon ins Schwitzen. Aber dass du als Schwangere so aus der Puste gerätst, ist ganz normal, denn das Baby wird immer größer und braucht dementsprechend mehr Platz. Sprich, es schiebt alles nach oben und drückt auf dein Zwerchfell. Die Luft wird knapp.

Ein weiteres Zipperlein von Schwangeren sind Rückenschmerzen. Ich blieb zum Glück verschont, allein deswegen lohnte sich das regelmäßige Training. Selbst wenn es mal ganz kurz zwickte, dann machte ich meine beziehungsweise Dominics Übungen und es ging wieder. Ganz früher arbeitete ich in einer Bank und saß nur vorm PC. Wenn ich Rückenschmerzen hatte, bin ich ins Fitnessstudio gegangen und danach war alles gut. Und genauso kann man in der Schwangerschaft etwas dagegen tun.

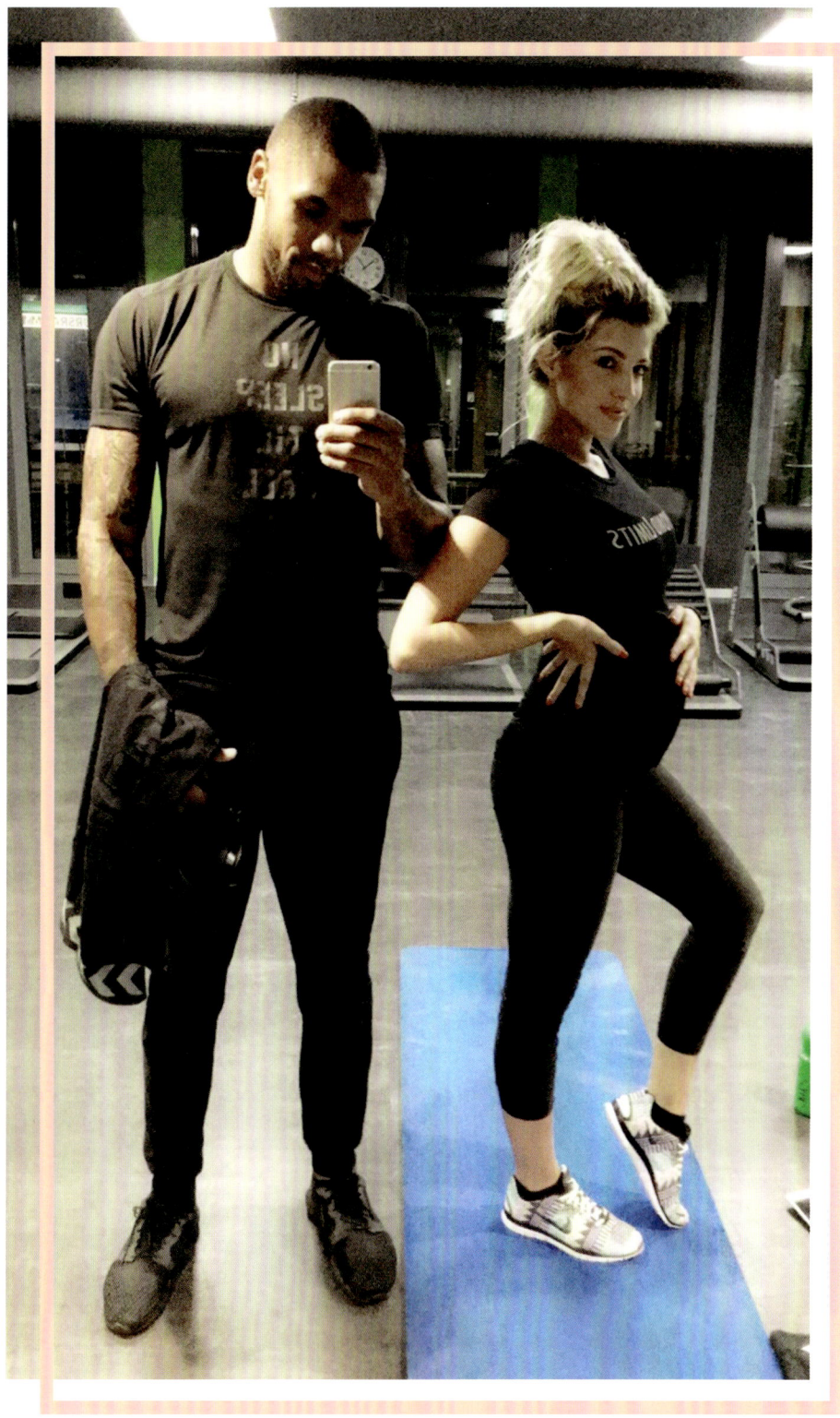

WAS MIT BABYBAUCH (NICHT) GEHT

Solange du dich wohlfühlst, ist Sport absolut in Ordnung und sogar wünschenswert. Kläre zur Sicherheit kurz mit deiner Frauenärztin, ob etwas gegen dein Training sprechen könnte. Ein verkürzter Gebärmutterhals, eine vorherige Fehlgeburt oder vorzeitige Wehen können zum Beispiel Gründe sein, deine Work-outs besser auf die Zeit nach der Geburt zu verschieben. Aber zum Glück sind solche Dinge eher selten und die Vorteile von Sport in der Schwangerschaft überwiegen. Denn die Bewegung regt die Durchblutung an, was deiner Haut und deinem Kreislauf zugutekommt. Sie hilft dir, Krampfadern vorzubeugen, nicht zu stark zuzunehmen und deine Kondition nicht ganz in Vergessenheit geraten zu lassen: gut für die Geburt, die bekanntlich etwas länger dauern kann ... Zudem hat eine sportliche Einheit den gleichen Effekt wie sonst: Dein Körpergefühl verbessert sich, Stimmungsschwankungen haben weniger Angriffsfläche. Solange du keinen Leistungssport betrieben hast, kannst du deine üblichen Routinen so fortsetzen wie vor dem positiven Schwangerschaftstest. Ausnahmen bilden extreme Sachen wie Bungee-Jumping, Downhill-Mountainbiken oder alpines Klettern. Auch Disziplinen mit hohem Verletzungsrisiko sollten nicht mehr auf deinem Trainingsplan stehen. Dazu zählen unter anderem Boxen, Skifahren und Snowboarden oder Reiten.

Ideal sind zum Beispiel Yoga und Pilates. Beide Sportarten trainieren den Beckenboden und arbeiten mit bestimmten Atemtechniken, die dich auch in den Wehen unterstützen können. Zudem wird dein Puls nicht auf die Spitze getrieben, schweißtreibende Fitnessformate wie HIIT oder Spinning haben jetzt Pause. Achte beim Joggen oder Aerobic darauf, deinen Puls nicht über 125 bis 130 Schläge zu treiben. Walke lieber beziehungsweise setze im Fitnesskurs auf Low-Impact-Varianten (wie Side Steps anstelle von Hampelmännern oder Knieheben mit einem Fuß am Boden anstatt Skippings). Ist Krafttraining dein Favourite-Sport, kannst du damit ruhig weitermachen. Reduziere jedoch die Gewichte stetig und vermeide auch hier Pulsspitzen, indem du die Luft anhältst – was bei zu vielen Kilos auf der Hantelstange schnell passiert. Am besten setzt du auf Eigengewichtübungen. Die haben mich auch bestens durch die Schwangerschaft gebracht.

TRAINING FÜR MOMS TO BE

Dominic zeigt dir jetzt, in welcher Phase der Schwangerschaft welche Übungen am besten sind. Mir taten sie total gut!

Für die folgenden Bewegungen brauchst du als Demnächst-Mama keine Geräte, das eigene Körpergewicht genügt. Okay, bequeme Kleidung und etwas Wasser dürfen schon noch sein, Schwangere sollten (nicht nur beim Sport) viel trinken. Wer möchte, legt sich eine Matte bereit. Alternativ tut es auch ein dickes Duschhandtuch. Das Wichtigste ist: Sobald etwas wehtut – aufhören! Eine Schwangerschaft ist der schlechteste Zeitpunkt, um irgendwem etwas zu beweisen. Sarah wiederholte die Übungen dreimal die Woche, zwischen den Trainings sollte mindestens ein Tag Pause liegen.

Wärme dich in jedem Fall ein wenig auf, egal wie warm es draußen ist. Es geht darum, deine Muskeln zu aktivieren und die Gelenkflüssigkeit in den Gelenken anzuregen. So werden diese stabiler und leistungsfähiger. Zudem hilft ein Warm-up dabei, dich mental aufs Training einzustellen. Momentan gehen dir sicher tausend verschiedene Gedanken durch deinen Kopf, aber es ist wichtig, dass du die Übungen konzentriert ausführst. Zum einen, um dich nicht zu verletzen, zum anderen, um möglichst viel Effekt aus ihnen zu ziehen.

SPORT-CHECK FÜR SCHWANGERE

Go

(Nordic) Walken

Yoga

Pilates

Leichtes Wandern

Schwimmen

Eigengewichtübungen

Radfahren

Tischtennis, Badminton

Langlaufen

SUP

Tanzen

Low-Impact-Aerobic

BodyArt

No-Go

Hindernisrennen

Acro- und Bikram-Yoga

Polo

Alpines Klettern

Rafting, Tauchen

Bodybuilding

Mountainbiken im Gelände

Skateboarden, Inlineskaten

Tennis, Squash

Skifahren, Snowboarden

Fallschirm- und Bungeespringen

Kitesurfen

Tanzen im stickigen, überfüllten Club

Fuß-, Hand-, (Beach-) Volley- und Basketball

Hockey, Baseball, American Football

High-Impact-Aerobic, HIIT, Hyrox

BAX

Nur mit Vorerfahrung

Joggen

Power-Yoga

Reiten

Pilates an den Geräten

Leichte Klettersteige

Aqua-Aerobic

Krafttraining mit leichtem Gewicht

Aqua-Cycling

Ballett

Deepwork

DOMINICS TOP-MOVES FÜR
SSW 1 BIS 12 (1. TRIMESTER)

Viele Frauen haben in der ersten Zeit der Schwangerschaft mit Übelkeit zu kämpfen. Einige lenkt es ab, ein paar Übungen auszuführen, und ein angeregter Kreislauf sorgt für ein besseres Körpergefühl. Quäl dich aber nicht. Wenn dir absolut nicht danach ist, trainierst du an einem anderen Tag. Erst recht, wenn du dich übergeben musstest und kaum Flüssigkeit bei dir behalten kannst. Wenn du dich gut genug fühlst, gilt: Lege großen Wert auf eine saubere Technik.

Sprich, führe die Übungen immer so aus, wie sie im Folgenden beschrieben werden. Denn durch die Hormonflut im Körper ist das Bindegewebe weicher und du kannst schneller umknicken als sonst. Auch ist es nicht ungewöhnlich, dass du schneller aus der Puste gerätst. Kein Grund zur Sorge, das ist normal, dein Körper leistet gerade Höchstarbeit. Übertreibe es also nicht und mache nur so viel, wie sich gut anfühlt. Bei einem fiesen Stechen oder Ziehen im Unterleib darfst du gerne eine Pause machen. Sollte es wiederkommen, verschiebst du deine Work-out-Session. Baby – Safety first!

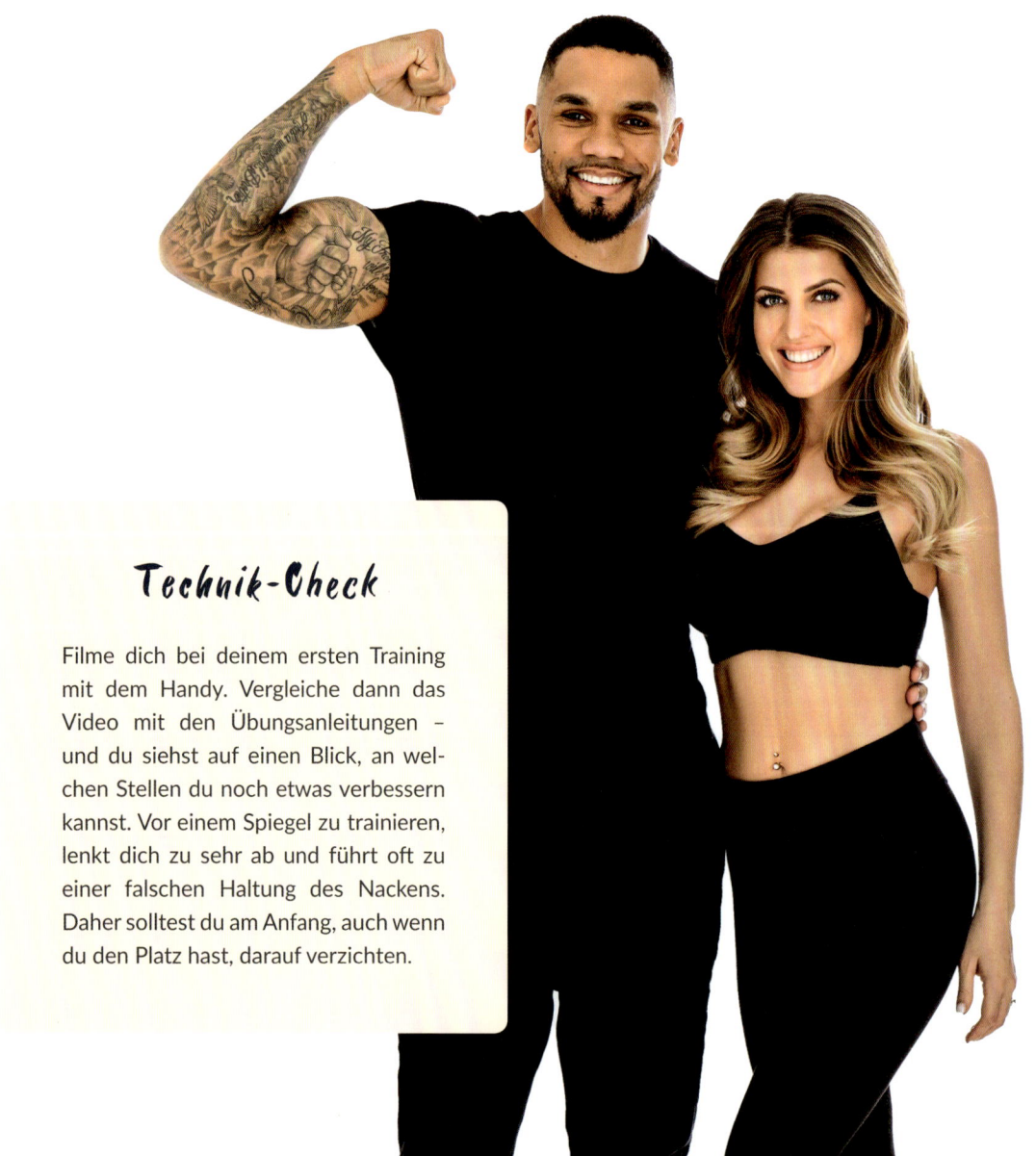

Technik-Check

Filme dich bei deinem ersten Training mit dem Handy. Vergleiche dann das Video mit den Übungsanleitungen – und du siehst auf einen Blick, an welchen Stellen du noch etwas verbessern kannst. Vor einem Spiegel zu trainieren, lenkt dich zu sehr ab und führt oft zu einer falschen Haltung des Nackens. Daher solltest du am Anfang, auch wenn du den Platz hast, darauf verzichten.

SEITNEIGEN Definiert die Taille

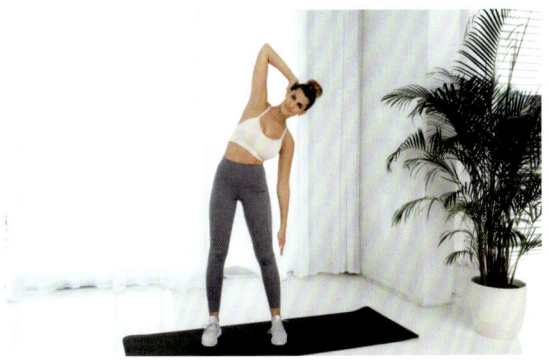

WICHTIG: *Beuge dich nur über die Seite und nicht nach vorn. Du setzt deinen unteren Rücken sonst unnötig unter Stress.*

A) Stelle dich mit geradem Rücken etwa schulterbreit auf. Das bedeutet, deine Füße befinden sich ungefähr auf einer Linie, die zu den Schultern führt. Halte deinen linken Arm lang neben dem Körper, die Fingerspitzen zeigen zum Boden. Lege nun deine rechte Hand an den Hinterkopf. Schiebe den rechten Ellbogen etwas nach hinten, bis er auf der Höhe deiner Schulter ist. Dein Blick geht nach vorn.

B) Beuge dich nun über die linke Seite so weit wie möglich nach links – ohne die restliche Körperhaltung zu verändern. Versuche gedanklich, mit den Fingerspitzen deiner linken Hand den Boden zu berühren. Halte die Position kurz und richte dich wieder auf. Nach 10 bis 15 Wiederholungen tauschst du die Arme und führst den Ablauf zur rechten Seite aus. Zeit für eine kurze Pause! Wenn du dich fit genug fühlst, wiederhole das Seitneigen 2- bis 3-mal je Seite.

ARM- UND BEINHEBEN IM VIERFÜSSLERSTAND Kräftigt die Muskeln rund um die Wirbelsäule

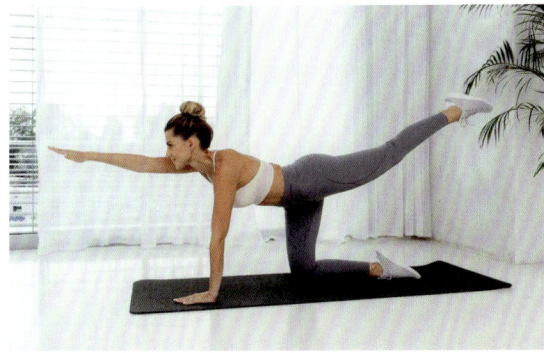

WICHTIG: *Achte darauf, dass deine Hüfte gerade bleibt und nicht nach oben aufdreht. Stelle dir dazu vor, auf deinem Po steht ein Tablett, das nicht umkippen darf!*

A) Komme in den Vierfüßlerstand. Dazu kniest du dich hüftbreit auf den Boden und setzt die Hände unterhalb deiner Schultern auf dem Boden auf. Spanne deinen Bauch an und halte deinen Rücken gerade.

B) Verlagere nun das Gewicht auf den rechten Unterschenkel und deine linke Hand. Spanne deinen Bauch noch einmal bewusst an und hebe gleichzeitig den linken Arm und das rechte Bein an. Halte diese Position kurz, ohne zu wackeln! Dann senkst du deinen Arm und das Bein ab, setzt es aber nicht auf dem Boden auf, und gehst direkt zur nächsten Wiederholung über. Nach 8 bis 12 Wiederholungen tauschst du die Seiten, das rechte Bein und der linke Arm sind dran. Zeit für eine kurze Pause! Wenn du fit genug bist, gönnst du dir das Arm- und Beinheben 2- bis 3-mal pro Seite.

KNEE RAISES Formen den Po und die hinteren Oberschenkel

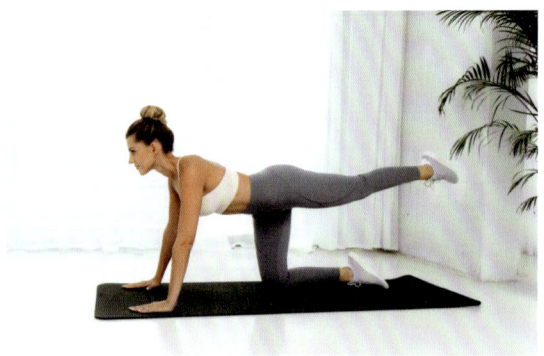

A) Komme in den Vierfüßlerstand. Dazu kniest du dich hüftbreit auf den Boden und setzt die Hände unterhalb deiner Schultern auf dem Boden auf. Spanne deinen Bauch an und halte deinen Rücken gerade. Hebe den linken Fuß leicht vom Boden ab und halte ihn in der Luft.

B) Strecke nun das linke Bein auf der Höhe deines Pos nach hinten aus. Senke das Bein wieder ab und beuge es zurück in die Ausgangsposition – setze das Knie aber nicht auf dem Boden auf und gehe direkt zur nächsten Ausführung über. Nach 12 bis 15 Wiederholungen wechselst du die Seite, das rechte Bein ist an der Reihe. Zeit für eine kurze Pause! Wenn du fit genug bist, gönnst du dir die Knee Raises 2- bis 3-mal pro Seite.

WICHTIG: Achte darauf, die Hüfte nicht nach oben oder unten aufzudrehen. Denke an ein Tablett auf deinem Po, das nicht umkippen darf!

BECKENHEBEN Trainiert den Po, die hinteren Oberschenkel und die Hüftmuskulatur

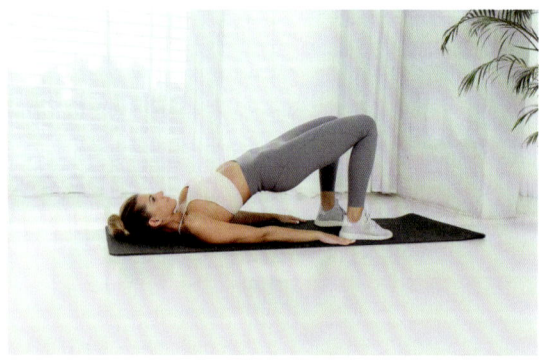

A) Lege dich auf den Rücken. Stelle deine Füße in einem für dich bequemen Abstand zum Po auf. Zwischen den Füßen ist etwa eine Hüftbreite Platz. Lege deine Arme locker neben dem Körper ab. Dein Blick geht zur Decke.

B) Gib nun Druck auf die Fersen und führe das Becken so weit wie möglich nach oben. Spanne dabei den Po kräftig an! Sobald du die höchste Position erreicht hast, versuche, noch ein Stück höher zu kommen – erst dann lässt du das Becken wieder sinken. Lege es jedoch nicht auf dem Boden ab und gehe direkt zur nächsten Wiederholung über. 12 bis 15 solltest du schaffen. Zeit für eine kurze Pause! Wenn du fit genug bist, gönnst du dir das Beckenheben 2- bis 3-mal.

WICHTIG: Achte zu jedem Zeitpunkt auf eine konstant hohe Spannung der Gesäßmuskulatur. Sie wird im Alltag oft vernachlässigt und diese Übung sorgt für den verdienten Ausgleich.

DOMINICS TOP-MOVES FÜR
SSW 13 BIS 24 (2. TRIMESTER)

Geschafft! Die kritische erste Phase der Schwangerschaft ist vorbei. Bei den meisten Frauen sind jetzt obendrein die Übelkeit und auch die große Müdigkeit in Vergessenheit geraten. Das zweite Trimester gilt als das, in denen sich Schwangere am wohlsten fühlen. Nutze die Zeit, um dich fit zu halten! Erstens geht es dir dann schon allein wegen eines guten Körpergefühls besser, zweitens hilft dir eine gewisse Fitness, bei der Geburt gut durchzuhalten, und drittens hat jedes Kind eine fitte Mama verdient. Aber bevor du jetzt den neuen Rekord im Eigengewichttraining aufstellst, solltest du wissen: Dein Puls darf nicht über 125 bis 130 Schläge ansteigen. Der Herzschlag des Kindes steigt nämlich automatisch mit an und weil dessen Puls eh schon von Natur aus höher ist, maximiert er sich auf ungesunde Höhe. Das möchtest du deinem Schatz sicher nicht antun. Also, entweder benutzt du beim Training eine Pulsuhr oder greifst auf die DIY-Methode (siehe Box) zurück.

DIY-Pulskontrolle

Auch wenn die beiden folgenden Methoden nicht so exakte Ergebnisse wie eine Pulsuhr liefern, sind sie eine gute Möglichkeit, deinen aktuellen Belastungslevel einzuschätzen. Lege dir vorab eine normale Uhr bereit, du musst genau im Blick haben, wie lang 15 Sekunden sind. In dieser Zeit misst du deinen Puls entweder am Handgelenk oder am Hals. An der Hand spürst du ihn auf der Innenseite des Handgelenks unterhalb des Daumens am besten. Und zwar indem du Zeige- und Mittelfinger aneinanderlegst und diese unterhalb der Handgelenksfurche leicht auf die Haut drückst. Zähle nun 15 Sekunden lang deine Pulsschläge und nimm den Wert mal vier. So errechnest du den Pulsschlag pro Minute, der 130 nicht übersteigen sollte. Falls du das Pochen dort nur schwach spürst, miss besser am Hals (oder mache es gleich dort). Aber wo genau? Hebe deinen Kopf leicht an, dann kommt dein Kehlkopf etwas nach vorn. Auf beiden Seiten daneben verläuft die Hauptschlagader. Lege Mittel- und Zeigefinger auf eine der beiden Seiten. Zähle 15 Sekunden lang die Pulsschläge und multipliziere sie mit vier. Das Ergebnis ist höher als 130? Unterbrich dein Workout und gehe locker auf der Stelle, um deinen Puls zu beruhigen. Bitte höre nicht abrupt auf, dich zu bewegen, denn auch das ist eine (zu) hohe Belastung.

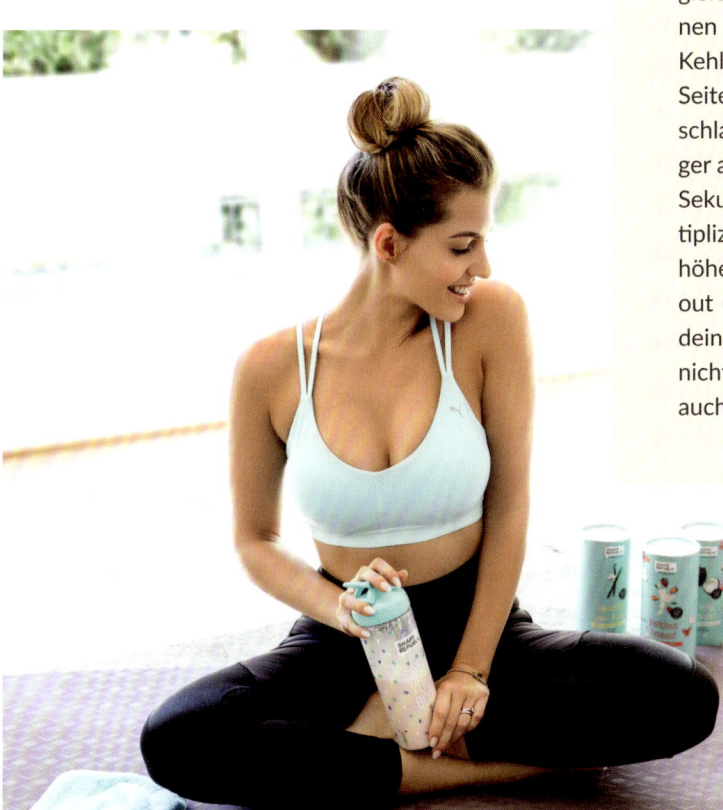

ABDUCTOR LIFT Lässt Reiterhosen keine Chance

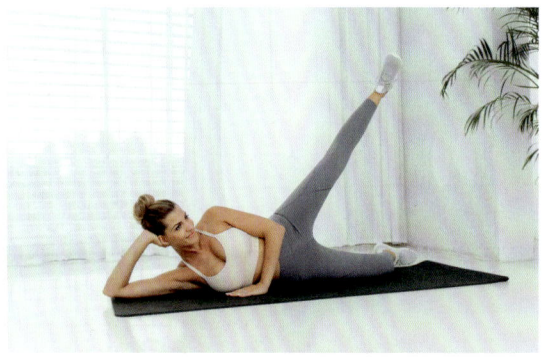

WICHTIG: *Dein Bein geht gerade nach oben. Stelle dir vor, dein Bein bewegt sich in einem Toaster. Da kann es auch nur nach oben und unten wandern, nicht aber nach vorn oder hinten.*

A) Lege dich mit ausgestreckten Beinen auf die rechte Seite. Stütze deinen Kopf auf die rechte Hand. Dazu winkelst du den rechten Arm an, der Oberarm bildet eine Line mit dem Körper. Stütze die linke Hand vor dem Körper auf dem Boden auf. Winkle nun den rechten Unterschenkel leicht nach hinten ab. Das Bein bleibt am Boden. Hebe das linke Bein gestreckt auf Hüfthöhe an. Die Zehen zeigen zum Schienbein.

B) Hebe das linke Bein so weit wie möglich gerade nach oben an. Halte diese Position kurz und senke das Bein wieder ab – ohne es abzulegen. Führe 15 bis 20 Wiederholungen aus. Dann legst du dich auf die linke Seite und führst den Ablauf mit dem rechten Bein aus. Zeit für eine kurze Pause! Wenn du fit genug bist, gönnst du dir den Abductor Lift 2- bis 3-mal pro Seite.

KATZE-KUH Mobilisiert die Wirbelsäule und hält sie beweglich

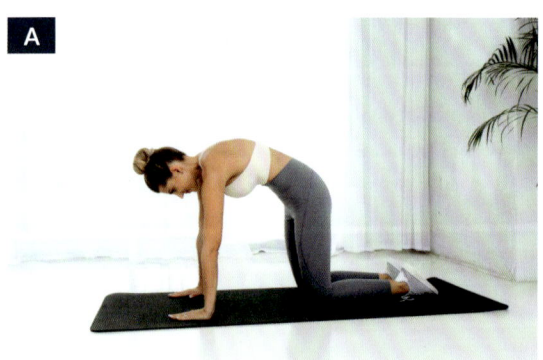

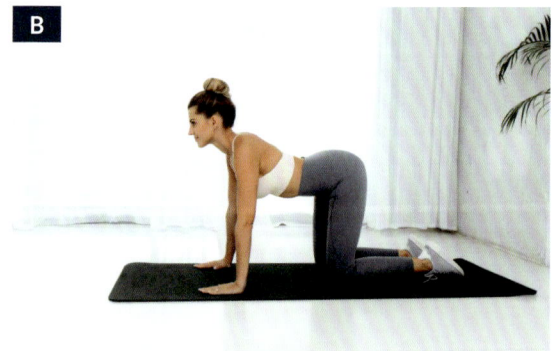

A) Komme in den Vierfüßlerstand. Dazu kniest du dich auf den Boden und stellst die Hände unter den Schultern auf dem Boden auf. Deine Finger zeigen nach vorn. Ziehe nun deinen Bauchnabel nach innen und runde deinen Rücken so stark wie möglich. Dabei führst du dein Kinn in Richtung deiner Brust. Halte diese Katzen-Position drei Atemzüge lang.

B) Dann lässt du deinen Bauch locker nach unten absinken und bildest ein leichtes Hohlkreuz. Ziehe dabei deine Schulterblätter nach hinten und hebe den Kopf etwas an. Halte diese Kuh-Pose ebenfalls 3 Atemzüge und wechsle 3-mal zwischen den beiden Tierhaltungen hin und her. Zeit für eine kurze Pause! Wenn es sich gut anfühlt, gönnst du dir die Katze-Kuh 2- bis 3-mal.

WICHTIG: *Führe die Bewegungen langsam und mit Bedacht aus. Sie sollen sich nicht anstrengend anfühlen und dich lockerer machen. Dein Rücken ist durch den immer größer werdenden Bauch sowieso schon hart gefordert. Jetzt hat er etwas Entlastung verdient.*

LUNGES Sorgen für definierte Beine und einen super Po

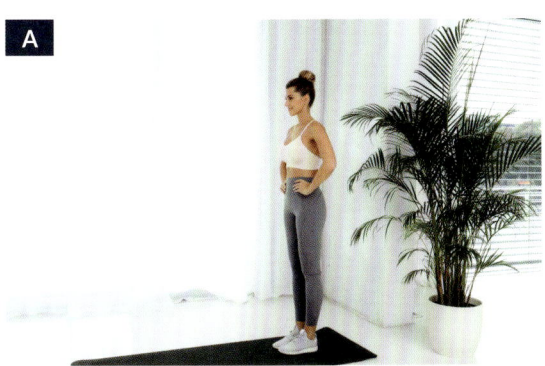

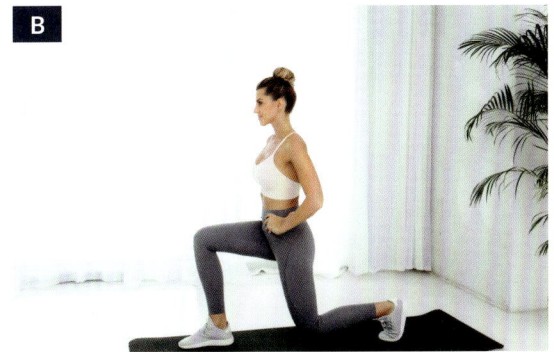

A) Stelle dich mit geschlossenen Beinen auf. Dein Oberkörper ist aufrecht, dein Blick geht nach vorn. Halte deinen Kopf in der Verlängerung der Wirbelsäule. Stemme deine Hände in die Hüfte und schiebe die Ellbogen leicht nach hinten, um eine optimale Oberkörperhaltung (Brust raus!) zu erreichen.

WICHTIG: *Das vordere Knie darf nicht über die Zehen des vorderen Fußes hinausragen. Vielmehr bilden Knie und Fußgelenk eine Linie. Achte darauf, das vordere Knie leicht nach außen zu drücken, damit es nicht nach innen einknickt. Das könnte zu Schmerzen führen.*

B) Verlagere das Gewicht auf den linken Fuß und gehe mit dem rechten Fuß einen großen Schritt nach vorn. Setze den rechten Fuß komplett auf. Sobald du stabil stehst, beuge das rechte Bein und senke das linke Knie bis knapp über dem Boden ab. Dein Oberkörper bleibt aufrecht. Gib Druck auf die rechte Ferse, strecke die Beine und komme so wieder nach oben. Gehe mit dem rechten Fuß einen Schritt zurück in die Ausgangsposition A. Einsteiger führen den Ablauf nun mit dem linken Fuß vorn aus. Fortgeschrittene wiederholen die Bewegung erst 10- bis 15-mal auf der einen Seite, bevor sie zur anderen Seite übergehen. Zeit für eine kurze Pause! Wenn du fit genug bist, gönnst du dir die Lunges 2- bis 3-mal pro Seite.

HANDPRESSE Zaubert ein schönes Dekolleté

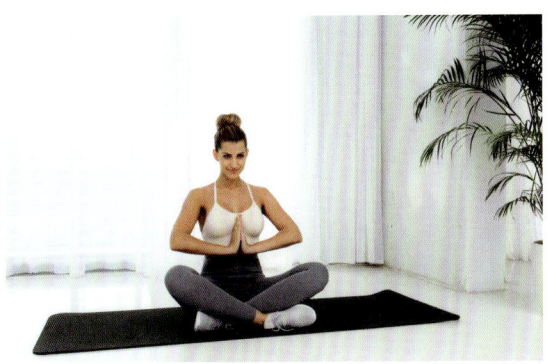

Setze dich mit geradem Rücken auf den Boden. Verschränke die Beine locker voreinander. Lege deine Handflächen vor der Brust aneinander und presse sie – so fest du kannst – zusammen. Halte diese Spannung 10 Sekunden lang und löse sie wieder. Die Hände bleiben jedoch in der Position. Wiederhole den Ablauf 3- bis 5-mal. Zeit für eine kurze Pause! Wenn du fit genug bist, gönnst du dir die Handpresse 2- bis 3-mal.

WICHTIG: *Halte deine Schultern tief. Sonst kommt es zu Verspannungen im Nacken.*

DOMINICS TOP-MOVES FÜR
SSW 25 BIS 40 (3. TRIMESTER)

Solange du dich fit genug fühlst, kannst du gerne die Übungen aus dem zweiten Trimester auch nach der 25. Schwangerschaftswoche ausführen. Aber: Die Kugel wird nun einmal nicht kleiner und irgendwann ist sie einfach im Weg. Es kann sein, dass du dich behäbig und unflexibel fühlst. Daher ist in den letzten Wochen vor der Geburt eine Stretchingeinheit ideal, um dein Körpergefühl zu verbessern. Sei nicht zu streng mit dir. Wenn du eine Bewegung nicht so weit ausführen kannst, wie auf des Fotos zu sehen ist, macht das überhaupt nichts. Es geht nur darum, dass du die Dehnung fühlst. Und du wirst sehen, dass du mit jedem Trainingstag besser wirst.

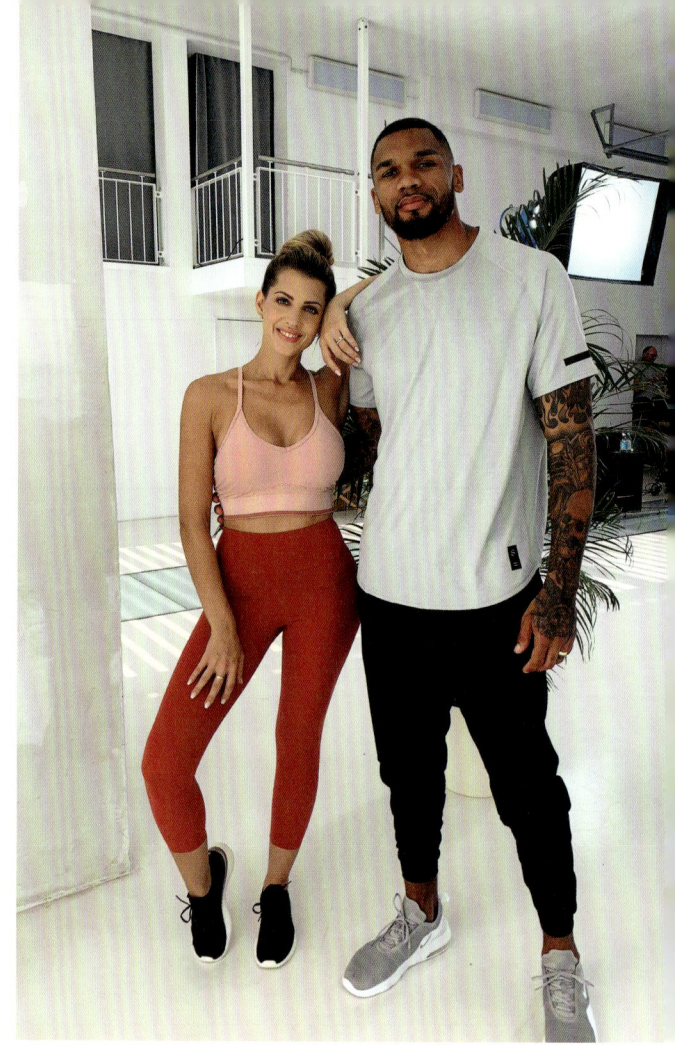

SIDE STRETCH Dehnt deine Taille und die inneren Oberschenkel

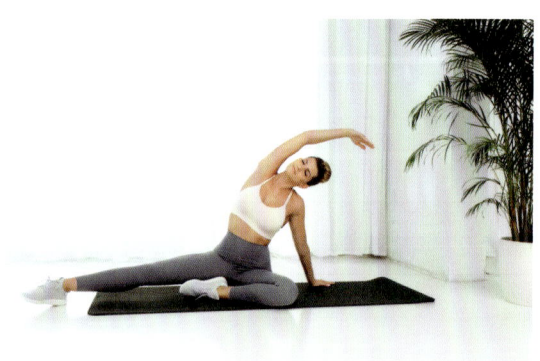

Setze dich auf den Boden. Winkle das linke Bein an und strecke das rechte Bein zur Seite aus. Stütze deine linke Hand seitlich hinter dem Po auf dem Boden auf. Führe den rechten Arm über die Seite nach oben und beuge ihn über dem Kopf nach links. Beuge gleichzeitig deinen Oberkörper so weit wie möglich ebenfalls nach links. Halte diese Position 20 Sekunden und atme ruhig weiter. Dann wechselst du die Arm- und Beinstellung und führst die Dehnung zur rechten Seite aus. Zeit für eine kurze Pause! Wenn du möchtest, wiederholst du die Übung 2-mal pro Seite.

WICHTIG: *Der aufgestützte Arm bleibt gestreckt.*

LEG STRETCH   Dehnt die Oberschenkelrückseite, den unteren Rücken und die Taille

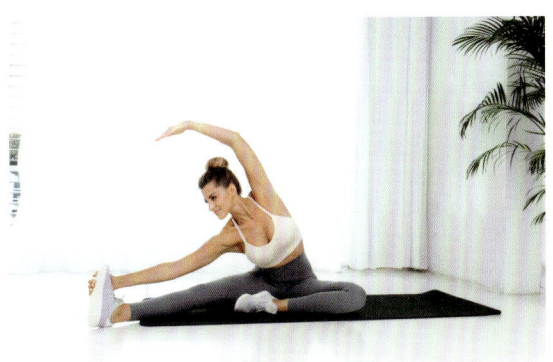

Setze dich auf den Boden. Winkle das linke Bein an und strecke das rechte Bein zur Seite aus. Beuge dich mit dem Oberkörper so weit wie möglich über das gestreckte rechte Bein. Greife wenn möglich nach dem rechten Fuß, alternativ umfasst du den Fußknöchel oder die Wade. Gleichzeitig führst du den linken Arm gebeugt über den Kopf, um die Dehnung im Oberkörper zu verstärken. Halte diese Position 20 Sekunden und atme ruhig weiter. Dann wechselst du die Arm- und Beinstellung und führst die Dehnung zur linken Seite aus. Zeit für eine kurze Pause! Wenn du möchtest, wiederholst du die Übung 2-mal pro Seite.

WICHTIG: *Achte darauf, dass du dich mit geradem Rücken vorbeugst. Bitte verzichte darauf zu wippen. Das erhöht die Muskelspannung, dein Ziel ist jedoch die Entspannung.*

KLEINER BOGEN   Dehnt die gesamte seitliche Partie

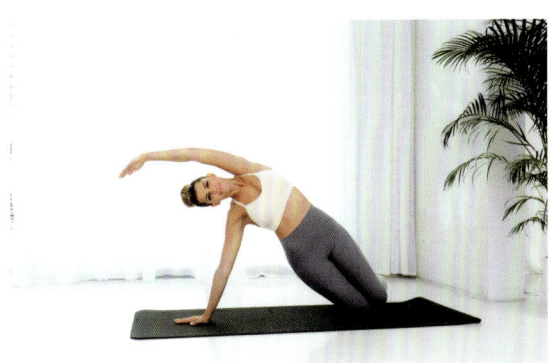

Knie dich auf den Boden. Setze deine rechte Hand seitlich neben den Knien auf dem Boden auf und beuge dich nach rechts. Drücke nun die Hüfte so weit wie möglich nach oben. Um die Dehnung zu intensivieren, führst du den linken Arm über dem Kopf auf die rechte Seite. Halte diese Position 20 Sekunden und atme ruhig weiter. Dann wechselst du die Arm- und Beinstellung und führst die Dehnung zur linken Seite aus. Zeit für eine kurze Pause! Wenn du möchtest, wiederholst du die Übung 2-mal pro Seite.

WICHTIG: *Bleibe mit der Hand und der Hüfte auf einer Linie. Die Hüfte darf nicht nach vorn oder hinten kippen.*

SEITNEIGEN IM SITZEN Dehnt die Wirbelsäule und die Bauchmuskeln

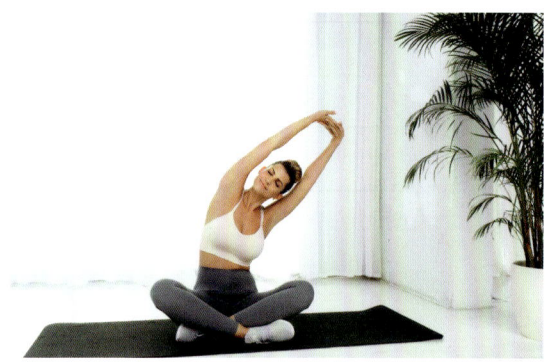

WICHTIG: *Halte deine Schultern tief, ziehe sie also bewusst weg von den Ohren, um Verspannungen im Nacken vorzubeugen.*

A) Setze dich mit geradem Rücken auf den Boden. Verschränke die Beine locker voreinander. Verschränke deine Finger ineinander wie zum Gebet. Drehe die Finger zu dir und strecke die Arme nach oben aus. Die Oberarme befinden sich neben den Ohren. Halte diese Position 20 Sekunden lang und atme dabei ruhig weiter.

B) Beuge nun deinen Oberkörper zur linken Seite, ohne die restliche Körperhaltung zu verändern. Halte auch diese Position 20 Sekunden lang und achte auf eine fließende Atmung. Komme dann über die Mitte zu einer Dehnung auf der rechten Seite. Zeit für eine kurze Pause! Wenn du möchtest, kannst du den gesamten Ablauf 2-mal wiederholen.

EINE RUHIGE KUGEL SCHIEBEN

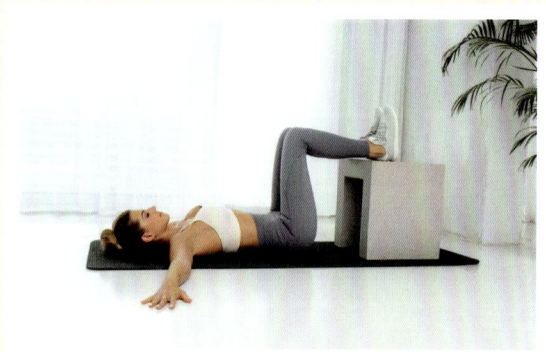

Lege dich vor einem Hocker oder Gymnastikball auf den Rücken. Strecke deine Arme seitlich auf Schulterhöhe aus und lass sie locker auf dem Boden liegen. Hebe deine Beine an und positioniere deine Unterschenkel auf dem Hocker oder Ball. Deine Beine bilden einen 90-Grad-Winkel. Halte diese Position so lange, wie du möchtest. Sie entlastet den Rücken und die Bandscheiben. Ebenfalls unter dem Namen „Stufenlagerung" bekannt, ist diese Übung die Nummer eins unter den Soforthilfemaßnahmen bei Rückenschmerzen – auch für Nicht-Schwangere.

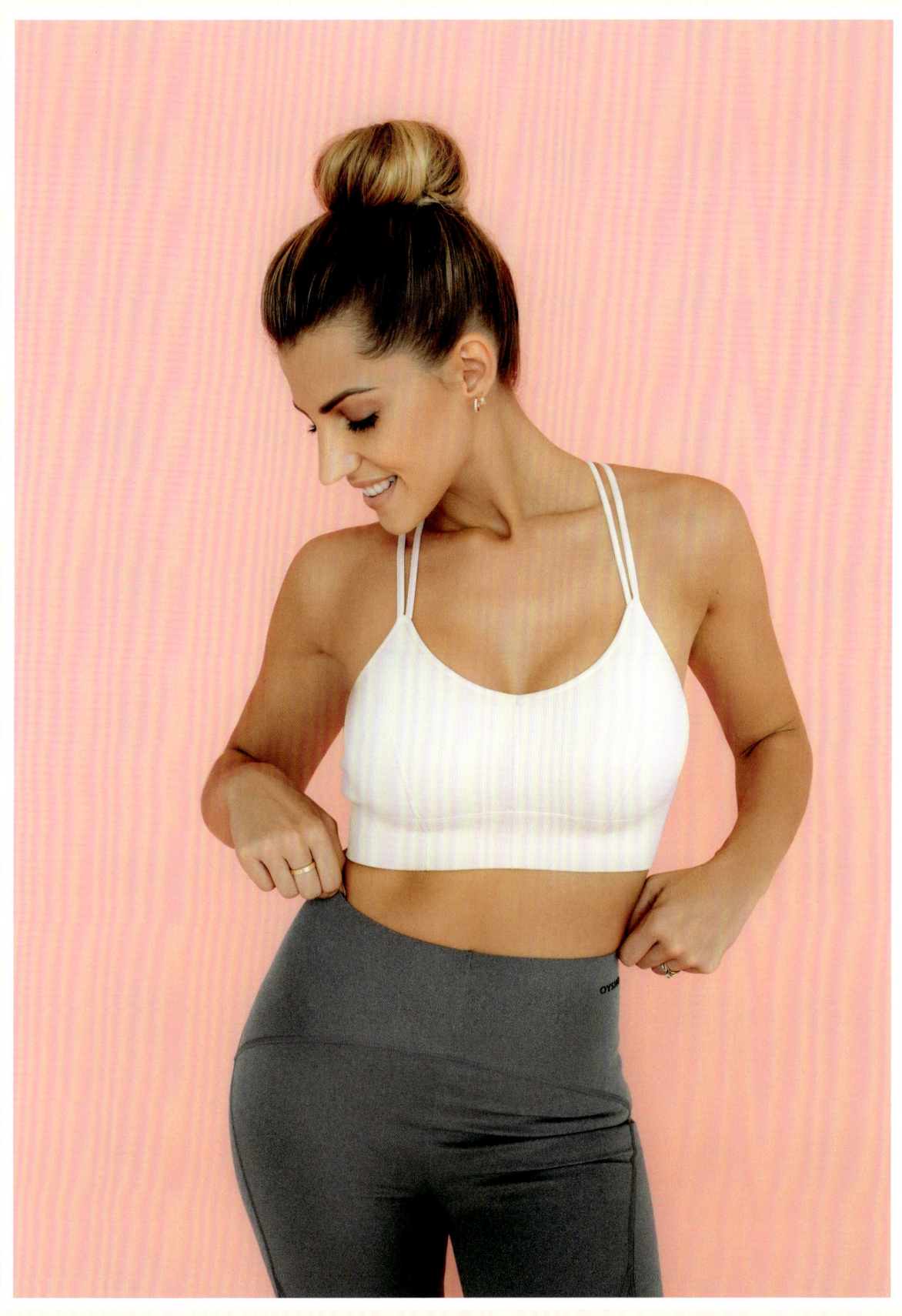

ERWARTUNGSVOLL ESSEN

Essen für zwei – da hatte mir meine Frauenärztin von Anfang an einen Strich durch die Rechnung gemacht. Stattdessen riet sie mir, ganz normal weiter zu futtern, die Kleinen holen sich schon, was sie brauchen. Erst ab dem vierten Monat brauchen Schwangere etwa 200 bis 300 Kalorien mehr. Die sind mit 200 Gramm griechischem Joghurt, einem Käsebrot oder einer Handvoll Nüsse schnell gegessen. Die nächsten Monate streichst du vor allem jede Diät vom Speiseplan. Ein paar Gelüsten nachzugehen, ist schon okay. Ich habe zum Beispiel mehr Kohlenhydrate als vor der Schwangerschaft zu mir genommen, ich war verliebt in Pizza und Pasta. Überraschenderweise reizte mich Fleisch so gar nicht, dabei hörte man ja oft von Schwangeren, dass die voll den Heißhunger auf Wiener Würstchen & Co. haben. Generell hatte ich keine wahnsinnig ausgefallenen Gelüste, die Vorstellung von sauren Gurken mit Nutella fand ich nach wie vor eklig.

Um sicherzugehen, dass ich gut versorgt war, nahm ich gleich morgens Vitamine zu mir, was ich jeder Bald-Mama nur empfehlen kann. Versuche zudem, so gesund wie möglich zu essen, damit du dich selbst fitter fühlst. Avocados und Nüsse sind bei Gelüsten auf etwas Fettiges die deutlich bessere Wahl als frittierte Pommes oder Pizza Quattro Formaggi mit Käsefüllung im Rand. Würdest du am liebsten nur noch Schokolade und Gummibärchen essen, versuche es mal mit Wassermelone, Weintrauben oder Beeren. Die schmecken ebenfalls süß, liefern aber viele gesunde Nährstoffe bei einer vergleichsweise geringen Kaloriendichte. Ein Zuviel an (Einfach-)Zucker sowie Übergewicht können eine Schwangerschafts-Diabetes auslösen. Das ist eine meistens vorübergehende Störung des Zuckerstoffwechsels, bei der du deinen Blutzuckerspiegel gut im Blick haben musst, um nicht in eine lebensgefährliche Unterzuckerung zu geraten. Zudem kann auch dein Kind Diabetes bekommen und sein Geburtsgewicht steigt enorm. Zwar tritt die auch unabhängig davon auf (unter anderem durch familiäre Vorbelastung), aber das, was du positiv beeinflussen kannst, solltest du auch beeinflussen.

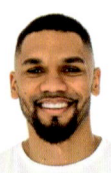

Memo an alle werdenden Papas: Wenn deine schwangere Frau Eis, Schoki oder Pizza möchte, dann organisierst du ihr das gefälligst. Egal wie spät es gerade ist. Irgendeine Tankstelle hat immer geöffnet.

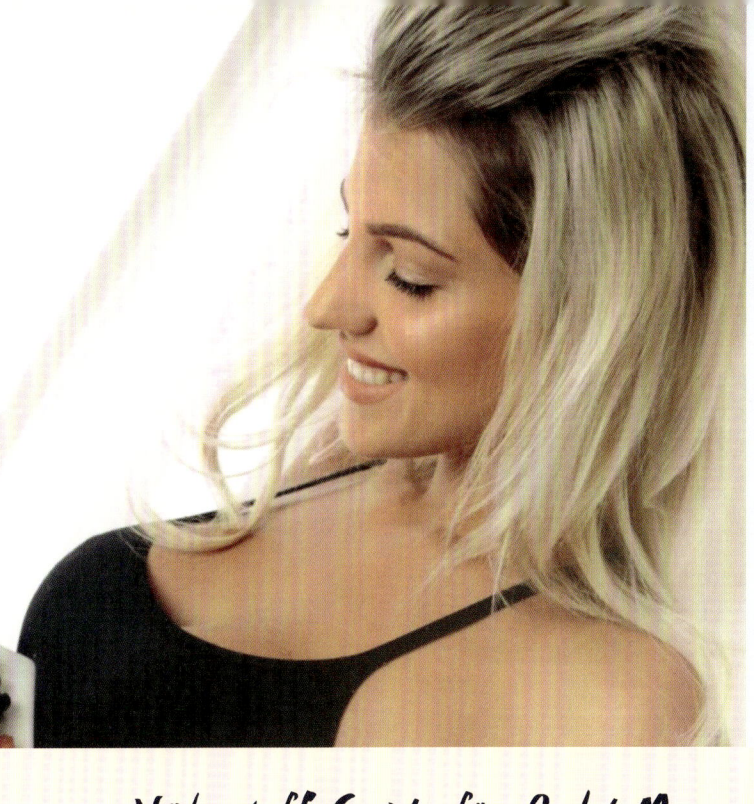

Nährstoff-Guide für Bald-Mamas

> **BAUSTEINE FÜRS BABY:** Omega-3-Fettsäuren (z. B. aus Fisch, Raps- oder Leinöl, Nüssen oder Chiasamen)

> **BESTENS FÜRS BLUT:** Eisen (z. B. aus Haferflocken, Vollkornreis, Kichererbsen, Thunfisch oder Feldsalat)

> **ZAUBERHAFT FÜR DIE ZELL-TEILUNG:**
(also Babys Wachstum): Calcium (z. B. aus Joghurt, Grünkohl, Brokkoli), Eisen, Folsäure (z. B. aus Eigelb, Vollkornprodukten, Hülsenfrüchten), Magnesium (z. B. aus Kernen, Nüssen, Bananen oder Vollkornbrot), Zink (z. B. aus Rindfleisch oder Haferflocken), Vitamin D (z. B. aus Gouda, Lachs, Eiern) und Vitamin B12 (z. B. aus Makrele, Thunfisch, Emmentaler)

> **IMMENS WICHTIG FÜR DAS IMMUNSYSTEM:** Vitamin B6, Vitamin B12, Vitamin C (z. B. aus Orangen, Kiwi, Grünkohl), Vitamin D, Eisen, Folsäure, Kupfer, Selen und Zink

> **KLASSE FÜR DIE KNOCHEN:** Calcium, Magnesium, Zink, Vitamin C, Vitamin K und Vitamin D

> **SCHÖN FÜR DIE SCHILDDRÜSE:** Jod (z. B. aus jodiertem Speisesalz, Champignons oder Erdnüssen) und Selen

> **MEGA FÜR DIE MUSKELN:** Magnesium und Calcium

> **PERFEKT GEGEN MÜDE UND SCHLAFFE PHASEN:** Folsäure, Niacin, Pantothensäure, Magnesium, Vitamin C, Vitamin B2 (auch Riboflavin genannt), Vitamin B6 (z. B. aus Geflügel, Rind, Lachs, Wildreis, Kartoffeln, Avocados und Bananen) und B12

> **STARKER SCHUTZ VOR OXIDATIVEM STRESS:** Vitamin E (z. B. aus Pflanzenölen, Fisch, Süßkartoffeln, Nüssen)

> **ACHTUNG VORM A:** Eine Überdosis Vitamin A kann die Gesundheit des Kindes beeinträchtigen. Daher solltest du darauf verzichten, Leber zu essen. Dort steckt nämlich eine Menge von dem Vitamin drin.

Mir kam sicherlich zugute, dass ich in meiner Jugend viel abgenommen hatte und meinen Körper deswegen gut im Griff habe. Selbst wenn ich damals am liebsten eine Tüte Chips vernichtet hätte, habe ich das einfach nicht gemacht. Schwanger oder nicht, das ist nie gut. Denke immer daran, dass du mit allem, was du jetzt isst, den Stoffwechsel deines Kindes vorprogrammierst! Außerdem verzichtete ich auf abgepackten Salat (stattdessen wasche ich die frische Variante zu Hause sehr gründlich), geräucherten oder rohen Fisch, ebensolchen Schinken, nicht komplett durchgebratenes Fleisch, unbehandelte Frischmilch, Rohmilchkäse jeder Art oder Gerichte mit rohen Eiern. Also tschüss, Tiramisu, die Gesundheit vom Zwerg ist so viel wichtiger. Denn: All diese Dinge können Listerien enthalten, die grippeähnliche Symptome hervorrufen. Die schaden der Mama nur wenig, dem Kind aber erheblich. Rohes Fleisch kann zudem eine Toxoplasmose auslösen, die ebenfalls schädlich für das Baby ist. Diese Bakterien lauern übrigens vor allem in Katzenkot. Solltest du Katzen zu Hause haben, bitte deinen Partner, deren Klo zu reinigen, und trage Handschuhe bei der Gartenarbeit. Hast du schon Kinder, die gern im Sandkasten spielen, wasche ihnen und dir nach jedem Besuch gründlich die Hände. Manche Frauen sind gegen Toxoplasmose immun, weil sie schon einmal daran erkrankt sind, und können sich diese Sorge sparen. Ein Test beim Frauenarzt gibt Aufschluss darüber. Auf jeden Fall sind Schwangere mit gekochten Lebensmitteln wie Kochschinken, Mortadella und allen Käsesorten, auf denen nicht explizit das Wort „Rohmilchkäse" steht, auf der sicheren Seite. Rohe Eier sind auch für Nicht-Schwangere ein Risiko, da sie schwere Magen-Darm-Erkrankungen verursachen können. Falls du gern Bitter Lemon oder Tonic Water trinkst, habe ich schlechte Nachrichten für dich: Das enthaltene Chinin kann vorzeitige Wehen auslösen. Darum: Erst wieder gegen Ende der Schwangerschaft trinken.

Verbotenes auf einen Blick

> Rohe oder weiche Eier
> Roher Schinken
> Rohe oder halb gare Wurst (Achtung beim Grillen!)
> Nicht ganz durchgebratenes Fleisch
> Leber und andere Innereien
> Roher Fisch (wie Sushi)
> Unbehandelte Milch
> Camembert, Brie, Roquefort
> Sauermilchkäse (wie Harzer)
> Rotschmierkäse (wie Limburger)
> Fertiger Reibekäse
> Eingelegter (Frisch-)Käse aus offenen Gefäßen (wie Feta)
> Käserinde (egal von welcher Sorte!)
> Pasteten (auch vegetarische), es sei denn, sie wurden pasteurisiert oder ultrahocherhitzt
> Abgepackter Salat
> Abgepackte Sandwiches
> Un- oder nur kurz gekochte Fertiggerichte
> Bitter Lemon
> Tonic Water
> Alkohol

Damit alle gesund bleiben, hatte mir meine Frauenärztin noch zwei Dinge empfohlen: täglich Magnesium (super für eine entspannte und schmerzfreie Gebärmutter) und alle zwei Tage ein spezielles Nährstoffpräparat für Schwangere aus der Apotheke. Es gibt diese Präparate von verschiedenen Firmen. Lass dich am besten beraten, welches Produkt zu dir passt.

Sollte sich dein kleiner Schatz etwas verspäten, gibt es einen leckeren Tipp: Zimt fördert die Wehen. Also hat eine tägliche Portion Zimtflakes durchaus ihre Berechtigung. Diese kleine Schwäche ist Schwangeren dann ausdrücklich erlaubt, sie müssen ja schon den Rest der Zeit stark sein und zwei Menschen durchs Leben tragen ☺.

NEUER NERVKRAM

Ich hatte wirklich eine Bilderbuchschwangerschaft. Vielleicht plagten mich in der ganzen Zeit zweimal Kopfschmerzen, aber das war es auch schon. Klar, müde war ich schon ab und zu. Aber ich lenkte mich gut ab, ich bin ja von meinem Naturell her immer in Action und das änderte sich auch mit Baby im Bauch nicht. Ich hatte meine (Job-)Termine, traf Freunde und besuchte meine Familie. Mittags legte ich mich manchmal kurz hin und war abends früher im Bett. Aber nicht bevor Dominic mir die Füße massiert hatte! Das tat wirklich gut, denn sie wurden wegen des ganzen Wassers im Körper schnell dick. Also, schone deinen Partner bitte nicht und lass ihn auch deine Füße durchkneten. Zum Glück war Schwangerschaftsübelkeit für mich kein Thema. Aber viele meiner Freundinnen hatten damit zu kämpfen, daher habe ich hier ein paar Tipps meiner Hebamme in die Box gepackt.

SOS: Hilfe gegen Übelkeit

INGWER: Besorge dir ein frisches Exemplar und schneide dir kleine Stücke davon ab. Damit kochst du dir einen Tee oder legst sie in kaltes Wasser. Ingwer beruhigt den Magen.

ZAHNPASTA: In der Drogerie findest du mentholfreie Zahnpasta. Mit ihr wird der Würgereiz beim Zähneputzen erträglich. Verzichte beim Putzen darauf, dich übers Waschbecken zu beugen. Sonst wird der Magen zusammengestaucht, was die Übelkeit verstärkt.

VITAMIN B: In der Apotheke kannst du Präparate mit den Vitaminen B1, B6 und B12 kaufen. Keine Sorge, das ist für Schwangere zugelassen. Einige Freundinnen berichteten zwar, dass die Dragees nicht so viel bringen, aber sobald sie sie wieder weggelassen hatten, wurde es doch übler. Wenn es ganz schlimm ist, sprich mit deiner Frauenärztin. Einige Frauen müssen sogar ins Krankenhaus, weil sie nichts bei sich behalten können (ein bekanntes Beispiel ist Herzogin Kate).

SNACKS: Packe dir immer ein paar Kleinigkeiten zu essen in die Handtasche. Müsliriegel oder Mandeln zum Beispiel. Denn sobald der Blutzuckerspiegel sinkt, steigt die Übelkeit.

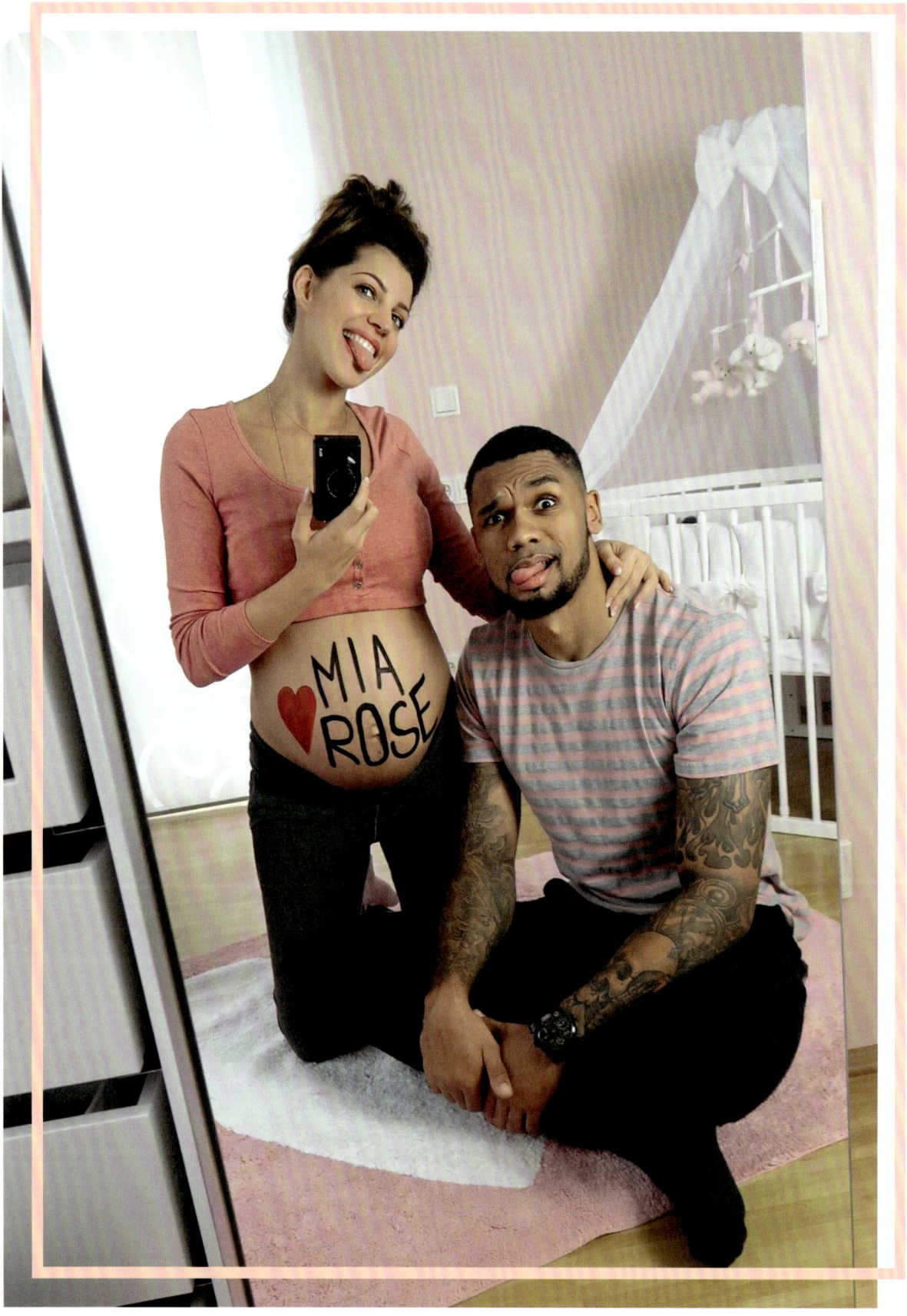

ENJOY THE RIDE: DIE SCHWANGER-SCHAFT

In der Zeit zwischen dem positiven Schwangerschaftstest und der Entbindung kann einiges passieren. Einen großen Teil davon kannst du selbst beeinflussen – positiv natürlich.

Zum Beispiel so:

HAPPY MOM TO BE

Unsere drei wichtigsten Tipps für alle Schwangeren lauten: 1. Genießt die Zeit! 2. In vollen Zügen und 3. Vergesst es bitte nicht! Den Bauch streicheln, viel mit dem Kind reden und auch mal Musik laufen lassen – das sind ganz besondere Momente, die euch näherbringen und nie wieder kommen. Die kommenden Wochen und Monate sind einmalig und du kannst deinem Kind schon ganz früh zeigen, wie sehr du es liebst.

Was mir vollkommen klar ist: Für eine Bald-Mama ist das mit dem Genuss und dem Entspanntbleiben leichter gesagt als getan. Am Anfang überschattet einfach die Angst vor einer Fehlgeburt jede Vor-freude. Zu jedem Toilettengang gehört der Check, ob auch ja kein Blut zu sehen ist ... Klingt psycho, aber jede Frau, die schon mal schwanger war, wird sagen: „Dieses Befürchtung kenne ich und das Kontrollverhalten ist total normal!" Und wenn du doch mal eine kleine Schmierblutung entdeckst, rate ich dir, direkt zum Arzt zu gehen. Suche ihn lieber einmal mehr auf und komme beruhigt zurück, als wenn du zu Hause vor Panik die Wände hochgehst.

Zwei Dinge hatten mich entspannt(er) in die Schwangerschaft starten lassen:

1. **EIN BESONDERER BLUTTEST**
2. **EIN @HOME-HERZSCHLAG-MESSGERÄT**

MÖGLICHE TESTVERFAHREN

Zu Punkt eins: Den Harmony® Test (vergleichbare Untersuchungen heißen PraenaTest®, Panorama™ Test oder Prenatalis® Test) kannst du ab der vollendeten zehnten Schwangerschaftswoche machen lassen. Ich finde es super, dass das Baby dabei außen vor gelassen wird und trotzdem untersucht werden kann. Denn in der Schwangerschaft gelangt über den Mutterkuchen etwas von der DNA des Kindes ins Blut der Mama. Das wird überprüft und du bekommst innerhalb von ein paar Tagen eine zu 99,9 Prozent sichere Bestätigung, dass alle Chromosomen deines Kindes in Ordnung sind. Mit deiner Blutprobe können beispielsweise Trisomie 21 – also das Downsyndrom –, 18 und 13 ausgeschlossen werden, aber auch andere genetische Abweichungen. Und: Euch wird das Geschlecht gesagt.

Leider wurden die Kosten für den Test nicht von der Krankenkasse übernommen. Wir wollten einfach die größtmögliche Sicherheit und haben das Geld gerne ausgegeben. Die Kosten schwanken je nach Aufwand und Arzt zwischen 200 und über 500 Euro. Aber: In einigen Fällen wird diese sogenannte nicht invasive Methode (zumindest teilweise) von den Kassen gezahlt. Beispielsweise wenn die werdende Mama schon älter ist (ab 35 Jahren giltst du als risikoschwanger) oder Chromosomenabweichungen in der Familie bekannt sind. Nachfragen lohnt sich also immer! Kurz zur Erklärung: Früher gab es nur invasive Methoden, um Fehlbildungen beim Ungeborenen festzustellen. Dazu gehört unter anderem die Fruchtwasseruntersuchung. Dabei wird mit einer besonderen Nadel Fruchtwasser aus der Fruchtblase entnommen – was eine Fehlgeburt auslösen kann. Diese Möglichkeit wäre für uns also nie infrage gekommen.

In Deutschland bekannter ist das Ersttrimesterscreening beim Frauenarzt. Hier wird zwischen der zwölften und 14. Woche per Ultraschall unter anderem die Nackenfalte des Kindes gemessen. Der Wert zeigt dann an, ob ein statistisches Risiko für eine Trisomie 21, Trisomie 18 und Trisomie 13 beim Kind vorliegt. Ein zusätzlicher Bluttest, der etwa zwei Wochen

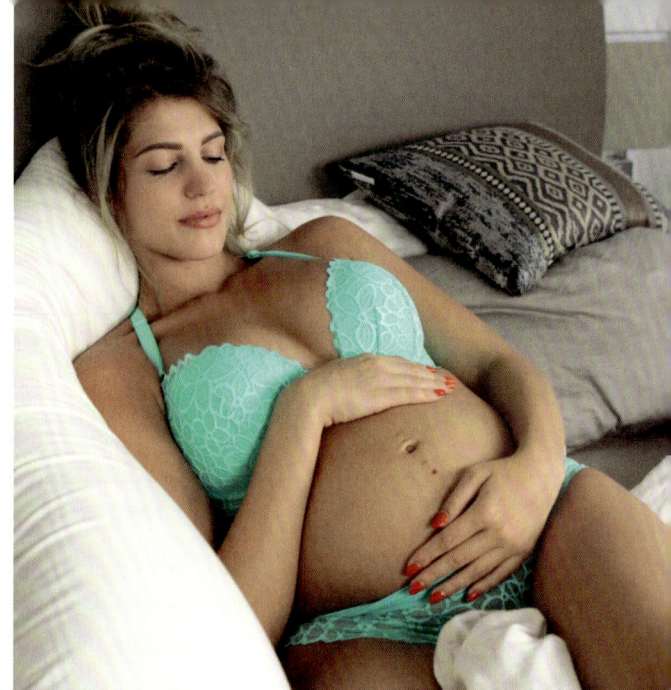

vorher durchgeführt wird, erhöht die Entdeckungsrate auf bis zu 90 Prozent. Warum wir dieses Screening ebenfalls gemacht haben? Weil hiermit obendrein schwere Fehlbildungen und Herzfehler ausgeschlossen werden können. Der Ultraschall in einer Praxis für Pränataldiagnostik ist viel genauer als der in der normalen Frauenarztpraxis. Der Kostenpunkt beläuft sich auf etwa 200 Euro plus Laborkosten für den Bluttest.

Entscheidet man sich für diese Tests, muss man sich vorab natürlich auch darüber bewusst sein, dass beunruhigende Ergebnisse herauskommen können. Für uns war klar: Wir lieben unser Baby und möchten auf alle Eventualitäten rechtzeitig vorbereitet sein.

HERZSCHLAG-HORCHEN

Für etwa 50 Euro hast du die Möglichkeit, den Herzschlag deines Babys außerhalb der Arztpraxis zu hören. Meine Cousine hatte uns ihr Ultraschallgerät (mit dem schlimmen Namen „Fetal-Doppler") geliehen und mich beruhigte es enorm. Ich spürte Mia ja erst in der 20. Schwangerschaftswoche zum ersten Mal … Dominic und ich hörten etwa alle zwei, drei Tage rein – passte, happy, fertig! Nicht immer ließ sich die Kleine gleich gut abhören, das Ergebnis unserer privaten Spitzelaffäre zeigte schon früh: Sie hat ihren eigenen Willen und bewegt sich gern.

DIE TOP 5 DER SCHWANGERSCHAFTSAPPS

1

URBIA ONLINE

GRATIS

Diese App hilft dir schon vor der Schwangerschaft mit einem Eisprungrechner und Zykluskalender bei der Babyplanung. Für Schwangere liefert sie Rechner zum Wachstum und zur Geburt des Kindes, zudem Checklisten und Expertenforen.

2

SCHWANGERSCHAFT +

GRATIS

Du bekommst jeden Tag Tipps zur Ernährung, zu Beauty-Themen, für deine Gesundheit, Partnerschaft und für vieles mehr. Toll ist der wöchentliche Vergleich, wie groß dein Kind gerade ist. Dabei hast du die Wahl zwischen der Einstellung Früchte, Süßigkeit und Tiere. In Woche 17 ist das Kind also entweder so groß wie eine Avocado, ein Donut oder ein Küken.

3

BABYCENTER

GRATIS

Auch hier wird dein Kind jede Woche mit einer Frucht verglichen und du bekommst Tipps, was in der aktuellen Woche gerade wichtig ist. Zudem gibt es eine Community, der Austausch mit anderen Müttern tut gut.

4

FOTO-EDITOREN

(Z. B. BABY PICS, BABY BOOK, TOTSIE – ALLE GRATIS BEIM DOWNLOAD, DURCH IN-APP-KÄUFE ERWEITERBAR)

Deine Baby(bauch)fotos werden mit diesen Apps noch schöner. Du findest hier Illuvorlagen, kannst Texte oder Sticker in deine Fotos einfügen und sie dann teilen. Mir bringen sie viel Spaß.

5

SCHWANGERSCHAFT LEBENSMITTELAMPEL

GRATIS

Wie du vor der Schwangerschaft vielleicht per App für einzelne Lebensmittel den Kaloriengehalt rausgesucht hast, kannst du hier die einzelnen Produkte darauf checken, ob und wie gefährlich sie für dein Kind sind. Beispielsweise birgt Carpaccio das Risiko für Toxoplasmose (eine durch Parasiten verursachte Infektionskrankheit) und Listeriose (eine bakterielle Infektionskrankheit) in sich, ist also gefährlich und sollte von deinem Speiseplan gestrichen werden.

EIN ECHTER TRAUMPAPA

Für Dominic brachte der positive Schwangerschaftstest (genauso wie für mich) eine Menge Veränderungen mit sich. Bevor er davon erzählt, verrate ich dir: Er ist voll erwachsen geworden!

Mit dem positiven Schwangerschaftstest wird schlagartig klar: Die Verantwortung ist jetzt größer. Als Mann sollte man eh immer eine Verpflichtung gegenüber seiner Partnerin haben – und dementsprechend handeln. In der Schwangerschaft musst du darauf schauen, dass sich deine Frau entspannen kann, sie trägt schließlich das schönste Geschenk in sich!

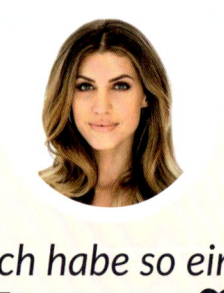

Ich habe so einen Traummann ♥

Ich finde es sehr wichtig, dass der Frau bereits in der Schwangerschaft bewusst ist: „Du bist nicht allein!" Wir hatten schon vorher darüber geredet, wie wir uns das alles vorstellen. Mir war immer klar, dass ich bei jedem Frauenarzttermin dabei sein will. Bei wirklich jedem. Und das hat funktioniert! Nur so kannst du ein Teil der Schwangerschaft sein und echte Vorfreude

aufbauen. Ich möchte doch die Bewegungen des Kindes genauso sehen wie Sarah und dabei ihre Emotionen mitbekommen. Natürlich werden jetzt viele Väter sagen: „Bei dir ist es ja auch einfacher, als Selbstständiger kannst du deine Zeit selbst einteilen." Erstens arbeitete ich zu der Zeit noch in Teilzeit und zweitens gibt es ja auch Termine gleich morgens, in der (frühen) Mittagspause oder nach Feierabend. Da zeigte sich unsere Teamarbeit, wir haben uns abgestimmt und darauf geachtet, dass ich es zeitlich hinbekomme.

SCHUTZ VOR MIT-SCHWANGERSCHAFT

Wie ich als Bald-Papa in Shape blieb, ist ganz einfach: Ich trug einfach alles, was es zu tragen gab. Sarah dufte nicht mal mehr ihre Handtasche nehmen. Beim Einkaufen legte ich alles aufs Band und räumte es in Tüten – die ich natürlich ins Auto brachte. Meine Liebste wurde stetig unselbstständiger. Aber jetzt mal im Ernst: Ich machte ja nach wie vor viel Sport. Sarah war abends am liebsten zu Hause und ruhte sich aus. Dann nutzte ich eben die Chance und fuhr ins Fitnessstudio. Und wir kochten auch nicht anders als vorher, wie sollte ich dann zunehmen? Mein Schatz war doch nur schwanger, das Leben ging (noch) ganz normal weiter.

Jetzt muss ich, Sarah, noch schnell sagen: Ihr Lieben, holt euren Partner unbedingt mit ins Boot! Ihr müsst nicht alles allein regeln. Stimmt euch ab, redet miteinander und vergesst eure Zweisamkeit nicht! Rituale, wie ihr sie auf den folgenden Seiten findet, helfen euch dabei.

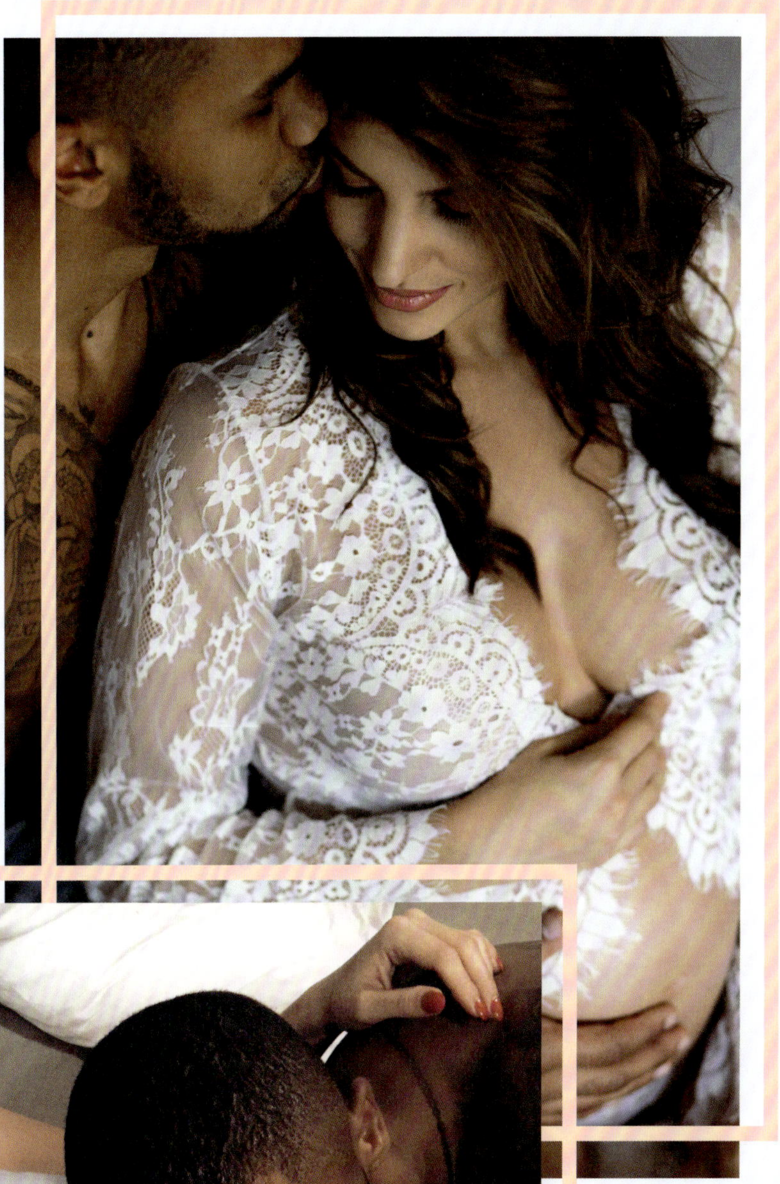

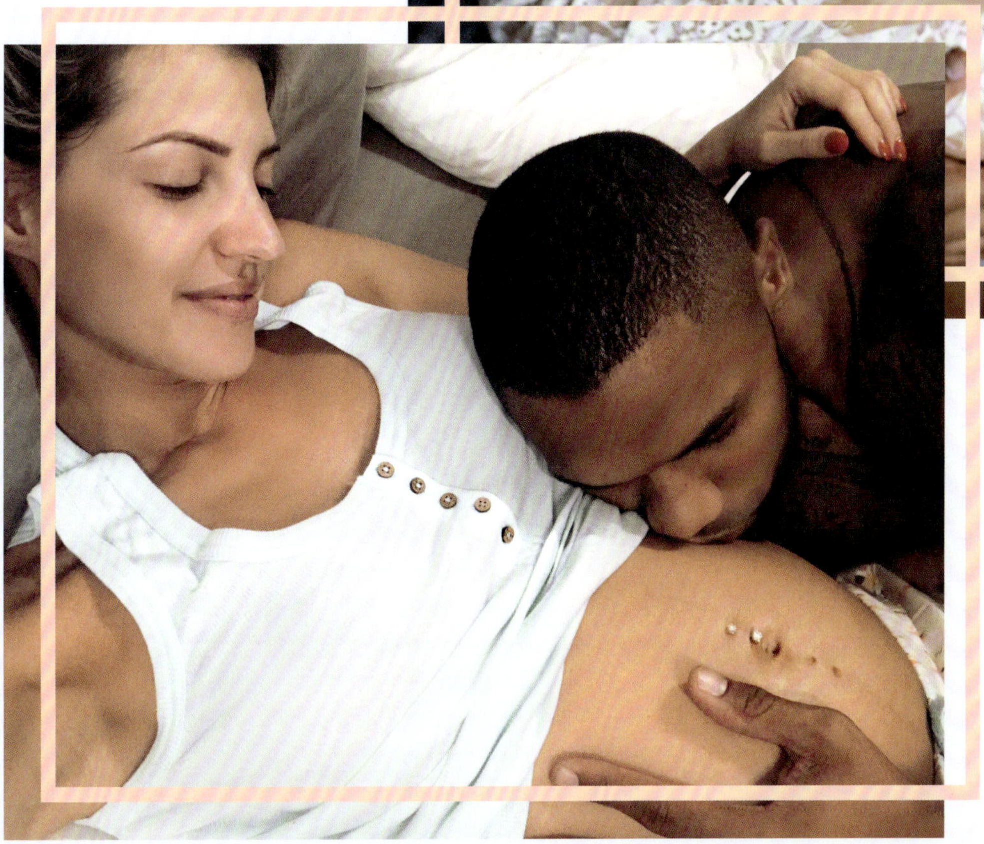

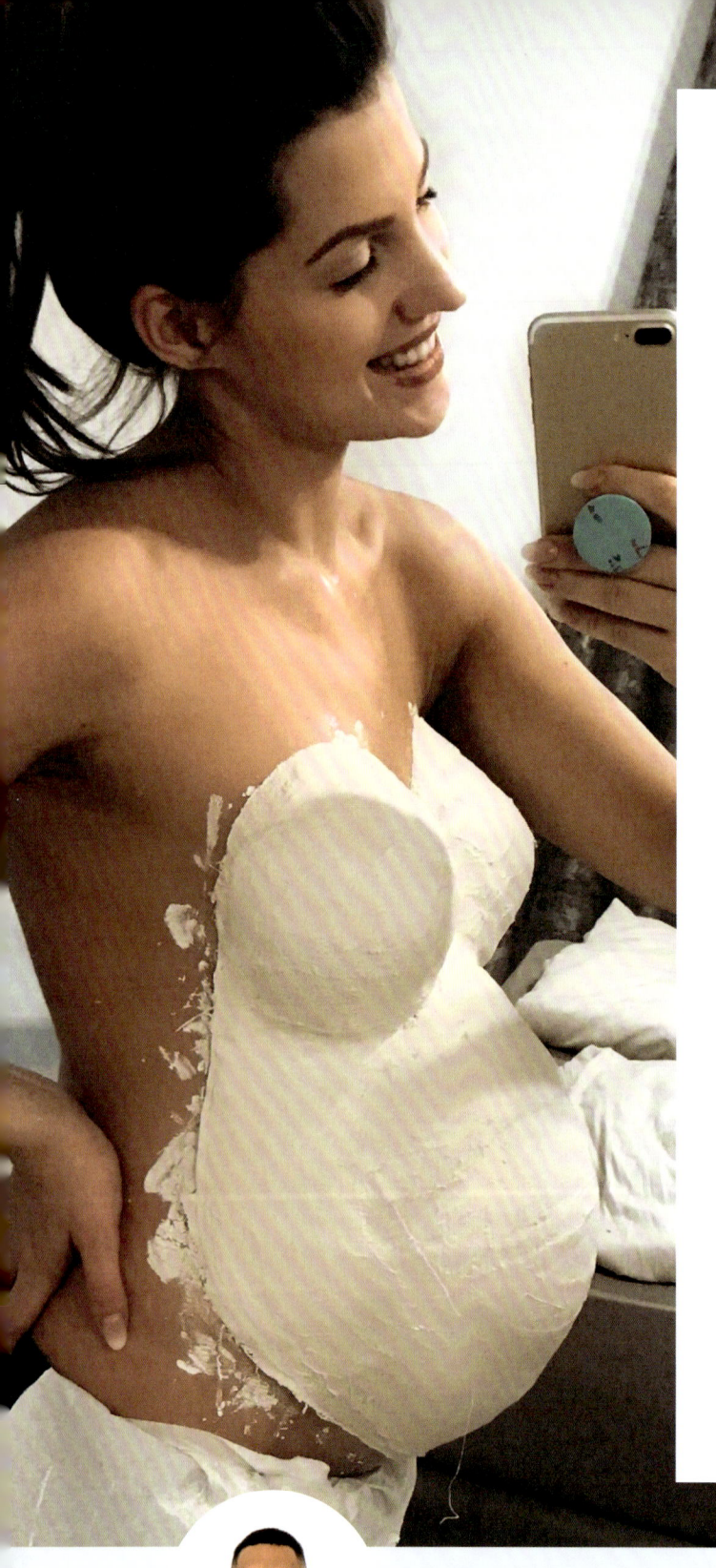

RITUALE FÜR BALD-ELTERN

Neben den gemeinsamen Frauenarztterminen gibt es noch einige weitere Punkte, wie du deinen Partner intensiver an der Schwangerschaft teilhaben lassen kannst. Kleine Rituale bauen quasi nebenbei große Nähe auf. Wir versuchten zum Beispiel, jede Woche ein Bild von mir zu machen. Immer an derselben Stelle im möglichst selben Outfit in derselben Position – von der Seite natürlich. Auch wenn wir es nicht jede Woche schafften, sieht man trotzdem Schritt für Schritt den Bauch wachsen. Auf dem letzten Bild kannst du dann dein Baby auf dem Arm halten ☺.

Wie wäre es, wenn der Papa die Kugel der Mama mit bunten Farben oder lustigen Grimassen verziert? Sehr süß wäre das! Am besten benutzt ihr Fingerfarbe für Kinder oder Faschingsschminke. Normale Wasserfarbe kann zu Hautirritationen führen. Hübsche Motive sind beispielsweise der Name des zukünftigen Kindes (ein Foto davon ist eine tolle Idee, ihn Freunden und der Familie zu verraten) oder Handabdrücke von Papa und den Geschwistern oder Cousinen, Cousins, Kindern von Freunden ...

Oder ein Gipsabdruck vom Bauch, den ihr später zusammen anmalt. Klar, nicht jeder mag sich den Gipsbauch für immer ins Wohnzimmer stellen. Am Anfang ist er vielleicht ein nettes Accessoire. Aber dieser künstlerische Akt (hüstel) war wirklich witzig. Mittlerweile hat unser Modell Risse, aber wir wollten es auf keinen Fall professionell machen lassen. Sonst hätten wir nicht so viel zu lachen gehabt! Du kannst dir diesen künstlerischen Akt auf unserem YouTube-Kanal „Team Harrison" anschauen, du findest ihn in der Playlist „Schwangerschaft".

Voll die Sauerei – aber bringt Spaß!

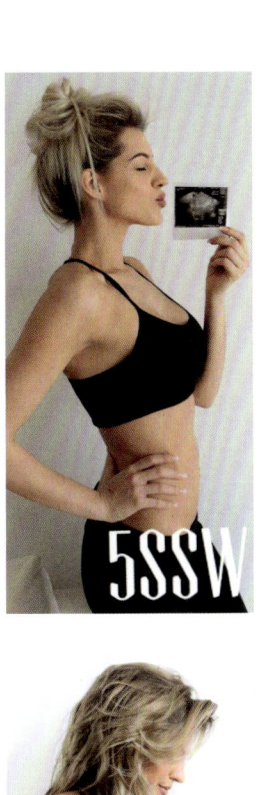

5SSW

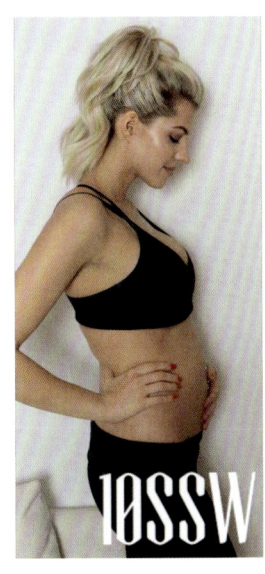

10SSW

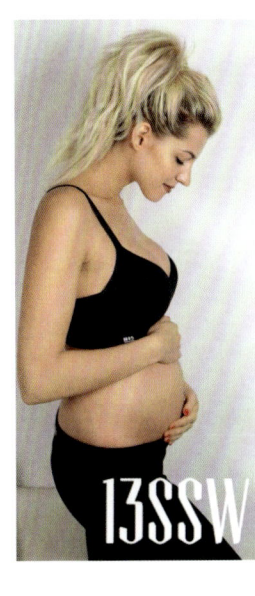

13SSW

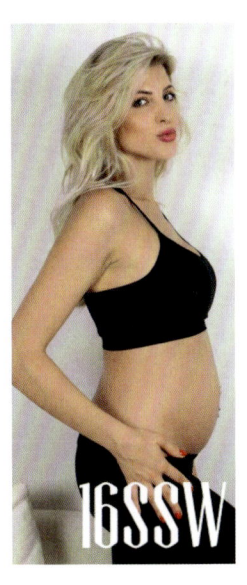

16SSW

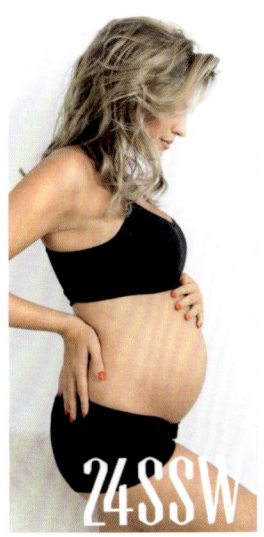

24SSW

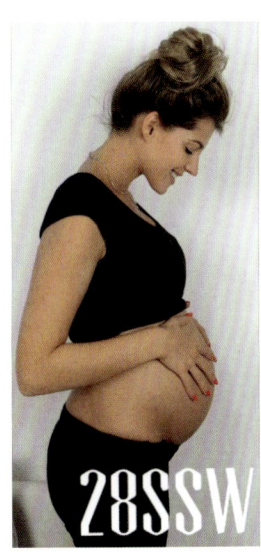

28SSW

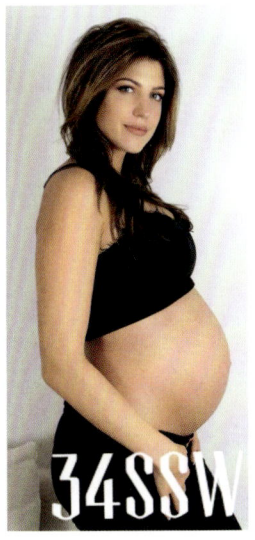

34SSW

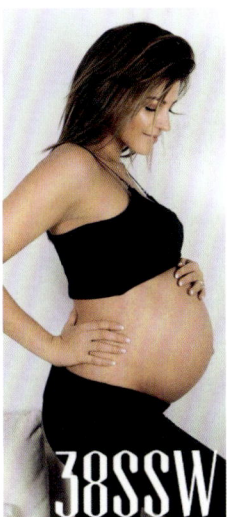

38SSW

Welche Mama hebt nicht die Ultraschallbilder vom Frauenarzt auf. Aber es gibt auch Fotografen, die sich darauf spezialisiert haben, das Kind im Mutterleib in 3-D aufzunehmen. Beim großen Ultraschall in der Hälfte der Schwangerschaft ist die Aufnahme ebenfalls mit dabei, aber den meisten Ärzten geht es nur darum zu überprüfen, dass das Kind gesund ist. Ob es auf dem Ultraschallbild noch nett in die Kamera winkt, ist für die meisten zweitrangig. Das ist natürlich vollkommen verständlich. Uns ist es auch unglaublich wichtig, ein gesundes Baby zu bekommen. Aber wenn es doch die Möglichkeit gibt, eine schöne Erinnerung aus dem Bauch zu erhalten, nutzen wir die. Gegen Ende der Schwangerschaft gingen wir also zum Bauchfotografen, zu dem Zeitpunkt ist das Gesicht des Kindes viel deutlicher ausgeprägt. Selbst wenn Mia die Spannung oben halten wollte und sich nicht so hundertprozentig zeigte – ein wundervolles Andenken sind die Fotos auf jeden Fall.

SCHWANGERSCHAFTS-SHOOTING

Mit meiner Freundin Tetty hatte ich damals meine allerersten Fotoaufnahmen gemacht. Vor einem weißen Bettlaken mit Baustellen-Strahlern ausgeleuchtet ... Weil wir uns schon so lange so gut kennen, war klar, dass sie auch unsere Babybauchfotos aufnehmen wird. Etwa zwei Monate vor dem Entbindungstermin fuhren Dominic und ich also zu ihr nach Ulm, mit vielen sexy Outfits im Gepäck. Diesen Zeitpunkt hatten wir gewählt, weil der Bauch schon gut sichtbar war, mich aber noch keine Zipperlein nervten, wie sie kurz vor der Geburt auftreten. Wassereinlagerungen zum Beispiel.

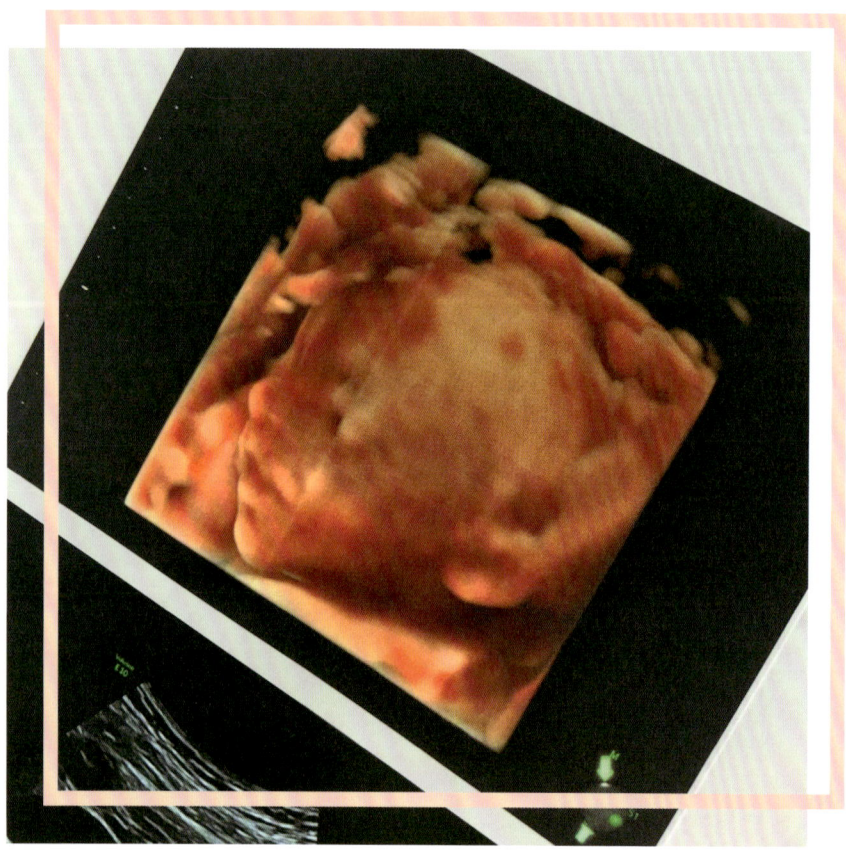

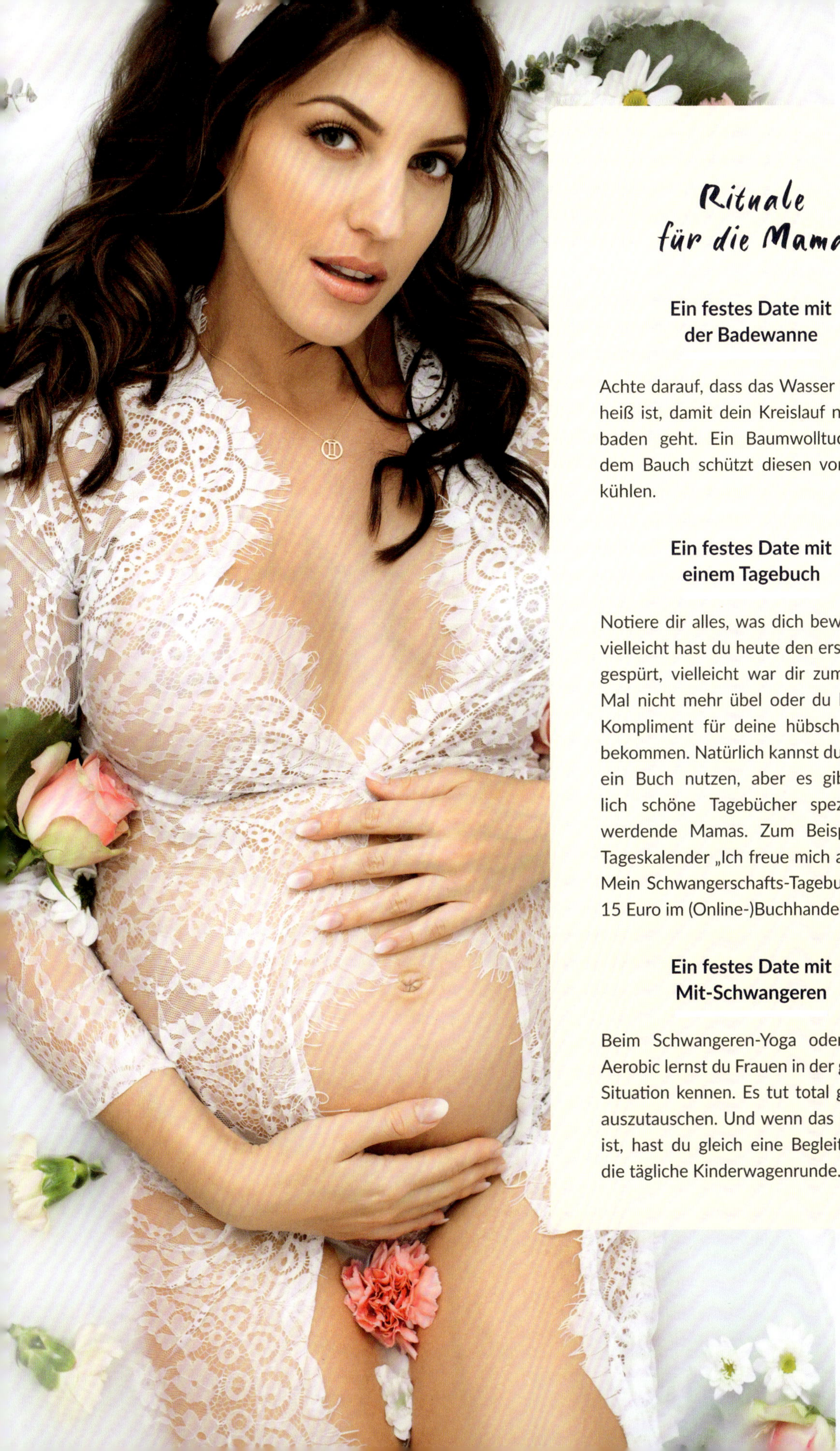

Rituale für die Mama

Ein festes Date mit der Badewanne

Achte darauf, dass das Wasser nicht zu heiß ist, damit dein Kreislauf nicht mit baden geht. Ein Baumwolltuch über dem Bauch schützt diesen vorm Auskühlen.

Ein festes Date mit einem Tagebuch

Notiere dir alles, was dich bewegt hat, vielleicht hast du heute den ersten Tritt gespürt, vielleicht war dir zum ersten Mal nicht mehr übel oder du hast ein Kompliment für deine hübsche Kugel bekommen. Natürlich kannst du irgendein Buch nutzen, aber es gibt wirklich schöne Tagebücher speziell für werdende Mamas. Zum Beispiel der Tageskalender „Ich freue mich auf dich: Mein Schwangerschafts-Tagebuch" (um 15 Euro im (Online-)Buchhandel).

Ein festes Date mit Mit-Schwangeren

Beim Schwangeren-Yoga oder Aqua-Aerobic lernst du Frauen in der gleichen Situation kennen. Es tut total gut, sich auszutauschen. Und wenn das Baby da ist, hast du gleich eine Begleitung für die tägliche Kinderwagenrunde.

41

Wir wollten nicht nur Fotos von mir, sondern auch gemeinsame Pics machen – unsere ersten Familybilder sozusagen. Der Hintergrund war clean, damit nichts von uns ablenkt. Am besten gefiel mir allerdings die Aufnahme in der Badewanne. Die könnt ihr leicht nachstellen: einfach ganz viele hübsche Blüten ins Wasser legen und den Bauch wie eine kleine Insel rausschauen lassen. Nehmt euch unbedingt viel Zeit, mal eben nebenbei entstehen keine schönen Bilder. Vielleicht könnt ihr eine enge Vertraute bitten, die Fotografin zu spielen, wenn ihr nicht zum Profi gehen wollt. Schließlich sollt ihr euch wohlfühlen. Und in diesem kugeligen Status auch noch entspannt und locker rüberzukommen, ist definitiv eine Herausforderung.

Achtet darauf, dass ihr genug Licht habt. Tageslicht ist optimal, also am besten nahe am Fenster fotografie-ren. Dort kann ein Profilbild im Gegenlicht ebenfalls total klasse ausfallen. Morgens und abends steht die Sonne am schönsten, vielleicht findet ihr dann einen Termin für Außenaufnahmen. Der Blitz hat outdoor übrigens nichts verloren. Versucht, möglichst ver-schiedene Posen zu finden. Die Bald-Mama muss ja nicht immer direkt in die Kamera schauen. Ein Blick auf den Bauch oder zum Papa ist eine hübsche Alter-native. Zudem hat niemand gesagt, dass stets der ganze Körper zu sehen sein muss. Ein Ausschnitt vom Bauch mit Papas Händen, einem daneben gehaltenen Ultraschallbild oder einem Herz aus Sonnencreme sieht super aus! Hinterher lohnt sich das Experi-ment mit Foto-Apps oder Bearbeitungsprogrammen für den PC, um die Bilder noch besser zur Geltung zu bringen. Teste doch mal eine Schwarz-Weiß-Variante, die wirkt gerade mit Babybauchmotiv wun-derschön!

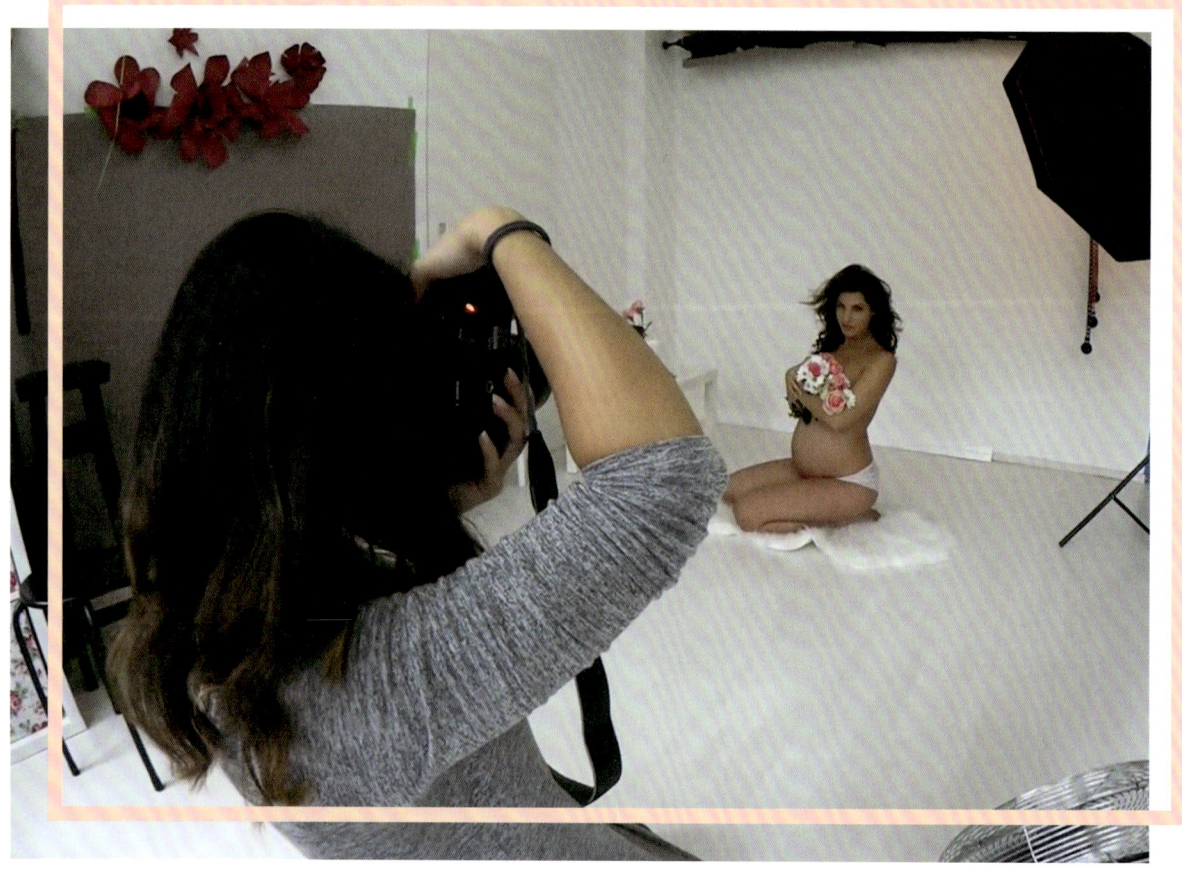

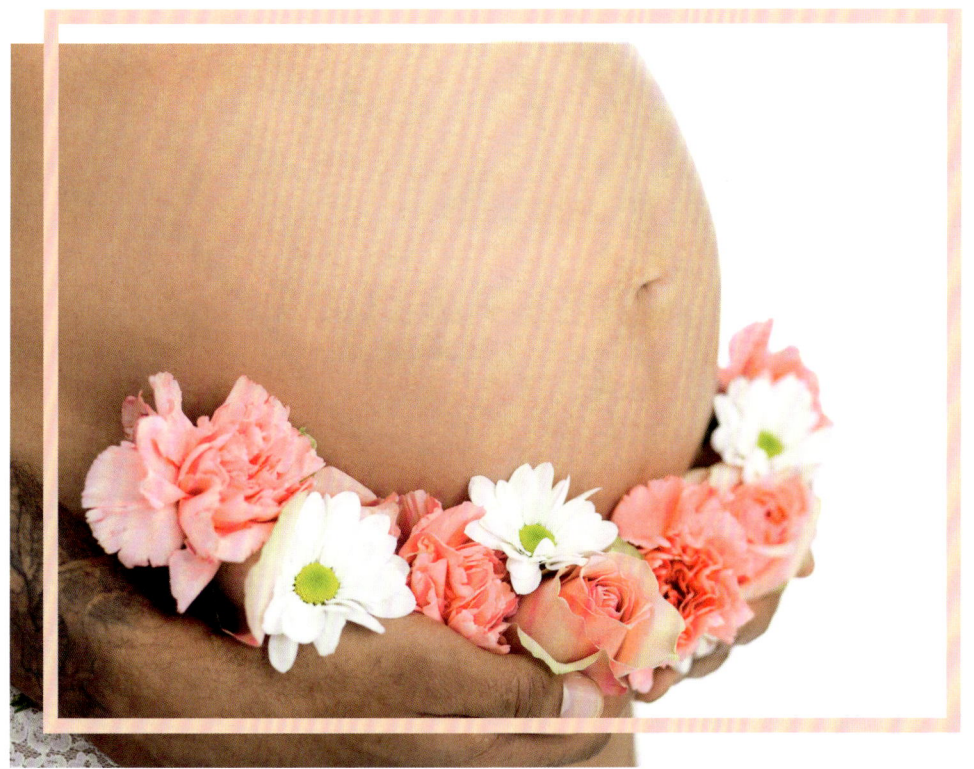

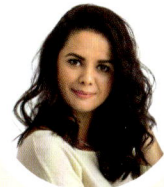

Tipps fürs Shooting zu Hause

NUR TAGESLICHT: Tageslicht ist die Nummer eins für schöne Bilder. Am besten am Fenster bei indirekter Sonneneinstrahlung. Dabei sollten alle Lichter im Zimmer ausgeschaltet sein, weil Tageslicht keine anderen Lichtquellen benötigt. Von großer Bedeutung ist auch die Farbe des Raums. Rot gefärbte Wände erzeugen einen unschönen Effekt, daher sollte man beim Fotografieren darauf achten, dass die Wände eher in neutralen Farben gehalten sind.

KÖRPERSPANNUNG: Egal ob im Stehen oder Sitzen – wichtig für jede Pose ist es, möglichst gerade und aufrecht zu bleiben. Man wirkt so gleich viel selbstbewusster, größer und die ganze Körperform wird schöner.

DEN BAUCH IN SZENE SETZEN: Ich empfehle werdenden Mamas, nicht direkt zur Kamera gedreht zu posen. Im 45-Grad-Winkel sehen der Bauch und die Silhouette viel schmeichelhafter und schöner aus. Besonders hübsch: Den Bauch umarmen – jede Mama macht das eigentlich automatisch. Auf dem Bild hat man dann einen schönen Rahmen für den Bauch und die ganze Pose wirkt natürlich.

FLOWER-POWER: Ich liebe Blumenkränze! Sie machen das Bild immer etwas verspielt und romantisch. Beim Babybauchshooting binde ich sie gern um den Bauch. Accessoires wie Blumen, Tücher oder gestrickte Schals lassen sich vielseitig verwenden und kreativ einsetzen.

BEST-OF
MATERNITY WEAR

Ich liebe es, mich schön anzuziehen. Das galt natürlich genauso für die Zeit mit Kugelbauch. Zugegeben, es war nicht immer ganz einfach, sich mit seinen neuen Rundungen gut zu fühlen, aber meine Top 10 der Schwangerschaftsstyles sollen dir helfen, dein Outfit morgens schneller (und tränenfreier) zu finden.

1. Absolutes Must-have für Schwangere: eine Latzhose. Angezogen sieht darin jede Bald-Mama supersüß aus!

2. Wenn du deine Hosen nicht mehr schließen kannst, hilft dir ein Haarband, die letzten Zentimeter zu überbrücken. Schiebe dazu das Band von unten in die Knopföffnung, das untere Ende dann durch das obere – voilà, schon hast du eine Schlaufe, die du über den Knopf ziehen kannst.

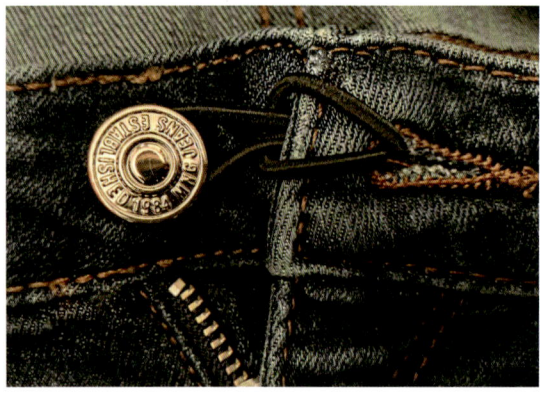

3. Diese Schwangerschaftshosen mit Bund sind einfach unfassbar bequem – eine Anschaffung, auf die du nicht verzichten solltest! Mir passten die normalen Jeans eh nicht mehr, weil ich in der Schwangerschaft auch an den Beinen etwas mehr Sarah war.

4. Wer sagt eigentlich, dass Jacken, Blazer und Hemden geschlossen getragen werden? Leih dir einfach ein T-Shirt von deinem Partner, was Offengelassenes drüber – fertig!

5. Deine Blusen kannst du über dem Bauch zubinden, ein Top drunter und schon ist alles top. Alternativ nimmst du dir ein Männerhemd von deinem Liebsten und bindest über die Kugel einen tollen Gürtel.

6. Kleider mit (hohem) Stretchanteil sind ein super Zu-zweit-unterwegs-Outfit.

7. Sneaker zum Kleid – bequem und cool!

8. Weite Pullis gehen immer, ein Kuschel-Hoodie (zwei Nummern größer als sonst) darf, nein, muss sein.

9. Meistens ist erst mal der Umfang von einem BH zu klein und das Körbchen passt noch eine Weile. Für ein paar (wenige) Euro gibt es Einsätze, die sich einfach an beiden Verschlussseiten einhaken lassen und für mehr Weite sorgen.

10. Jogginghosen! Es gibt so hübsche Modelle. Zwei Wochen vor der Geburt ging ich damit sogar auf eine Hochzeit.

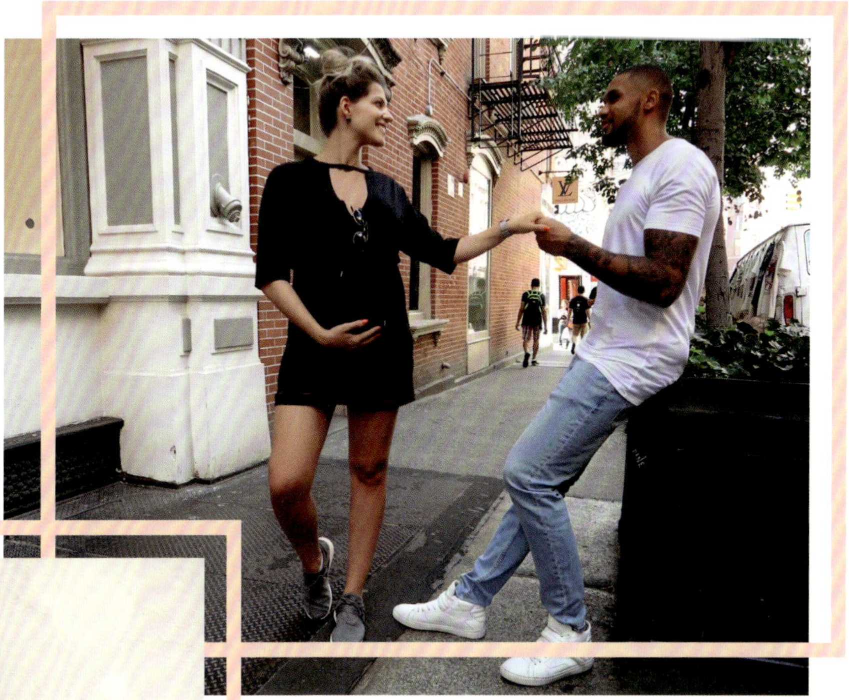

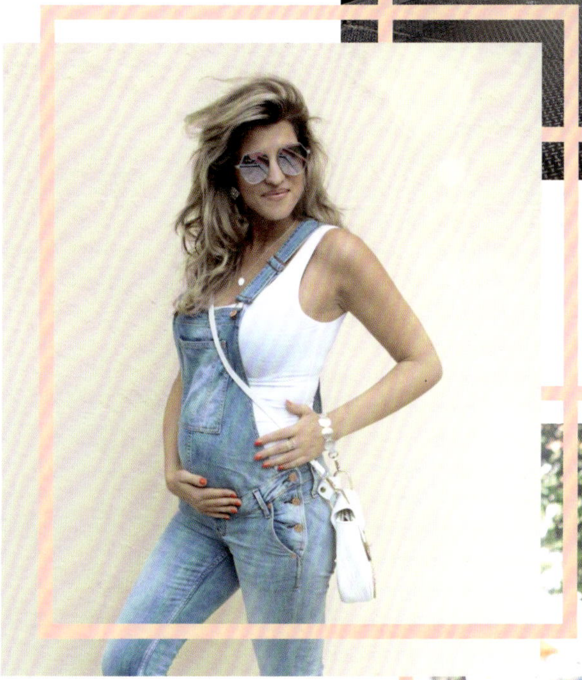

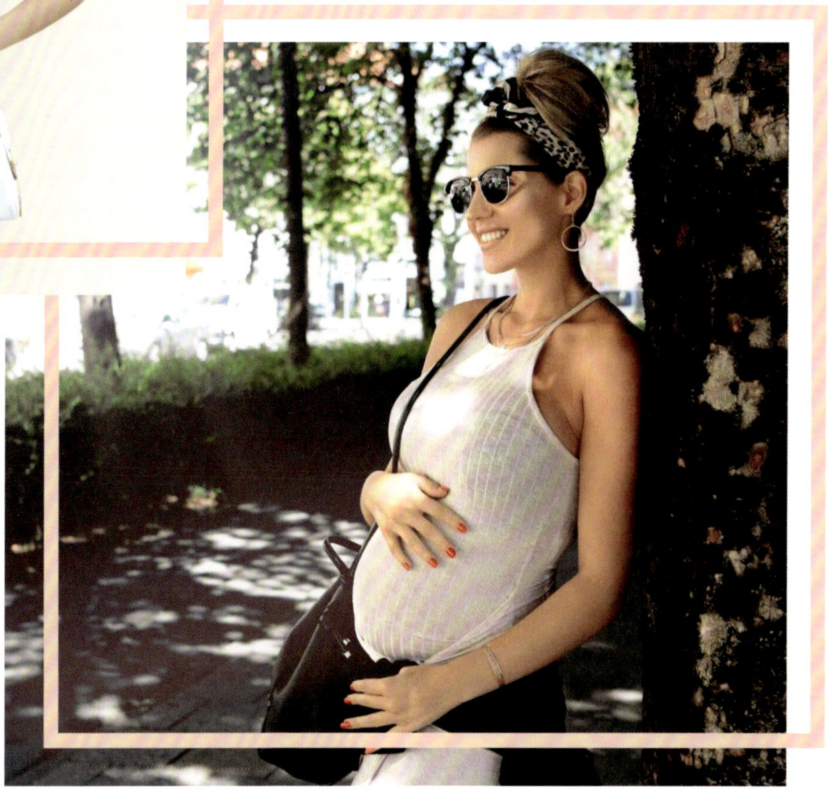

PREPARE FOR LANDING:

VORBEREITUNGEN

AUF DIE GEBURT

Zum Glück kommt ein Baby nicht von jetzt auf gleich in dein Leben. Wie wir die zehn Monate – neun Monate sind ein Irrglauben, schließlich dauert eine Schwangerschaft 40 Wochen – sinnvoll nutzten, um uns auf die Landung des Klapperstorchs vorzubereiten, erfährst du im Folgenden.

KRANKENHAUS-KRITERIEN

Wo die Entbindung stattfinden soll, ist eine extrem wichtige Entscheidung. Es geht ja nicht wie beim Hotel darum, ob die Aussicht stimmt oder das Catering gut ist. Wir können dir nur empfehlen, viele Kliniken anzuschauen und mit den Leuten dort zu reden. Wie wirkt die Atmosphäre auf euch, wie verhalten sich die Mitarbeiter (lächeln sie auch mal oder hetzen sie nur über die Flure?), welchen Eindruck machen die Patienten? Zudem solltest du dich darüber informieren, wie die Ausstattung ist. Willst du eine Wassergeburt? Dann wäre eine entsprechende Badewanne wichtig. Möchtest du, dass dein Partner mit im Krankenhaus wohnen kann, sprich, gibt es Familienzimmer? Wenn ja, wie viele? Kommt es vor, dass das Haus Frauen in den Wehen ablehnt, weil es zu voll ist – obwohl sie angemeldet sind? Und wie schnell seid ihr im Fall der Fälle dort? Die Entfernung ist nicht zu unterschätzen, unter Wehen eine halbe Stunde im Auto zu sitzen, ist (vermutlich) unangenehm. Manche Häuser nehmen erst Frauen ab der 36. Schwanger-

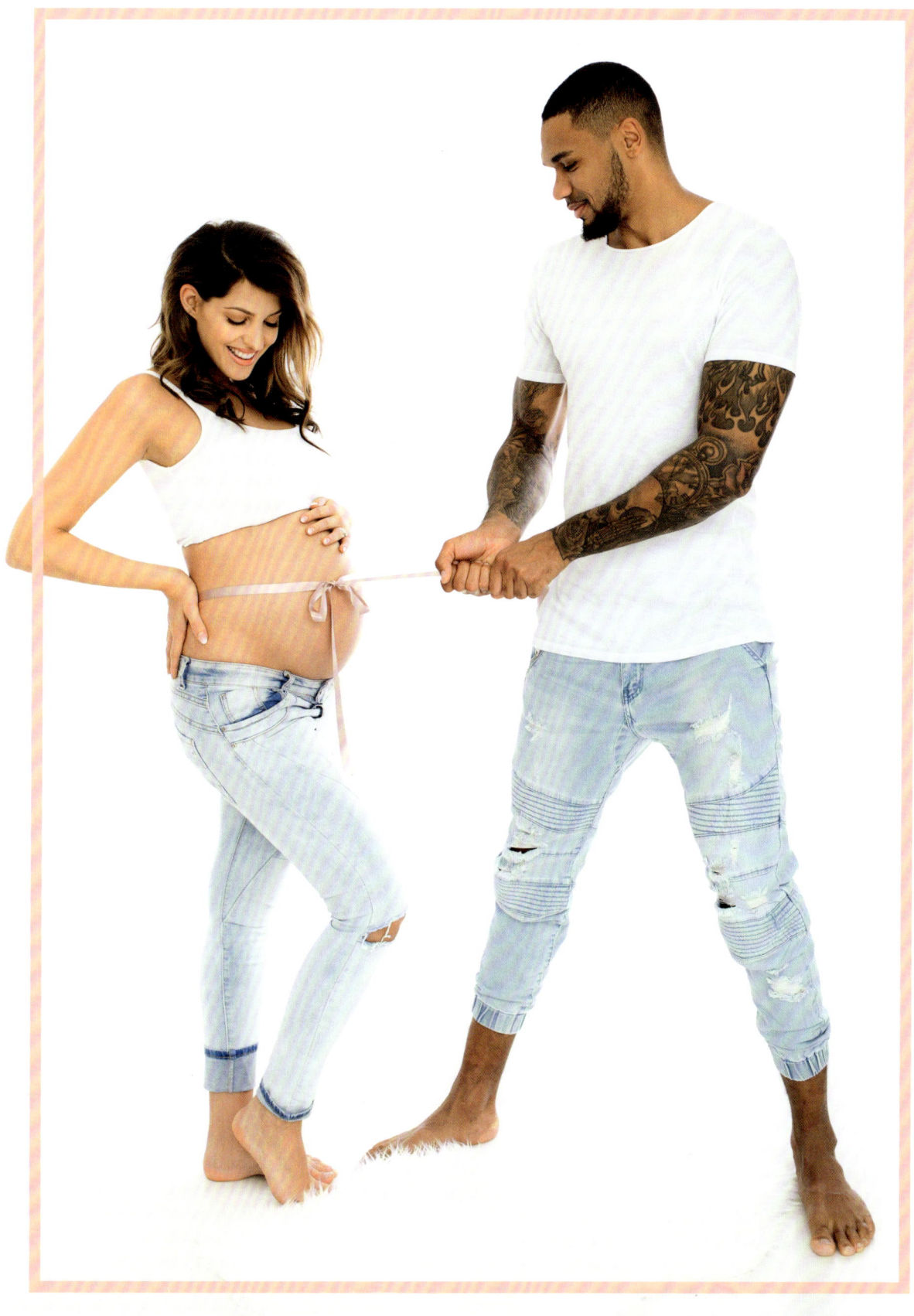

schaftswoche, weil sie keine Frühchenstation haben. Wenn du in puncto medizinischer Versorgung auf Nummer sicher gehen willst oder bereits im Vorfeld mit Komplikationen zu kämpfen hast, solltest du auch das im Hinterkopf haben.

Wir hatten gehört, dass es fürs Krankenhausimage gut ist, den Schnitt von normalen Geburten oben zu halten. Eigentlich hielten wir das für einen Aberglauben, aber gleich bei der ersten Klinik fühlten wir uns darin bestätigt. Obwohl es ein echt renommiertes Haus in München ist, von dem wir viel Positives gehört hatten, merkten wir im Gespräch mit der Ärztin ziemlich schnell: Wir sind hier falsch.

Warum? Dazu musst du Folgendes wissen: Meine Frauenärztin hatte mir einige Wochen vor Geburtstermin gesagt, dass bei einer normalen Geburt bei mir Komplikationen nicht ausgeschlossen werden können. Allerdings sei die Medizin heute so weit, diese gut und direkt in den Griff zu bekommen. Von diesem Zeitpunkt an hatte ich einfach Angst. Und obwohl ich vorher gesagt hatte, dass ich gerne natürlich entbinden würde (woran unser viel zu esoterischer, vorzeitig abgebrochener Geburtsvorbereitungskurs nicht ganz unschuldig ist ...), wurde meine Angst vor der natürlichen Geburt und dem Risiko einer Komplikation zu groß, sodass mir klar war: Ich werde einen Kaiserschnitt machen lassen.

Dennoch versuchten die Menschen im besagten Krankenhaus, mir einzureden, es doch wenigstens zu probieren. Ganz ehrlich, ich hatte wirklich Angst, brach oft in Tränen aus, schlief unruhig und üble Gedanken quälten mich. Wir brauchten eine andere Klinik! Als wir dort dann im Besprechungszimmer saßen und dem Arzt erklärten, dass wir uns für einen Kaiserschnitt anmelden wollen, weil ..., wurden wir direkt unterbrochen. „Es gibt kein Weil", sagte der Mann. Wir fühlten uns sofort verstanden! Unsere Wahl war getroffen.

48

HATTET IHR ...

UNSERE COMMUNITY SAGT ...

... eine normale Geburt?	... einen Kaiserschnitt?
72%	**28%**

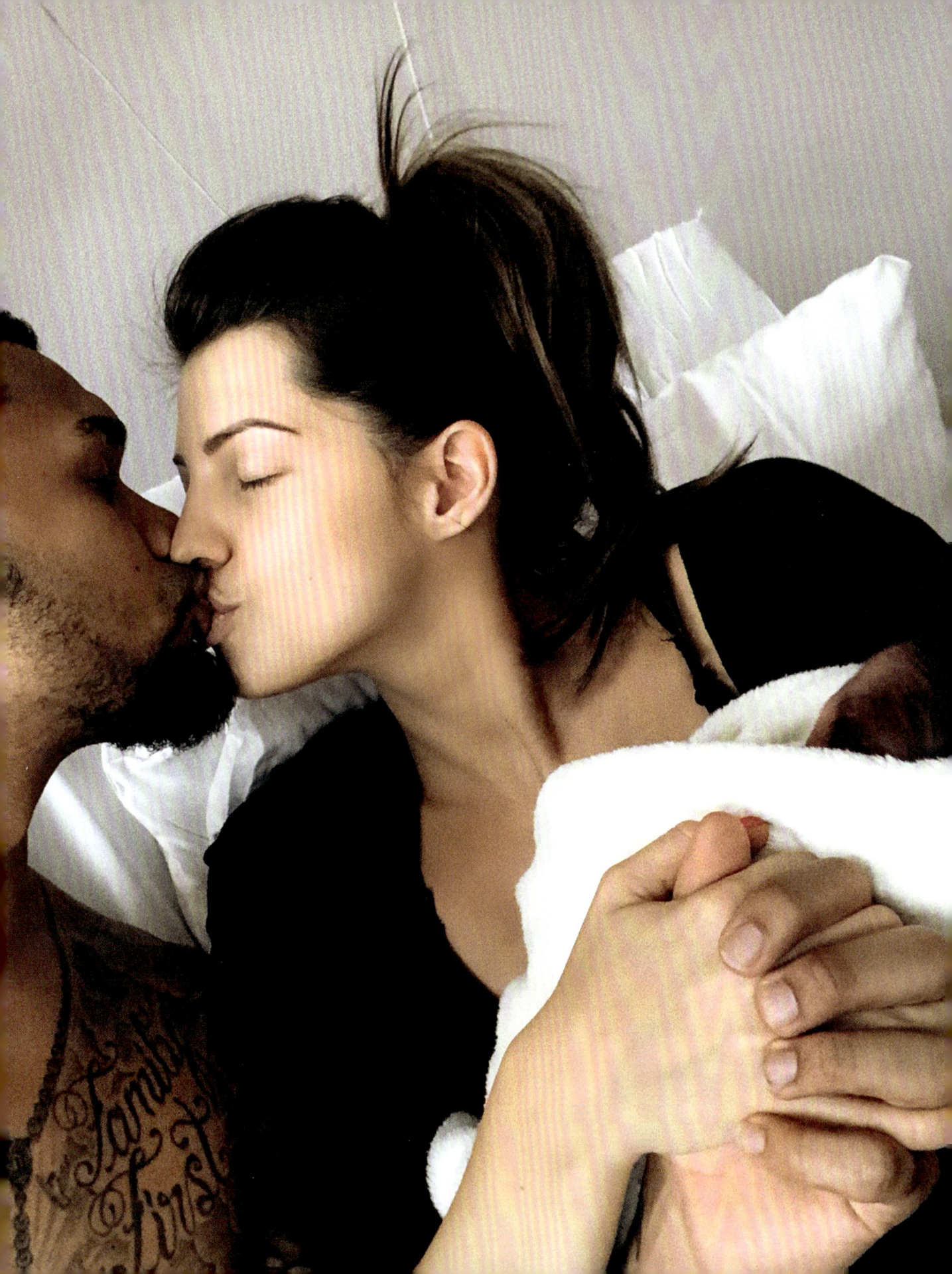

DR. GOOGLE – EIN NO-GO

Die Angst vor der Geburt ist ganz normal. Man weiß ja nie, was auf einen zukommt. Selbst wenn eine Frau schon ein Kind bekommen hat, kann die eine Entbindung anders ablaufen als die andere, keine Geburt ist gleich. Aber: Am Ende hast du ein wundervolles Baby! Natürlich möchten werdende Mamas wissen, was mit ihrem Körper passieren kann, und lesen sich vorher im Internet ein. Mich hat jedoch schon erschrocken, welches Material man alles findet, gerade bei den Videos. Wer es also schafft, lässt den Besuch bei Dr. Google besser. Frage lieber deinen Frauenarzt oder lies einen Schwangerschaftsratgeber, wenn du unsicher bist.

DEIN KÖRPER GEHÖRT DIR!

Nicht immer trifft die Entscheidung „Kaiserschnitt" auf Zuspruch. Viele Leute halten werdende Mütter für schwach, Frauen wären doch dafür gemacht, Kinder zu gebären, es sei die Natur der Dinge, fürs Baby sei eine natürliche Geburt besser ... Meine Meinung lautet: Wir leben in einem Jahrhundert, in dem die Frau selbst bestimmen kann, was mit ihrem Körper passiert. Ob ein Kaiserschnitt jetzt medizinisch notwendig ist oder nicht – wenn die werdende Mama einen haben möchte, ist es eben so! Und das kann jedem anderen Menschen furzpiepegal sein. Die Hauptsache ist ja wohl, dass es dem Kind UND der Mutter gut geht!

Hebamme gesucht

Sobald du die kritische Phase bis einschließlich der zwölften Schwangerschaftswoche hinter dir hast, solltest du dich um eine Hebamme bemühen. Diese Frau wird sich im Wochenbett, also in der ersten Zeit nach der Geburt, um dich und dein Baby kümmern, dir wertvolle Tipps geben und das Kleine messen und wiegen. Die Kosten übernimmt deine Krankenkasse. Gerade in Großstädten sind Hebammen sehr gefragt und daher lohnt es sich, sich wirklich sehr rechtzeitig darum zu kümmern. Entweder googelst du Hebammen in deiner Nähe oder du fragst deine Frauenärztin, ob sie jemanden empfehlen kann.

Dominic akzeptierte meine Entscheidung zu hundert Prozent. Er musste das Kind ja nicht kriegen und auch sonst niemand auf der Welt. Darum darfst nur du das letzte Wort haben – bei dem du mit dir im Reinen bist. Natürlich kannst du dich beraten lassen, dich mit deinem Partner besprechen. Aber es macht mich immer noch traurig, dass man sich überhaupt dafür rechtfertigen musste. Übrigens fühlte ich mich hinterher kein bisschen schlecht, irgendwas „nicht geschafft" zu haben.

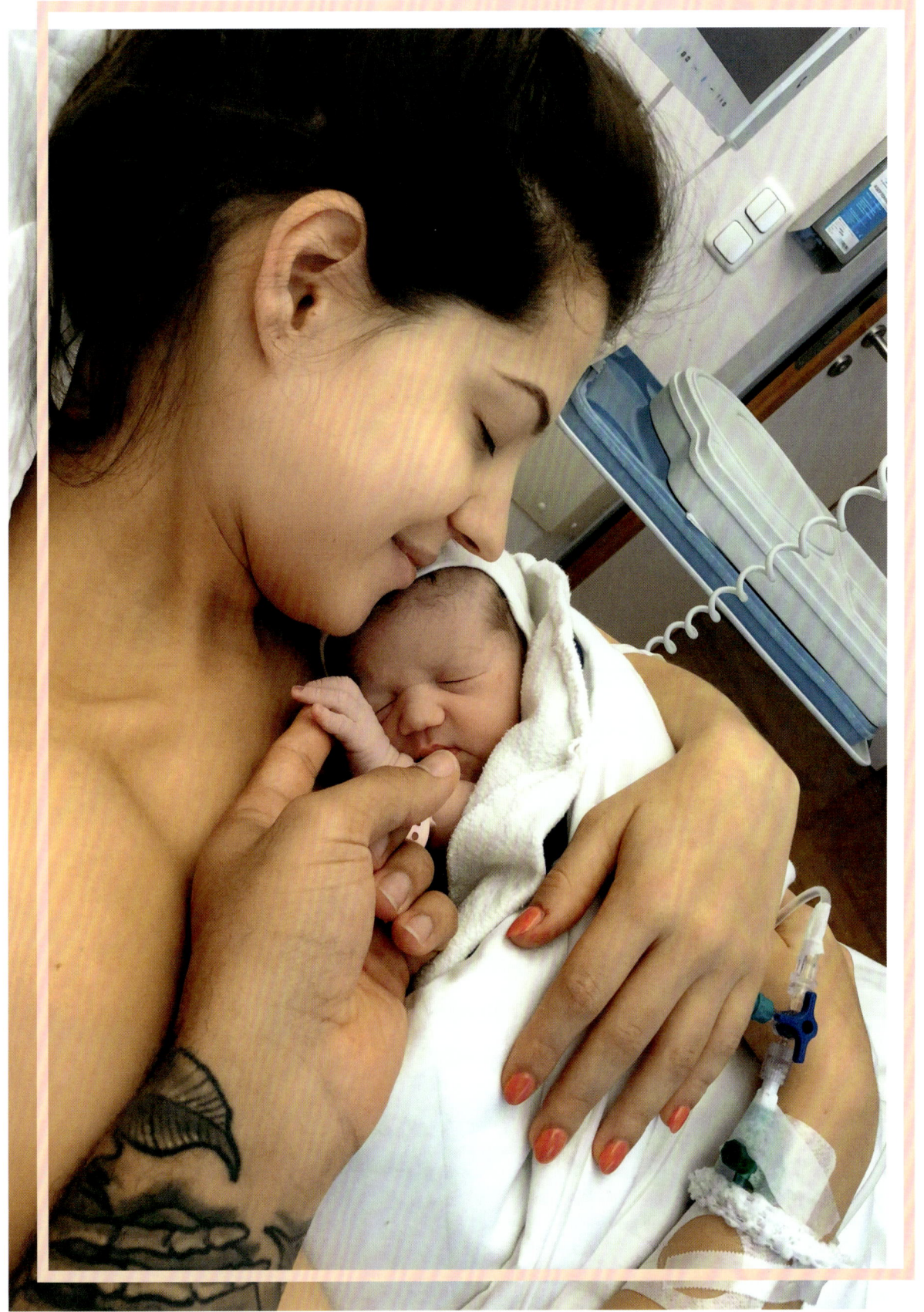

INSIGHTS IN EINE KLINIKTASCHE

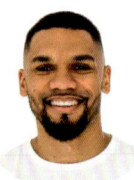

Wer alles ganz richtig machen will, der stellt seine Kliniktasche sechs Wochen vor geplantem Geburtstermin bereit. Dominic und ich packten sie einen Monat vorher zusammen, schließlich brauchte ich ja noch ganz viele Sachen, die da reinsollten. Komplett fertig waren wir also erst kurz vor Abfahrt in die Klinik. Dominic las mir die Liste, die wir im Internet gefunden hatten, vor und ich sammelte alles zusammen. Was wir wirklich gebraucht haben, findest du in den Boxen unten.

Vermutlich machen wir beim zweiten Kind ein paar Dinge anders ...

MIAS MUST-HAVES

- ✓ Autositz (je nach Saison mit einer leichten oder dicken Decke)
  Tipp: Übt unbedingt vorher in Ruhe, den Sitz einzubauen.
  Bei der ersten Fahrt mit Baby wird es sonst unnötig (noch) stressig.

- ✓ Mützchen (je nach Jahreszeit warm oder weniger warm, aber auch im Sommer Pflicht)

- ✓ Zwei Outfits (je nach Wetter mit Jacke oder Anzug)

- ✓ Zwei Baumwolltücher (du weißt nie, ob du ein Spuckkind erwischst)

- ✓ Schnuller (diverse Ausführungen, nicht jede Form mundet dem Mäuschen)

Windeln müsst ihr nicht dabeihaben, die Kliniken stellen euch welche, genau wie Feuchttücher, wenn ihr wollt. Wir hatten uns jedoch dazu entschlossen, so wenig Chemie wie möglich zu verwenden. Darum nutzten wir die Reinigungswattepads, die es ebenfalls bei uns im Krankenhaus gab und die wir dann auch daheim verwendeten. Diese Pads tauchst du einfach in lauwarmes Wasser mit etwas Pflegeöl und dann kannst du den Windelbereich ganz natürlich reinigen.

SARAHS SACHEN

- ⊘ Mutterpass
- ⊘ Versicherungskarte
- ⊘ Personalausweis
- ⊘ Heiratsurkunde
- ⊘ Familienstammbuch
- ⊘ Unterlagen für die Klinik
- ⊘ Kulturbeutel (womit du sonst auch verreist, ohne Sonnencreme halt ...)
- ⊘ Zweiteiliger Nachtdress (beim Kaiserschnitt möglichst ohne Bund)
- ⊘ Hausschuhe (ggf. Badelatschen zum Duschen, falls du dazu über den Flur laufen musst)
- ⊘ Jogginganzug
- ⊘ Unterwäsche (ruhig mehrere und größere Unterhosen einplanen, der Wochenfluss ist unberechenbar und die Binden brauchen etwas mehr Platz)
- ⊘ (kuschlige) Socken

- ⊘ Schuhe (bequem und leicht anziehbar)
- ⊘ Outfit für die Rückfahrt (Kleidung, die im sechsten Monat gepasst hat)
- ⊘ Stillkissen
- ⊘ Stilleinlagen
- ⊘ Binden (extragroß, meistens gibt es die auch in der Klinik)
- ⊘ Brustwarzensalbe
- ⊘ Handy plus Ladekabel
- ⊘ Musik plus Kopfhörer
- ⊘ Kamera
- ⊘ Snacks
- ⊘ Lieblingsgetränk

In der Liste findest du bewusst keine Still-BHs, denn ich persönlich rate dir, nur Still-Tops zu tragen. Darunter noch eine Schicht zu haben, fühlt sich nicht gut an und macht das Stillen unnötig kompliziert.

MIAS ERSTAUSSTATTUNG

So ein, zwei Sachen braucht so ein Kind schon. Super ist natürlich, wenn deine Wohnung groß genug ist, dass der oder die Kleine ein eigenes Zimmer bekommt. Obwohl die Maus (beziehungsweise der Mäuserich) am Anfang mit in eurem Zimmer schläft – zumindest stellten wir uns das so vor. Und das hat praktische Gründe, denn es gibt Babybeistellbetten, die sich ans Erwachsenenbett montieren lassen. So muss die Mama nicht aufstehen, um das Neugeborene zu stillen, sondern zieht es einfach zu sich rüber. Gold wert! Da werdenden Eltern von allen Seiten Angst vorm plötzlichen Kindstod gemacht wird, ist ein Schlafsack anstatt einer Bettdecke eine gute Idee. Dann könnt ihr beruhigt sein, dass das Baby nie die Decke über Mund und Nase liegen hat und keine Luft mehr bekommt.

Fürs Kinderzimmer hatten wir einen Kleiderschrank mit Stangen zum Aufhängen und ein paar Schubladen gekauft. Die Kleinen wachsen ja so schnell, die brauchen keinen Riesenschrank, in den für jede Saison Kleidung reingeht. Lieber sorgen wir regelmäßig für größeren Nachschub und geben die zu klein gewordenen Outfits an die Kinder meiner Freundinnen weiter.

Egal ob Sommer- oder Winterkind, Babys haben es gern mollig warm. In Mamas Bauch herrschen ja angenehme 36,7 Grad, an den Temperatursturz muss sich der Neuankömmling erst mal gewöhnen. Eine Wärmelampe schützt vorm Frieren beim Umziehen. Wir hatten uns für eine Variante entschieden, die nicht an die Wand montiert wird, sondern auf einem Ständer hin- und hergefahren werden kann. So hat es die Kleine auch im Bad schön kuschlig. Apropos Bad: Wir hatten Mia eine aufblasbare Badewanne gekauft, die wir in unsere stellen können. Die hat eine Mulde, damit sie nicht runterrutschen kann. Nicht zu vergessen: ein Thermometer, zu heißes Wasser darf dir nicht in die Wanne kommen.

Zudem funktionierten wir eine ganz normale Kommode zu einer Wickelstation um. Es gibt verschiedene Hersteller, die den passenden Aufsatz online anbieten. Du kannst die Kommode später also wieder normal nutzen und sie immer wieder an verschiedene Stile und Räume anpassen, wenn dein Kind größer ist. Superpraktisch. An unsere Kommode montierten wir noch rosa Blumenknöpfe, damit sie (momentan) kindlicher aussieht. Weniger hübsch, aber für uns ein Must-buy – der verschließbare Windeleimer. Man darf nicht unterschätzen, wie stark so eine volle Windel riechen kann. Windeln brauchst du natürlich auch, zwei Pakete kannst du schon besorgen und viele, viele Wattepads. Dann noch Bodylotion, Puder, Pflegeöl, Badewannenzusatz, einen Nasensauger gegen verstopfte Nasen und eine Babynagelschere (die Kleinen können sich schon fies selbst kratzen).

Am Anfang schlafen die Kleinen ja noch sehr viel, daher ist ein Stubenwagen auf Rädern sehr hilfreich, weil du ihn in der Wohnung überallhin mitnehmen kannst. In kleineren Wohnungen nimmt ein Kuschelnest, das du aufs Sofa stellen kannst, weniger Platz weg. Wenn dein Baby besser im Bettchen schläft, zeigt dir ein Babyphone mit Kamera, ob alles gut ist. Diese Anschaffung ist auch später interessant – so hast du im Blick, ob dein Kind im Bett aufsteht oder sonstigen Unsinn treibt.

Tipp: Babys erste Kleidergröße ist meistens 56, nur Frühchen brauchen kleinere Größen (die bekommst du bei bekannten Modehäusern, teilweise auch online). Bevor du jedoch zu viel kaufst, solltest du wissen: Nicht immer fallen die Schnitte gleich groß aus. Gönnt euch Wickelbodys, da die frisch geschlüpften Kleinen es nicht mögen, etwas über den Kopf gezogen zu bekommen. Darum schaden auch Knopfleisten an Pullis nie, aber dann am besten auf der Schulter und nicht hinten. Sonst liegen sie darauf und manche weinen, weil es unbequem ist.

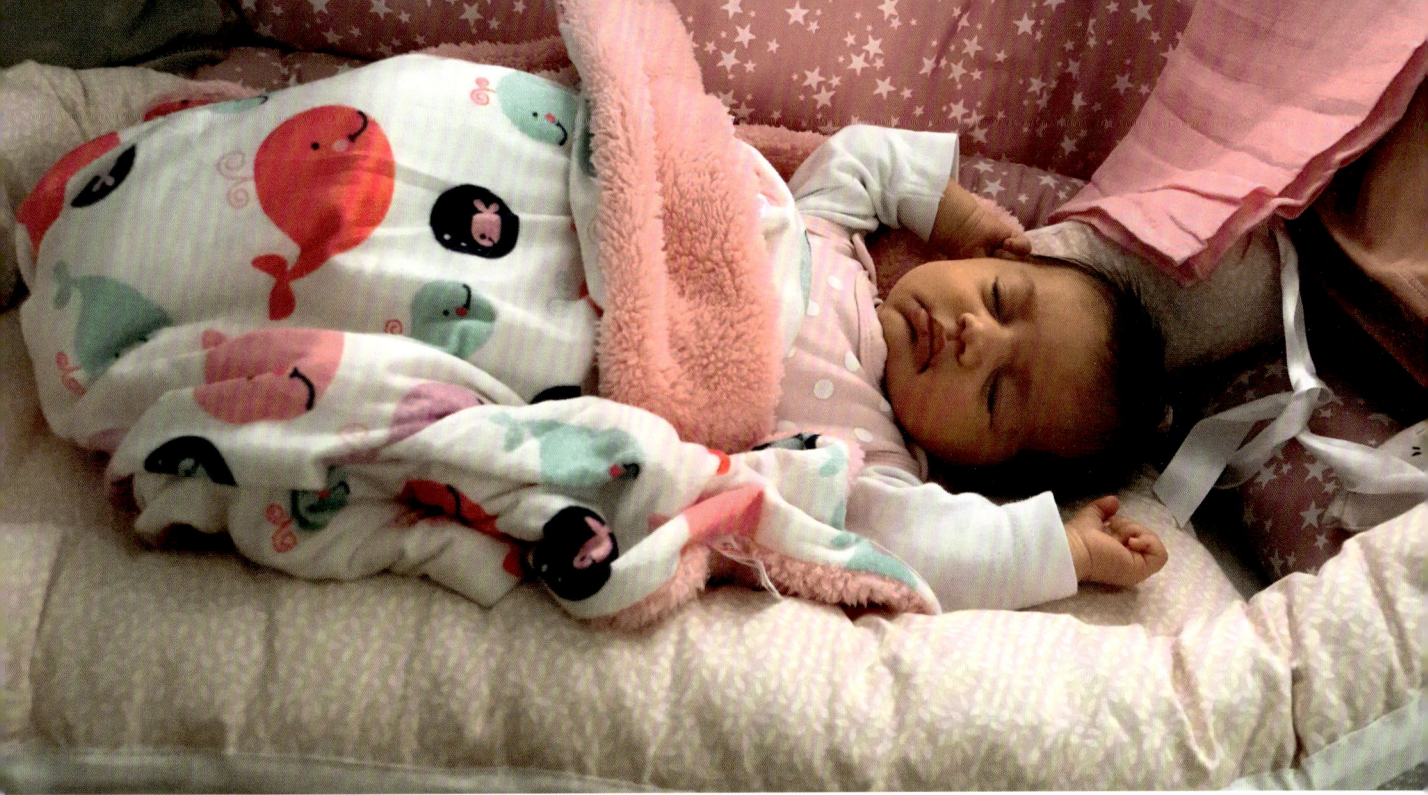

Und ganz klar: Ohne einen Kinderwagen geht es nicht. Neben der Farbe spielen ein paar andere Kriterien eine Rolle. Zum Beispiel: Passt der Wagen in euren Kofferraum? Lässt sich das Oberteil abnehmen? Das ist beispielsweise dann wichtig, wenn du keinen Fahrstuhl hast und im vierten Stock wohnst. Manche Kinderwagenmodelle haben einen Adapter für den Autokindersitz, falls das Kind eingeschlafen ist und du es nur kurz zum Einkaufen mitnehmen möchtest. Weitere Entscheidungshilfen sind: Willst du mit dem Wagen später, wenn das Baby größer ist, auch joggen gehen? Lässt sich das Modell in einen Buggy verwandeln? Ist die Fahrtrichtung fürs Kind veränderbar? Später ist den Kleinen nämlich langweilig, wenn sie immer nur Mama oder Papa anschauen, und sie gucken lieber nach vorn. Seid ihr als Eltern unterschiedlich groß (keine Ahnung, wie ich darauf komme ...), macht eine verstellbare Schiebestange jeden Spaziergang leichter. Idealerweise passt eure Wickeltasche zum Kinderwagen. Nicht zwingend in der Farbe (aber schön ist das schon!), sondern von der Befestigung her. Es nimmt dir viel Tragearbeit ab, wenn die Wickeltasche einfach am Wagen hängen kann. Mein Tipp lautet: Du wirst diese Tasche in nächster Zeit sehr oft bei dir tragen. Sie sollte dir also gefallen und groß genug sein, um die Babybasics dabei und möglichst auf einen Blick griffbereit zu haben. Dazu gehören mindestens ein Ersatzoutfit, Spucktücher, drei Windeln, Waschlappen, Popocreme und eine Wickelunterlage. Auch ein kleiner Müllbeutel sollte nicht fehlen, damit du die Windel geruchsfrei verschließen und möglichst bald wegwerfen kannst. Später kommen ein kleines Spielzeug und ein sauberer Schnuller, warmes und kaltes Wasser für die Milchflasche inklusive einer oder mehrerer Portionen Milchpulver hinzu.

Die Basic-Infos für Mias Ausstattung holen wir uns von Freunden und der Familie. Meine Schwester hat schon zwei Kinder und meine Cousinen haben auch alle Kids. Aber wenn wir Inspirationen suchen, zum Beispiel bezüglich der Deko oder Accessoires, finden wir die auf Instagram. Genau wie wir eine Inspiration für euch sein wollen, sind andere Menschen Inspiration für uns. Gebt doch einfach #kidsroom oder #kidsdecor ein und ihr findet sicher ein paar tolle neue Ideen.

LET'S
CELEBRATE!

Wir haben gern Gäste, sind so oft wie möglich mit Freunden und der Familie zusammen.

Einen Anlass finden wir immer. Manche sind unvergesslicher als andere.

TAKE A BABY SHOWER

In der Schwangerschaft liegt ein Anlass eh besonders nah: Eine #babyshower ist ein absolutes Must-do für jede Bald-Mama! Ich hatte eine Menge Spaß mit meinen Mädels und meiner Familie. Für die Planung kannst du entscheiden, ob du das Event selbst in der Hand haben willst oder dich von deinen Freundinnen überraschen lässt. Bei der Deko darf sehr großzügig ausgesucht werden, von Ballons über Glitzergirlanden bis hin zu Konfetti – alles natürlich in der passenden Farbe des Babygeschlechts. Abartig süße Törtchen oder eine megakitschige Torte (wir hatten so eine ☺) sind ebenfalls Pflicht. Schaue dich ruhig mal in diversen (Online-)Dekoshops um, du bekommst sogar Plätzchenausstecher in Lätzchenform. Die Plätzchen oder auch alles andere selbst Gebackene kannst du einfach mit geschmacksneutraler Lebensmittelfarbe aus dem Supermarkt einfärben und schon sind die Sachen richtig süß blau oder rosa. Und mit flüssiger Lebensmittelfarbe verwandelst du alkoholfreie Getränke in einen hübschen Drink.

Damit ihr dann nicht nur rumsitzt, Milliarden von Kalorien esst und jede Schon-Mama der Bald-Mama

mehr oder weniger hilfreiche Tipps gibt, dürfen ein paar Spiele nicht fehlen.

> Meine Mädels hatten zum Beispiel Kärtchen vorbereitet, auf die jeder Gast schreiben sollte, wann Mia wohl geboren wird, wie schwer und wie groß sie dann ist. Wer am dichtesten dran war, bekam ein Geschenk von der Mama. Das kann beispielsweise ein Restaurantgutschein sein oder ein Kinoabend oder ein gemeinsamer Ausflug.

> Und ich testete mit verbundenen Augen den Geschmack von Babygläschen – ein großer Spaß, zumindest für die Zuschauer. Manche Sorten fand ich nämlich nicht ganz so lecker.

> Eine andere Spielidee lässt deine Gäste miteinander ins Gespräch kommen, gerade wenn sich einige noch nicht kennen. Lass dir dazu vorher Babyfotos von jedem Gast zuschicken und hänge diese in der Wohnung mit einer Nummer versehen auf. Bereite Zettel vor, auf denen dann notiert werden kann, welcher Erwachsene sich hinter welcher Fotonummer verbirgt.

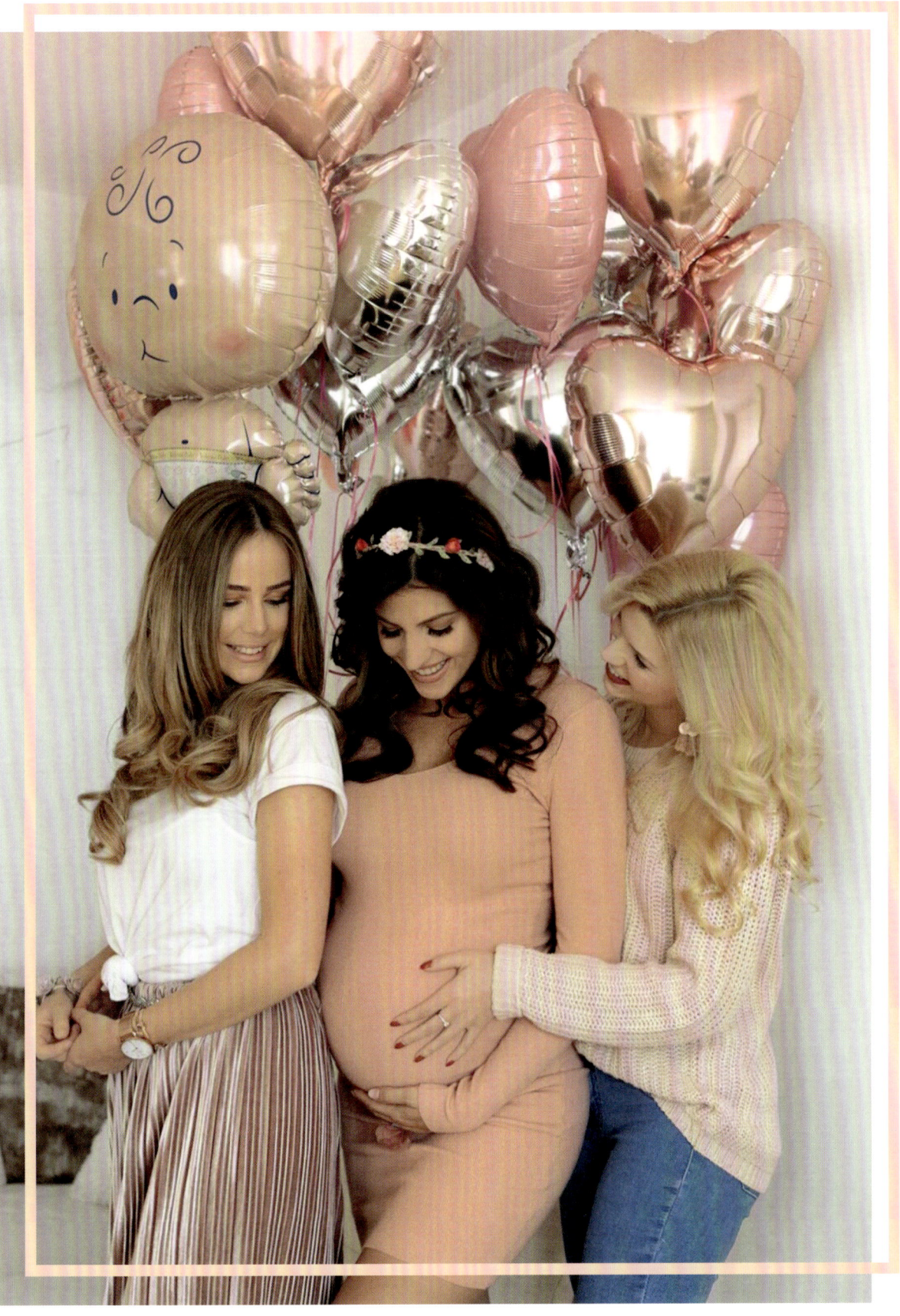

> Oder du besorgst Knete und organisierst einen kleinen Wettbewerb. Wer knetet in 15 Minuten das schönste Baby? Dieses kürt dann natürlich die Bald-Mama.

> Auch sehr lustig ist folgende Idee: Jeder Gast bekommt zehn Wäscheklammern an sein Outfit gesteckt mit der Info, dass das Wort „Baby" heute tabu ist. Wer es dann doch sagt, bekommt eine Wäscheklammer abgenommen. Gewonnen hat dann die Freundin, die am Ende noch die meisten Klammern hat.

> Und eine schöne Erinnerung ist das Babybody-malen. Mit Textilfarbe lassen sich neutrale weiße Bodys sehr hübsch gestalten. Und weil nicht jeder gut malen kann, sind Schablonen, zum Beispiel mit Buchstaben, sehr hilfreich.

Damit du später beim Aufräumen nicht allein dastehst (Männer sind schließlich an dem Tag verboten), lass dir von deinen Freundinnen helfen und lade sie noch auf ein Essen vom Lieferservice ein. Gemeinsam vorm Fernseher zu liegen, gibt ein Gefühl von früheren DVD-Abenden. Himmlisch!

HATTET IHR EINE BABYPARTY?

UNSERE COMMUNITY SAGT ...

JA!	NEIN
27%	**73%**

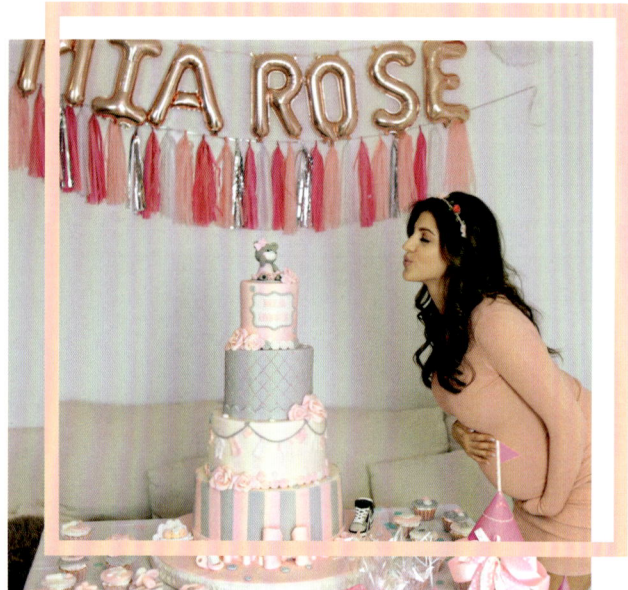

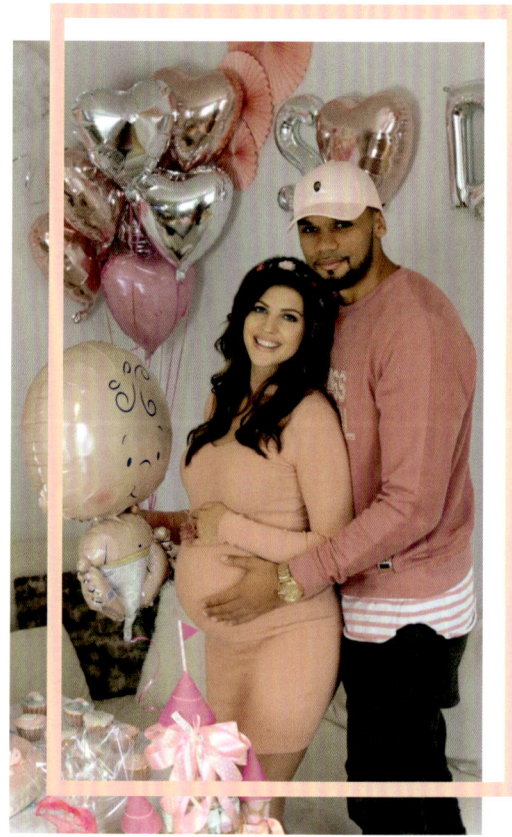

NEW IN TOWN: DIE GENDER-REVEAL-PARTY

Als Mia bereits auf der Welt war, hatten wir für Freunde eine Gender-Reveal-Party organisiert. Leider gab es diesen aus den USA stammenden Trend während meiner Schwangerschaft noch nicht in Deutschland, aber beim zweiten Kind sind wir sicher dabei! Und wir möchten, dass du diese Chance mitnehmen kannst. Dieser Moment ist wirklich extrem emotional. Warum? Der Reihe nach: Also, der Frauenarzt meiner Freundin hatte ihr das Geschlecht ihres Kindes nicht genannt, sondern es auf einen Zettel geschrieben. Den steckte er in einen Briefumschlag, den sie dann uns gab. Heißt, wir wussten schon vor ihr, was es wird! Auf jeden Fall besorgten wir dann die Deko, alles in der entsprechenden Farbe, um sie und ihren Mann damit zu überraschen. Und wir hatten es keinem anderen Gast gesagt, Gänsehautalarm! Alternativ kannst du auch einen großen neutralen Ballon mit Konfetti in Blau oder Rosa füllen, den die werdenden Eltern dann mit einer Nadel zum Platzen bringen. Der Konfettiregen ist auch ein tolles Fotomotiv – halte deine Kamera also bereit! Ebenfalls superschön: eine große Kiste mit entsprechend farbigen Luftballons füllen und diese mit einer großen Schleife verzieren. Die werdenden Eltern dürfen dann die Schleife gemeinsam aufziehen und die Ballons „befreien". Oder du backst Kuchen, der mit rosa oder blauer Creme beziehungsweise Schokolinsen gefüllt ist. Beim Anschneiden wird das Geheimnis dann gelüftet. Andere Möglichkeiten sind blau oder pink gefüllte Konfettikanonen oder eine Piñata, die die werdenden Eltern gemeinsam aufschlagen dürfen.

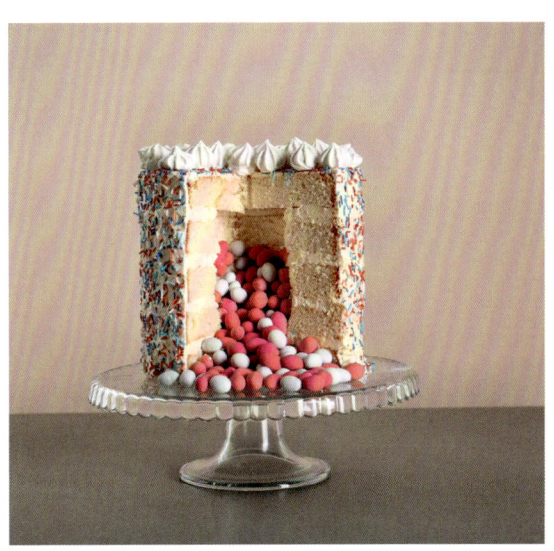

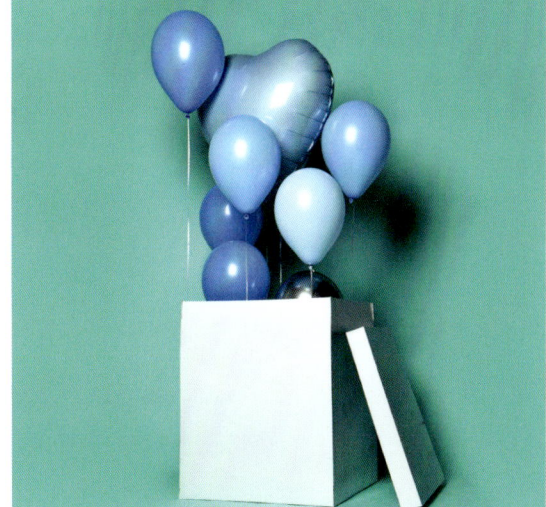

Es gibt natürlich auch die Variante, dass die werdenden Eltern mit der Party ihren Freunden und der Familie das Geschlecht verraten. Dann lasst ihr euch das Geschlecht selbst von eurem Arzt oder eurer Ärztin bestätigen und plant anschließend die Party für eure Lieben mit passender Deko.

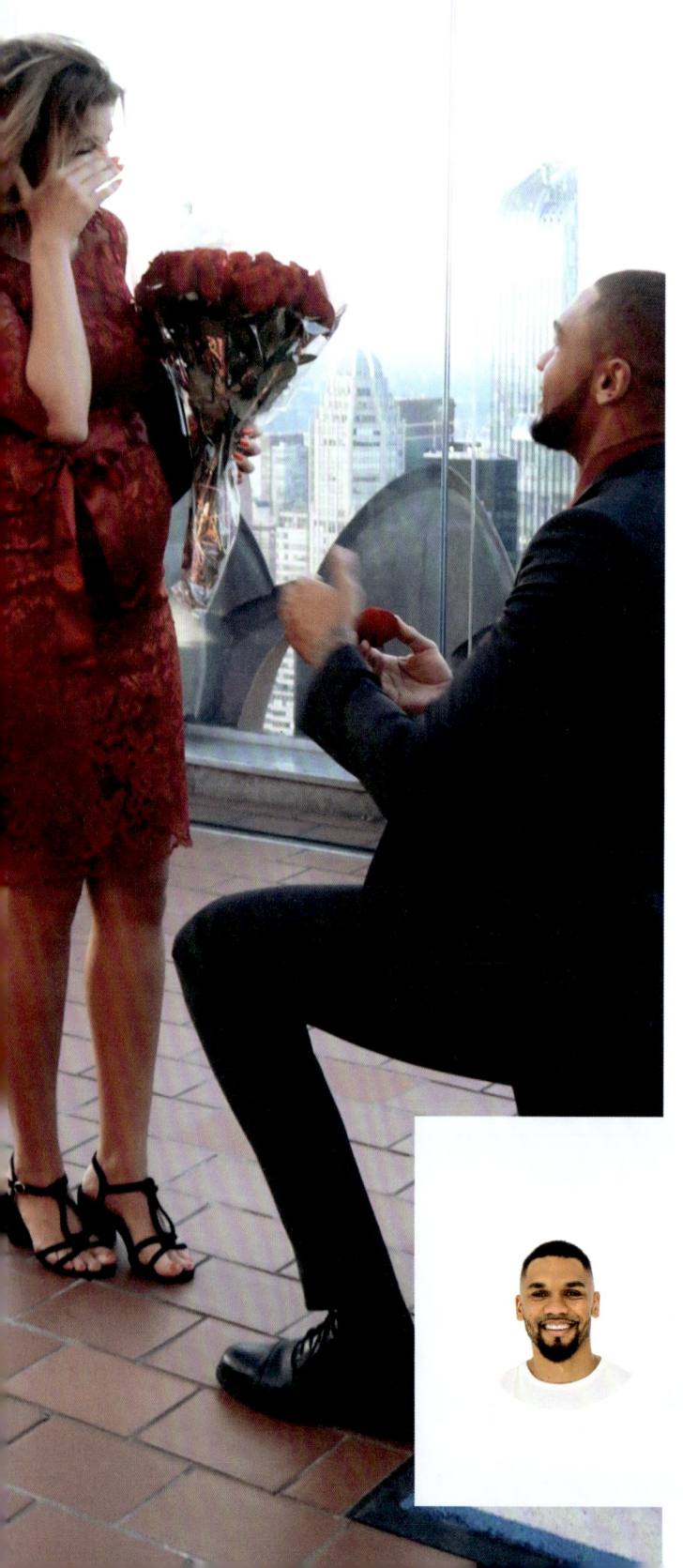

MIT BABYBAUCH
JA SAGEN!

In der 30. Schwangerschaftswoche – ich ähnelte also immer mehr einer Kugel – reisten Dominic und ich nach New York. Ich dachte: „Cool, noch mal Urlaub ohne Kind." Er dachte: „Ein idealer Zeitpunkt für einen Antrag." Da standen wir also am 22. September 2017 auf dem Rockefeller Center und Domi, mit einem Strauß roter Rosen inklusive einer weißen für die kleine Maus, stellte mir die Frage aller Fragen. Ich musste schon weinen, bevor er was sagen konnte ...

Wir fanden es wahnsinnig schön, mit Mia als Familie Harrison zu starten. Darum heirateten wir tatsächlich zwei Wochen vor der Geburt. Allerdings nur standesamtlich mit einer ausgewählten Anzahl an Gästen. Uns war bewusst geworden, dass wir erst mal klein feiern möchten und dann später die große Sause machen. Also gab es keine Tanzfläche und keinen Alkohol. Aber dafür ein gemütliches Beisammensein mit schönem Essen und toller Deko. Bei der Location-wahl hatte auch die Nähe zu unserer Wohnung eine Rolle gespielt. Ich hatte keine Lust, noch eineinhalb Stunden im Auto zu sitzen, um dort hinzukommen. Zudem kann ich nur jeder Bald-Mama raten, sich von Freunden und der Familie helfen zu lassen. Stress im Vorfeld muss nun wirklich nicht sein.

Nicht nachmachen, kein Heiratsantrag vor Ende der Schwangerschaft - doppelt emotional. Den Videobeweis findest Du auf unserem Youtube-Channel.

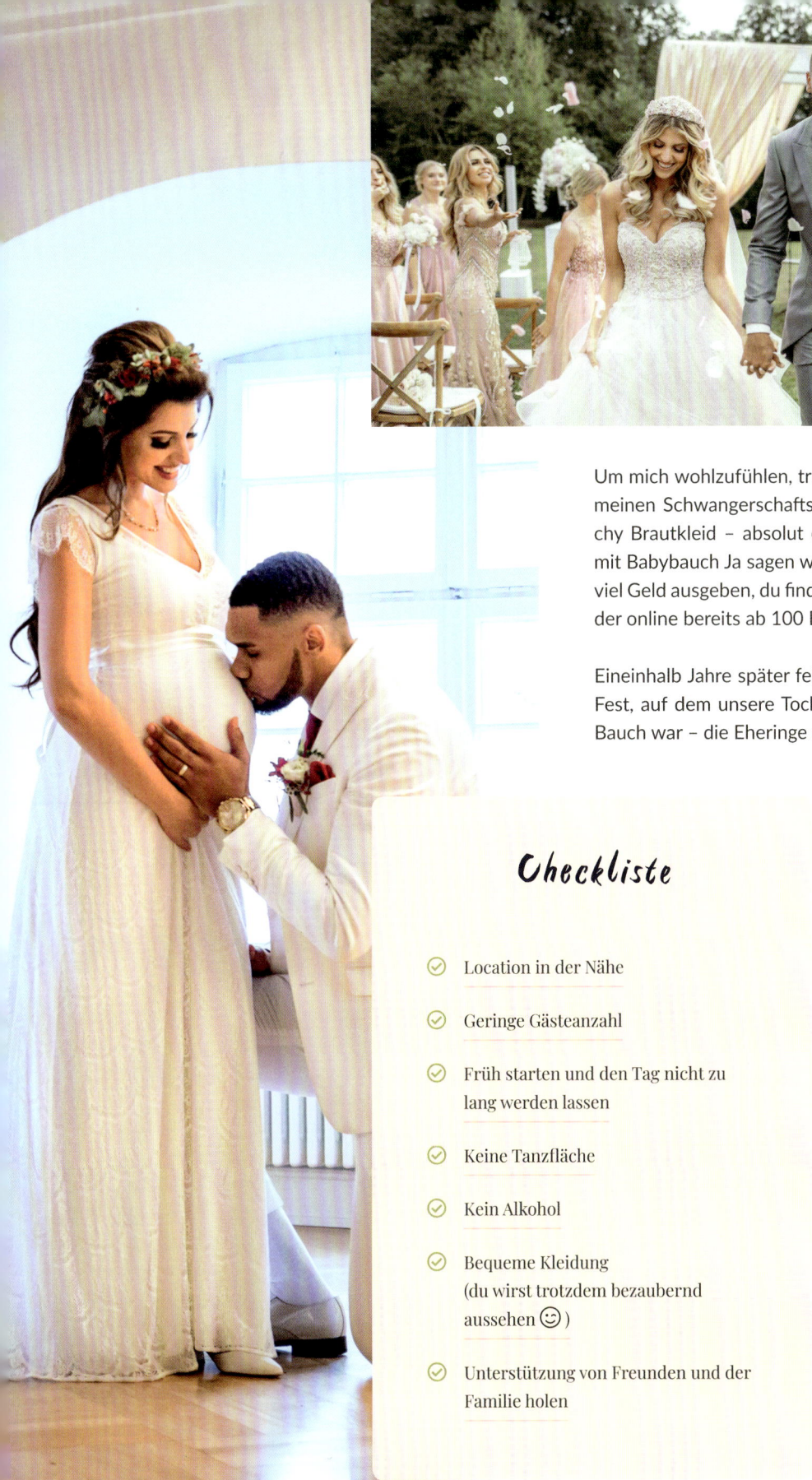

Um mich wohlzufühlen, trug ich ganz flache Schuhe, meinen Schwangerschaftsgürtel und ein superstretchy Brautkleid – absolut empfehlenswert, wenn ihr mit Babybauch Ja sagen wollt. Du musst da gar nicht viel Geld ausgeben, du findest bauchfreundliche Kleider online bereits ab 100 Euro.

Eineinhalb Jahre später feierten wir dann ein großes Fest, auf dem unsere Tochter – die damals noch im Bauch war – die Eheringe nach vorn bringen durfte.

Checkliste

- ⊘ Location in der Nähe

- ⊘ Geringe Gästeanzahl

- ⊘ Früh starten und den Tag nicht zu lang werden lassen

- ⊘ Keine Tanzfläche

- ⊘ Kein Alkohol

- ⊘ Bequeme Kleidung (du wirst trotzdem bezaubernd aussehen 😊)

- ⊘ Unterstützung von Freunden und der Familie holen

AB IN DEN
BABYMOON!

Nach unserer standesamtlichen Hochzeit sind wir nicht in den Honeymoon gefahren. Mia kam ja dann 14 Tage später auf die Welt. Dafür haben wir einige Monate vorher einen Babymoon in Ägypten genossen. Wir können euch nur empfehlen, noch mal zu zweit zu verreisen und richtig schön zu chillen. Schließlich habt ihr bald nicht mehr so viel Zeit für euch und eure Beziehung. Uns ist klar, dass einige Frauen Respekt vorm Verreisen in der Schwangerschaft haben. Die Hitze, die Hygiene vor Ort, die ärztliche Versorgung ... Aber wenn ihr ein paar Dinge beachtet, wird dieser besondere Urlaub zur unvergesslichen Erinnerung!

BITTE AUF DEM PLAN HABEN

Die beste Reisephase liegt zwischen der 18. und 25. Schwangerschaftswoche. Dann sind die typischen Beschwerden der Anfangszeit wie etwa Übelkeit und Kreislaufprobleme in der Regel vorbei. Zudem ist die Kugel noch nicht zu riesig und die Geburt in weiter Ferne. Da jede Schwangerschaft anders verläuft, würden wir dir dennoch empfehlen, eine Reiserücktrittsversicherung abzuschließen. Nicht dass es dir gerade in dem Zeitraum nicht gut geht, ihr nicht fahren könnt und obendrein auf den Kosten sitzen bleibt. Plant ihr eine Auslandsreise, solltet ihr darauf achten, dass eure Auslandskrankenversicherung (die ihr doch sicher habt?) im Fall der Fälle Besonderheiten wie einen Rücktransport nach Deutschland übernimmt.

WOHIN DARF DIE REISE DENN GEHEN?

Das Wichtigste bei der Wahl des Reiseziels ist: Ihr müsst es euch dort gut gehen lassen können. Darum darf es für die Bald-Mama nicht zu heiß sein, mehr als 28 bis 30 Grad machen ihrem Kreislauf zu sehr zu schaffen. Selbst wenn es verlockend klingt: Eine Fernreise hebt ihr euch besser für die Zeit weit nach der Geburt des Kindes auf. Aufgrund der erhöhten Thrombosegefahr auf Langstreckenflügen setzen Schwangere idealerweise eher auf kürzere Flugzeiten. Zudem sind die meisten Impfungen für weit entfernte Reiseziele umstritten und gerade in Lateinamerika, Asien und Afrika lauern Krankheitserreger, die für Mama und Baby sehr gefährlich werden können. Beste Beispiele sind Malaria und der Zikavirus.

Das nahe Ausland – im Winter zum Beispiel die Kanaren oder Ägypten – ist also perfekt für einen Babymoon geeignet. Die Anreise dauert nicht zu lange und die medizinische Versorgung entspricht europäischen Standards. Oder ihr bleibt in Deutschland und reist bequem mit der Bahn oder dem eigenen Auto an. Bei der Wahl eurer Unterkunft sollte der Spa-Bereich des Hauses eine entscheidende Rolle spielen. Schließlich seid ihr zum Entspannen da! Viele Hotels bieten sogar spezielle Wellness- oder Yoga-Specials für Schwangere an.

MIT BABYBAUCH ABHEBEN

Entscheidet ihr euch für eine Flugreise, solltet ihr Folgendes wissen: Ab der 36. Schwangerschaftswoche nehmen euch die meisten Airlines nicht mehr mit, ab der 28. verlangen sie oft ein Attest. Am besten fliegt ihr also vorher. Bist du mit Zwillingen (oder gar mehr Kindern) schwanger oder hattest im Vorfeld Probleme, kläre auch in früheren Schwangerschaftsphasen vorab mit deiner Frauenärztin ab, ob ein Flug in Ordnung geht. Auf jeden Fall solltest du dir Thrombosestrümpfe besorgen und diese während des Flugs tragen. Denn die Gefahr von Wassereinlagerungen in den Beinen sowie einer Thrombose ist in der Schwangerschaft noch mal höher als sowieso schon beim Fliegen. Obendrein reist du viel entspannter an, wenn du dir einen Sitz mit Beinfreiheit und Platz für den Kugelbauch reservierst. Vergiss nicht, unterwegs viel zu trinken, das ist jetzt noch wichtiger. An jedem deutschen Flughafen gibt es im Duty-Free-Shop günstiges stilles Wasser zu kaufen. Meist findest du es direkt an der Kasse. Verzichte im Flieger (sowie vor Ort!) auf Eiswürfel, um klassische Reisekrankheiten wie Durchfall zu vermeiden. Auch unverpacktes Eis und Leitungswasser zum Zähneputzen sind deswegen tabu. Zudem solltest du Obst und Gemüse schälen, anstatt es zu waschen, und im Restaurant keinen Salat essen.

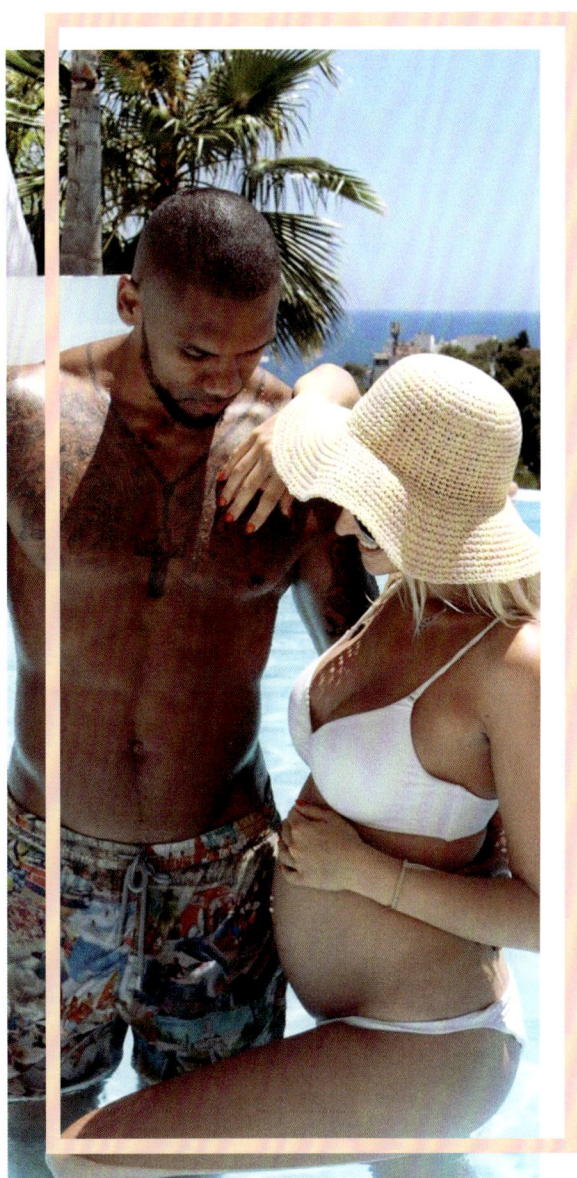

Unser Baby ist da!

Die Schwangerschaft ist nichts im Vergleich zu dem, was danach alles passiert ☺. Vieles ist wunderschön, manches ganz schön – herausfordernd. Wie du und ihr als Neu-Eltern jede Hürde nehmt und dabei die gute Laune nicht verliert, verraten wir in diesem Kapitel.

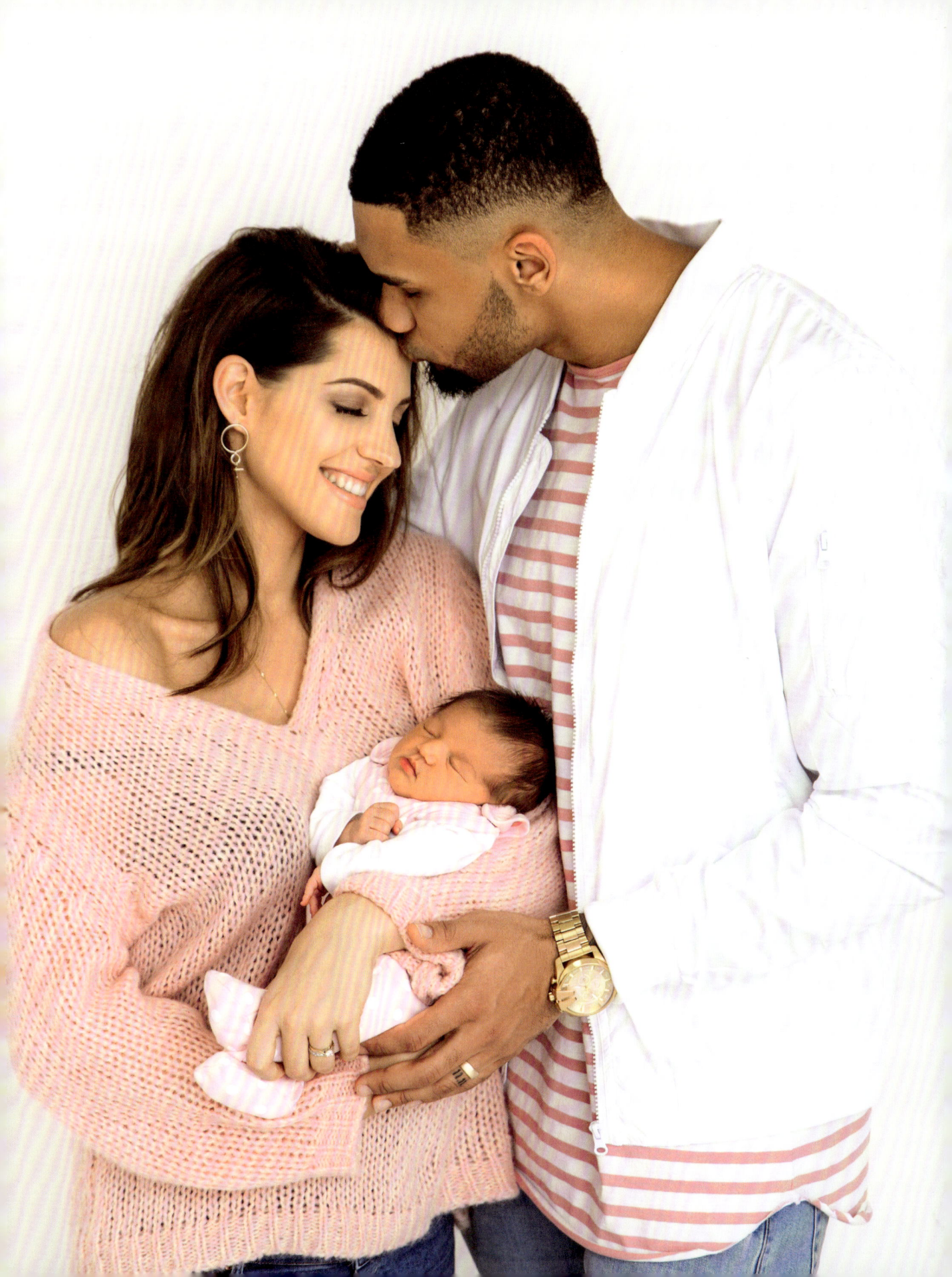

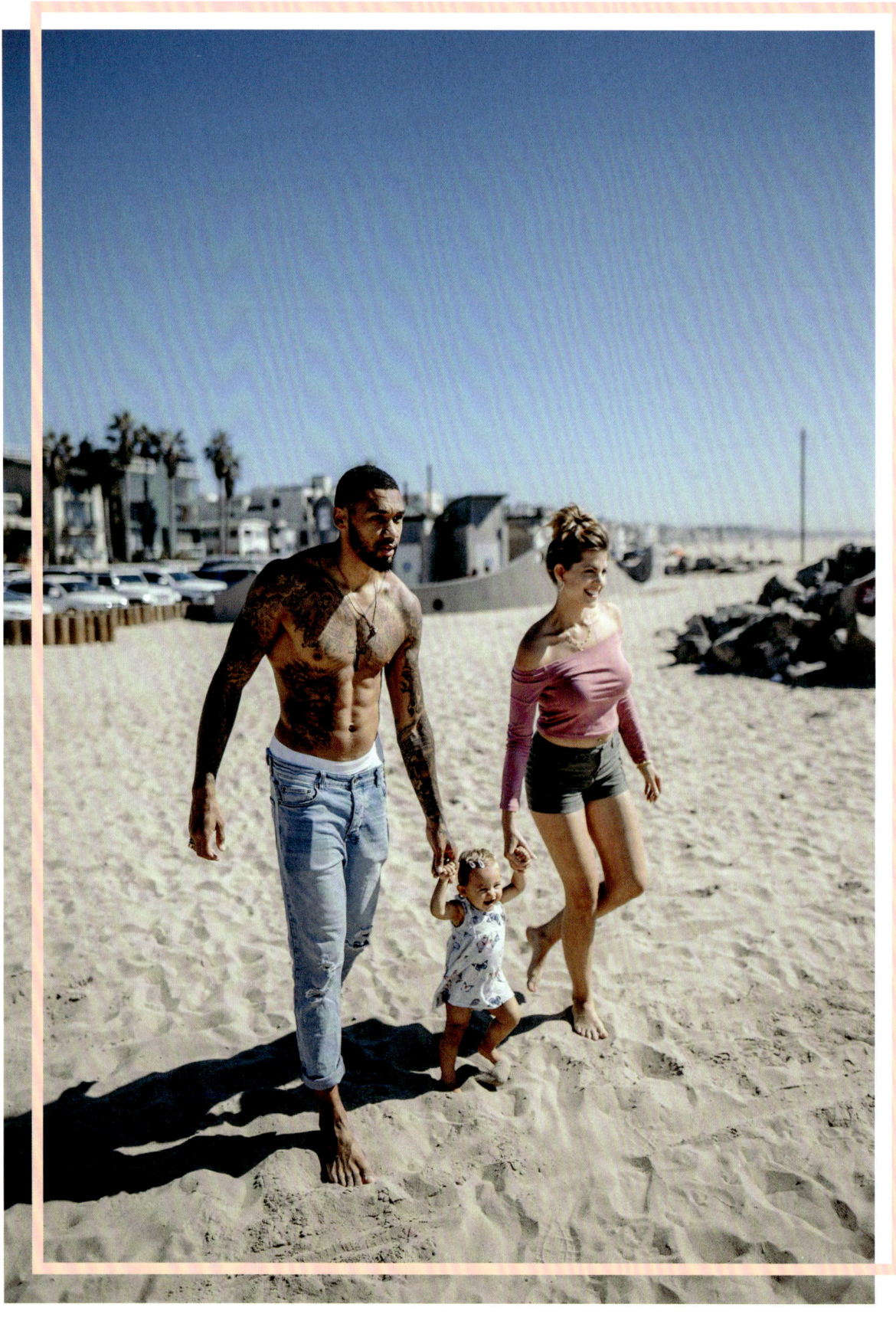

ALLE MANN

AN BORD

Wir werden oft gefragt, wie unser Tagesablauf zu dritt aussieht. Um diese Frage beantworten zu können, mussten wir erst mal eine Routine entwickeln. Den Ablauf – mit Eltern sein, Pärchen bleiben und weiterhin ein Business führen – auf die Beine zu stellen, hat gedauert. Also verzweifelt nicht, wenn am Anfang kein Tag dem nächsten gleicht. Es geht vielen Eltern so und es wird stetig besser.

EIN TAG AUF DIE HARRISON-TOUR

Wenn wir mal morgens oder vormittags keine Termine haben und nicht den Wecker stellen müssen, geht der trotzdem zwischen 8 und 9 Uhr. Allerdings klingelt er nicht, er ruft. Mia weckt uns.

Dabei bleibt sie im Bett und wartet, bis einer von uns beiden sie holt. Wir begrüßen die Kleine in ihrem Zimmer mit einem leisen „Hallo, mein Engel! Wer ist denn da wach?"– das findet sie sehr lustig. Bei uns wird gleich morgens viel gelacht, es herrscht einfach eine positive Grundstimmung. Wir sind sicher, dass Mia deswegen so ein fröhliches Kind ist. Darum können wir nur empfehlen, die Dinge gut gelaunt und stets mit einem Augenzwinkern anzugehen.

Wir stehen dann nicht direkt auf, sondern kuscheln erst mal ausgiebig. Natürlich geht das nicht immer und es ist uns klar, dass in vielen Familien ein oder beide Elternteil(e) unter der Woche zur Arbeit fahren müssen. Fürs Wochenende und für den Urlaub ist so eine Kuschelroutine jedoch absolut zum Nachmachen geeignet. Wir haben das Gefühl, sie schweißt uns enger zusammen. Wir hatten von Anfang an das Ziel, so viel intensive Zeit wie möglich mit unserer Tochter zu verbringen. Mit solchen kleinen Ritualen gelingt uns das gut.

Dann frühstücken wir - sofern es unsere Termine zulassen - gemeinsam. Am Tisch besprechen wir, wie unser Tag aussieht und wie wir die ganzen Vorhaben organisiert bekommen. Heißt, wir klären, wer heute was macht. Wir haben jeder unseren eigenen Kalender und stimmen den miteinander ab. Was wir bei unserem neuen Leben zu dritt schnell gemerkt haben: Das Wichtigste ist, als Team zu agieren. Wir beide wechseln Windeln, wir beide bringen den Müll raus und wir beide schauen, dass Mia angezogen ist. Klingt vielleicht banal, aber so funktioniert der Alltag wirklich gut. Schließlich darf man nicht automatisch davon ausgehen, dass die Mama alles übernimmt, was das Kind an neuen Aufgaben mit sich bringt. Selbst wenn der Vater ins Büro muss, heißt das ja nicht, dass er vorher (und hinterher und in der Nacht und am Wochenende ...) keine Windeln wechseln kann. Oder dass die Mama nicht in Ruhe duschen darf. Es kommt ja darauf an, was wem wichtig ist. Und das solltet ihr gegenseitig voneinander wissen. Egal wann ihr darüber sprecht, ob beim Frühstück, am Abend, am Wochenende: Hauptsache, ihr redet!

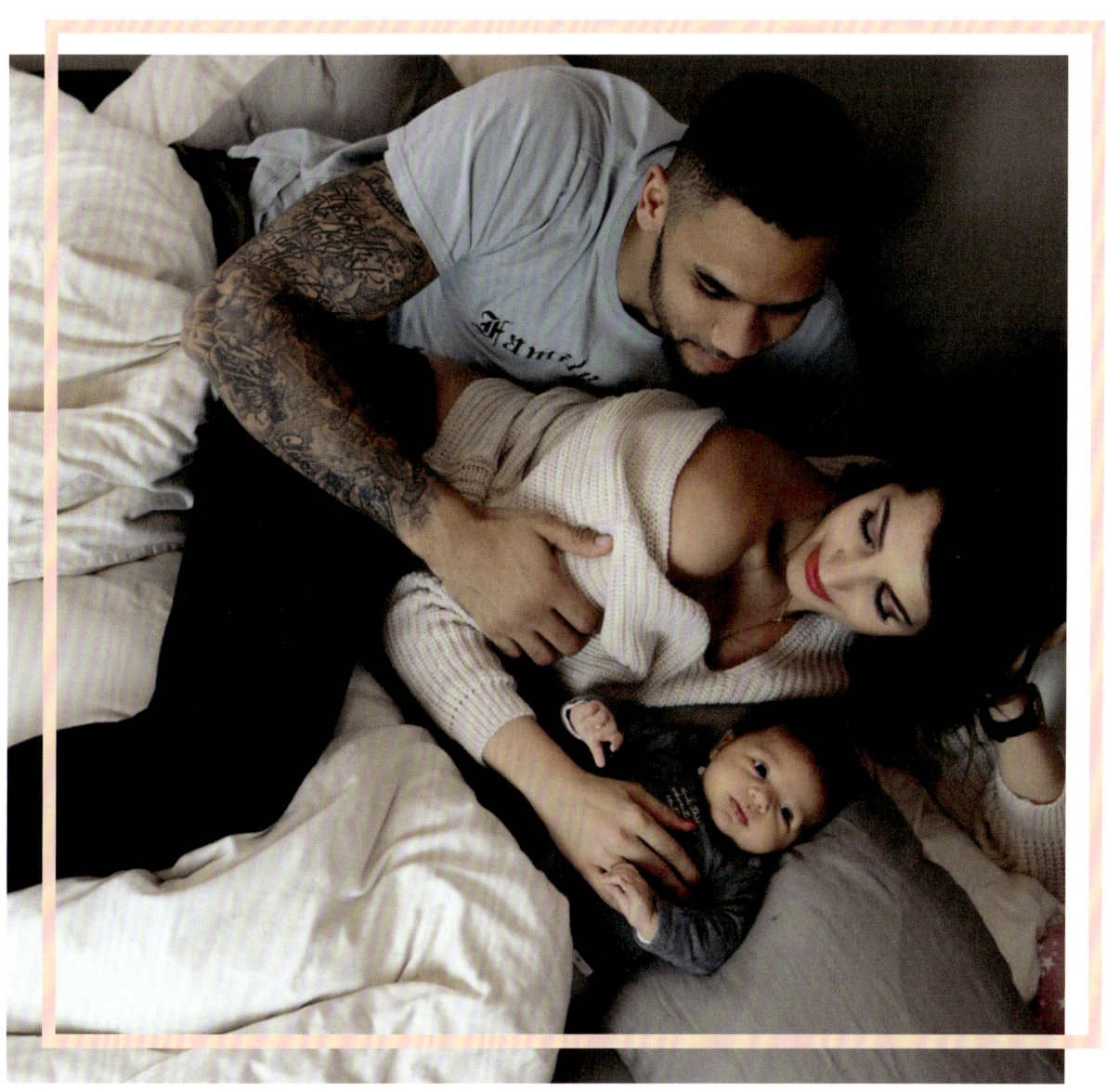

Wie unser Tag weitergeht, ist unterschiedlich. Jedoch schauen wir immer, dass unsere Pläne einen Mittagsschlaf für Mia zulassen. Sprich, dass wir mittags zu Hause sind, Auto fahren oder sie im Kinderwagen schlafen kann. Das ist für Mia kein Problem, es muss gar nicht komplett dunkel sein.

Eine unserer goldenen Regeln lautet: Am Abend wird kein neues Thema angefangen, wenn Mia bald ins Bett muss. Sonst findet sie keine Ruhe. Wir laden Gäste daher meistens erst zu einer Uhrzeit ein, zu der sie schläft. Aber wenn der Besuch noch da ist oder sie einen späten Mittagsschlaf gemacht hat, dann darf sie ruhig mal länger aufbleiben als sonst. Wir finden es nicht schlimm, Routinen situationsbedingt zu ändern. Wenn die Kleine bei Oma ist, gibt es ja auch ganz andere Abläufe. Beim Zubettbringen wechseln wir uns ab und wenn noch Freunde oder Familie da sind, bleibt einer von uns in ihrem Zimmer, bis sie schläft. Je älter die Kleinen werden, desto weniger Unterstützung brauchen sie beim Einschlafen. Kleinkinder gehen oft schon allein ins Bett. Wie Mias komplette Abendroutine sonst aussieht, erfährst du auf Seite 116.

Und was passiert bei uns in der Zwischenzeit? Das kommt darauf an. Wie die meisten Eltern sind wir nach der Geburt für Mia erst mal beruflich kürzer getreten, haben nur sehr wenige Reisen oder Events gemacht. Was jedoch nicht heißt, dass wir ein Jahr in Elternzeit gehen konnten, um uns komplett auf unsere Tochter zu konzentrieren. Weil wir es selbst

Schlaf To go

Tragt ihr euer Kind auf dem Arm und es soll einschlafen, probiert doch mal aus, ob ihm ein Kuschel- oder Spucktuch über den Augen dabei hilft. Lasst bitte Mund und Nase frei! Mia haben wir so immer recht schnell zum Einschlafen gebracht, heute klappt es aber auch ohne Tuch.

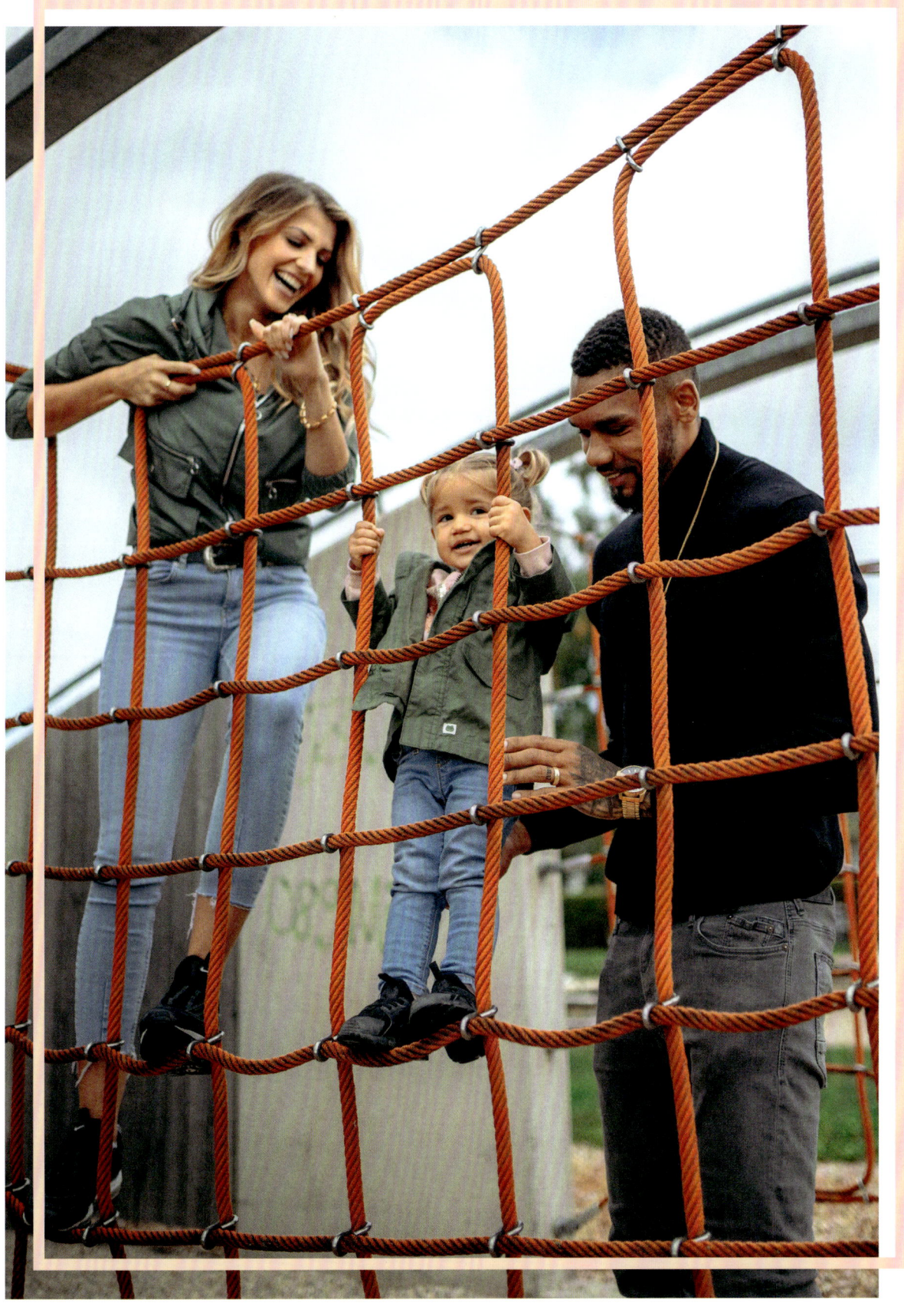

so entschieden haben. Wir lieben unseren Job und er macht uns Spaß! Als Unternehmer liegen uns unsere Projekte sehr am Herzen und wir müssen ihnen die Zeit schenken, die sie verdienen. Dieses Buch ist ein gutes Beispiel, um euch einen Einblick in eines unserer Projekte zu geben: Du siehst jetzt gerade ein fertiges Werk, aber nicht die ganze Zeit, die wir bis zur Fertigstellung gebraucht haben. Da stecken viele Wochen – sogar Monate – voller Arbeit drin, die wir mit den Texten, den Bildern, der Expertenauswahl, den Shootings, der Abstimmung mit dem Layouter und so weiter verbracht haben. So ein Projekt (und viele weitere) integrieren wir in unseren Alltag mit Kind. Wie das funktioniert? Am Anfang schlafen die Kleinen ja noch viel, dann beschäftigen sie sich auf einer Babydecke zumindest kurze Zeit mit sich allein. Werden die Kinder älter, funktioniert das nicht mehr. Sie finden den Laptop oder das Papier viel interessanter als ihr Spielzeug und wollen alles erkunden. Darum beschränkt sich die Arbeitszeit dann auf die Mittagspause. Und das gilt ja nicht nur für Selbstständige. Selbst wenn du in Elternzeit daheim bist, musst du ja trotzdem den Haushalt in Schwung halten, nervige Formalitäten erledigen und tausend andere Dinge tun. Darum können wir euch nur raten, euch abzustimmen. Sobald einer von euch (zu) viel auf dem Zettel hat, spielt der andere mit dem Kind in einen anderen Raum oder geht mit ihm raus. Arbeitet dein Partner wieder, kann er vielleicht seine Bürozeiten ändern oder Dinge später im Homeoffice fertigstellen, um früher wieder zu Hause zu sein. Stellt gemeinsam einen neuen, organisierten Tagesablauf zusammen, in dem ihr Arbeit, Freizeit und so viel Zeit wie möglich mit eurem Kind integriert. Der kann für jede Familie ganz unterschiedlich ausfallen. Hauptsache, ihr seid euch einig und beide glücklich mit dem Ergebnis.

Als Eltern so ausgeglichen im Team zu arbeiten, ist leider nicht selbstverständlich. Für uns schon. Wir können uns absolut nicht vorstellen, wie man sich dazu entscheiden kann, Vater zu werden und die unangenehmen Seiten auszulassen. Oder als Mutter nicht auch mal loszulassen und allein das Haus zu verlassen. Das sind wahrscheinlich naturgegebene Instinkte, aber wie soll der Papa sonst die zehn Monate Nähe aufholen, wenn er sich das Kind nicht auch mal in der Babytrage vor den Bauch schnallt? Uns macht es echt happy zu sehen, dass sich immer mehr Väter in der Öffentlichkeit um ihre Kinder kümmern. Das sollte selbstverständlich werden. Wir sind uns sicher: Teamwork = happy Family!

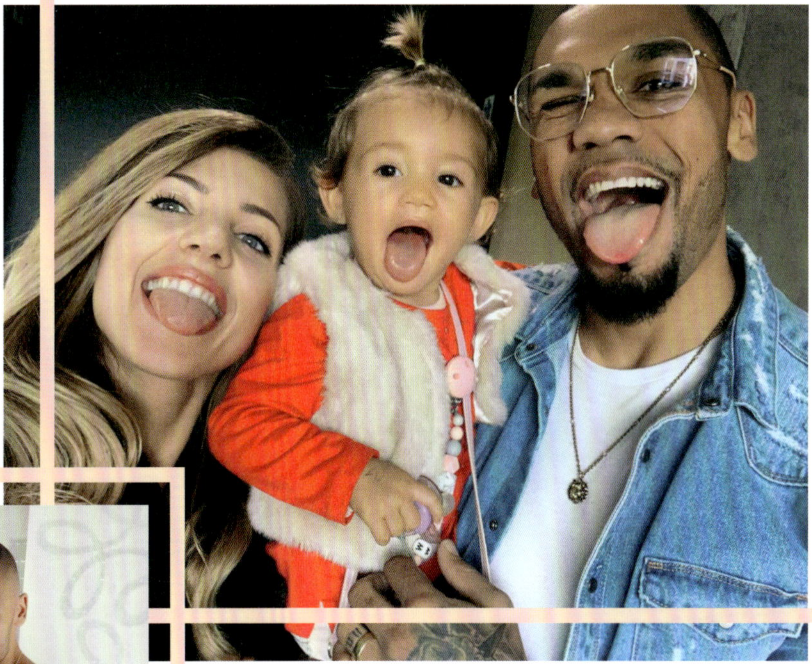

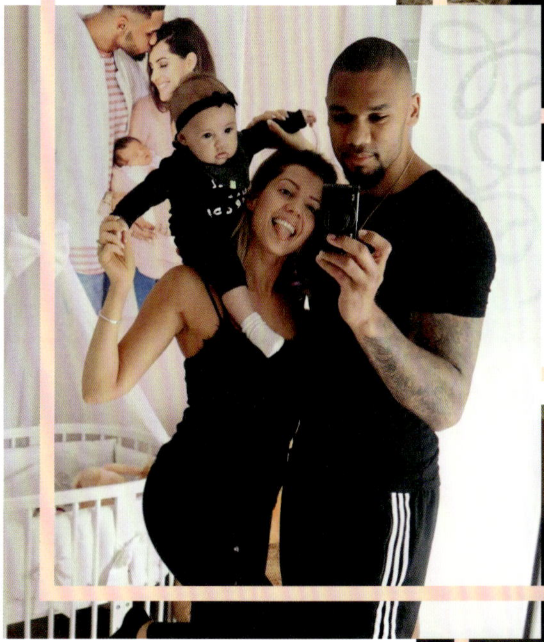

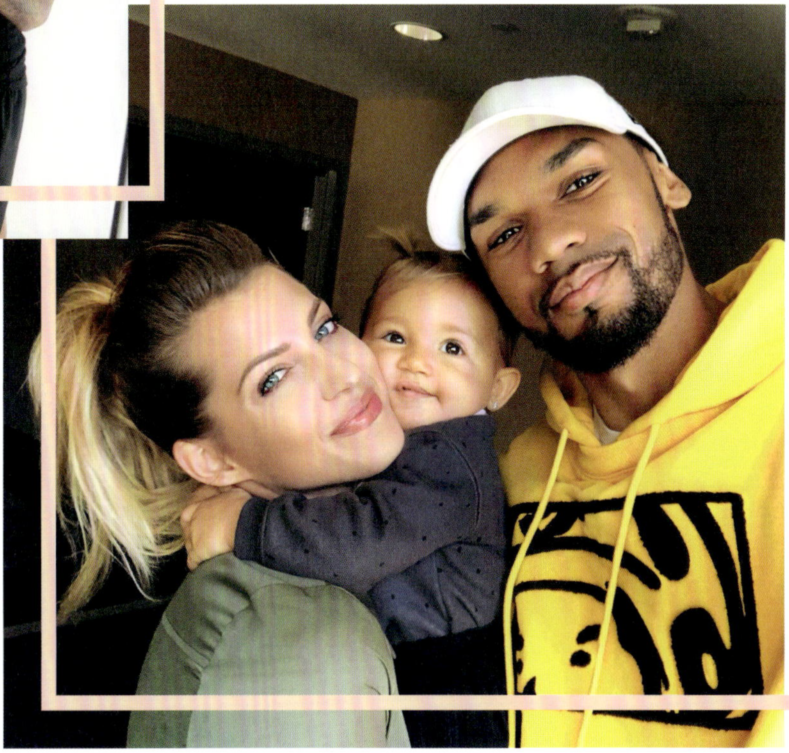

UNSERE ZEITSPAR-HACKS

Manche Tage könnten 36 Stunden gebrauchen, findest du nicht auch? Um besser mit unserer Zeit hauszuhalten, haben wir als Familie ein paar Dinge etabliert, die uns seltener in Stress geraten lassen. Beste Beispiele sind:

MAGIC MORNING:

Nach unserer morgendlichen Kuschelrunde zieht einer von uns beiden Mia sofort an, macht ihr die Haare und putzt mit ihr Zähne. Das Kind soll ja nicht beim Mittagsschlaf noch im Schlafanzug rumspringen. Dann fängt Sarah an, sich für den Tag zu richten. Das Ziel ist, in der Früh schon komplett fertig zu sein. Oft kommt irgendwas dazwischen, du musst das Haus verlassen und schon bleibt das eine oder andere liegen.

PACK-PERFORMANCE:

Wenn wir wissen, dass wir am nächsten Tag Termine haben, packen wir schon am Vorabend Mias Sachen zusammen. Windeln, Wickelunterlage, Ersatz-Kleidung, zwei Gläschen zur Sicherheit (1x Mittagessen, 1x Obst), Getränke, Snacks wie ein klein geschnittener Apfel oder Reiswaffeln ... Wenn wir mit dem Auto fahren werden, liegt der Kinderwagen bereits abends im Kofferraum. Als Eltern lernst du sehr schnell, dass Pläne sich abrupt ändern können und dann leicht etwas vergessen wird. Ist alles schon gepackt, macht es den Start wesentlich einfacher. Und du kannst abends entspannter ins Bett gehen, weil dir die To-do-Liste nicht mehr im Kopf rumschwirrt. Wir glauben: Je relaxter die Eltern sind, desto besser ist das Kind drauf.

PUFFER-TIMING:

Zugegeben, die größte Herausforderung war das Kennenlernen mit Mia. Bis wir am Anfang das Haus verlassen hatten ... Manchmal haben wir eineinhalb Stunden gebraucht, um rauszukommen. Und dann wollten wir gerade los und es musste eine neue Windel her. Oder Mia hat gespuckt und brauchte ein frisches Outfit. Darum planen wir heute immer mehr Zeit ein, als die Sache eigentlich benötigt. Eine halbe Stunde mindestens.

ONLINE-SHOPPING:

Das Gute an Kinderkleidung ist ja, dass Kinder sie vorher nicht anprobieren müssen. Solange du die aktuelle Größe weißt, kannst du also online bestellen, was du brauchst. Wir haben ein, zwei Mal versucht, mit Mia shoppen zu gehen, aber dazu fehlt der Kleinen einfach die Geduld. Unser Tipp: Solltest du zufällig etwas sehen, das ihr vielleicht aktuell nicht braucht, dir aber super gefällt oder gerade günstiger zu haben ist: Bestell es einfach eine Nummer größer. So bist du auf Wachstumsschübe vorbereitet und musst nicht panisch losshoppen, wenn alle Sachen plötzlich zu klein sind. Solche Vorratskäufe eignen sich natürlich besonders gut für Dinge, die du das ganze Jahr brauchst. Beste Beispiele sind Bodys, Socken und Schlafanzüge. Und auch einige andere Dinge, die wir imHaushalt brauchen, ordern wir auf Vorrat im Internet. Zum Beispiel Nachfüllbeutel für den Windeleimer. Es spart einfach Zeit, deswegen nicht extra losfahren zu müssen.

STILLAUSRÜSTUNG:

Als Mia noch gestillt wurde, gehörte zum Abendritual, dass wir meinen Nachttisch mit allem ausgestattet haben, was wir in der Nacht hätten gebrauchen können. Von der Brustwarzensalbe über ein Glas Wasser bis hin zu einem neuen Outfit für Mia war alles dabei. Windeln, Stilleinlagen und Spucktücher gehörten natürlich dazu. Und: Die Milchpumpe lag ebenfalls griffbereit. Denn bei mir hat diese nur funktioniert, wenn ich gleichzeitig mit der anderen Brust gestillt hatte. Den Tipp hatte uns unsere Hebamme gegeben. Dominic hatte dabei eine tragende Rolle, er hielt die Pumpe währenddessen. Er hat mich unterstützt, wo er konnte. Wenn die Mama nicht schlafen darf, steht der Papa ihr zur Seite. Selbst wenn Mia aus ihrem Beistellbett (ebenfalls ein super Zeitspar-Tipp!) nur rübergelegt werden musste, sind die ersten Nächte wirklich nicht leicht und zehren schon mal ganz schön an den Kräften.

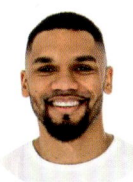

Diese Milchpumpen-Aktion war ein Bild für die Götter!

ANTI-AUGENRINGE:

Schlafentzug ist für Neu-Eltern das wahrscheinlich größte Thema. Dennoch haben wir es geschafft, tagsüber ohne Powernap und dicke Augenringe auszukommen. Der Trick ist ganz einfach: Wir gingen abends mit Mia ins Bett. Und wenn das um 19 Uhr war, dann war es eben um 19 Uhr.

FAMILY-&-FRIENDS-BONUS:

Verkneife es dir bitte NICHT, andere Menschen um Hilfe zu bitten. Du wirst überrascht sein, wie gerne deine beste Freundin eine Runde mit dem Kinderwagen dreht oder Oma den kleinen Zwerg betreut. Auf diese Weise gewinnst du Zeit, in der du entspannt duschen, in Ruhe die Wäsche oder die Küche aufräumen kannst.

MEAL-PREP:

In dem ganzen Trubel mittags oder abends noch etwas Gesundes kochen? Puh, die Zeit und Kraft fehlt Neu-Eltern oft. Daher ist es ratsam, (am besten noch gegen Ende der Schwangerschaft) vorzukochen. Gerichte, die sich gut einfrieren lassen, sind beispielsweise Suppen oder Currys. Auch leckere Saucen für schnell gemachte Nudeln sind bestens im Tiefkühlschrank aufgehoben. Dann musst du das Gericht nur kurz aufwärmen und hast schneller etwas Gutes zu essen, als der Pizzabote dir eine alles andere als gute Calzone liefern kann ... Tipp: Sobald dich jemand fragt, was euch noch fehlt, kannst du dir anstatt eines Geschenks fürs Baby ein mitgebrachtes Mittagessen wünschen.

SOCIAL M(ED)IA

Wir machten unsere Jobs ja schon lange Zeit, bevor Mia auf die Welt kam. Unser Leben zu begleiten, war schon immer unser Ding, und darum haben wir das fortgesetzt. Wir haben nie wirklich darüber nachgedacht, das aufzugeben.

Wir begleiten unser Leben ja schon lange für euch. Und das begann, weit bevor Mia auf die Welt kam. Uns war klar, dass wir damit auch nach der Geburt weitermachen werden. Wir fühlen uns mit dieser Entscheidung sehr wohl. Obwohl – oder gerade weil – wir klare Grenzen und Regeln haben (siehe Info-Box auf Seite 78). Heute gibt es kaum noch Menschen, die nicht auf Social Media aktiv sind. Schließlich ist es eine tolle Möglichkeit, besondere Momente mit der Familie, den Freuden und eben auch mit den Followern zu teilen. Früher reichte man als stolze Eltern auf Familienfesten dicke Fotoalben herum, heute geschieht das eben digital und ist auch dann möglich, wenn man sich nicht so oft persönlich sehen kann. Eine schöne Art, um in engem Kontakt zu bleiben.

Natürlich gehen die Meinungen in diesem Punkt auseinander. Nicht jeder aus deinem eigenen Umfeld wird alles genauso sehen wie du. Lass dich deswegen nicht herunterziehen. Sicherlich solltest du dir konstruktive Ratschläge genauer ansehen. Vielleicht verbirgt sich dahinter ja ein Tipp, der dich weiterbringt. Zum Beispiel verzichten wir aufgrund einer Warnung aus der Community (erst mal) auf unsere Hochzeitsreise. Wir wollen nämlich unbedingt in ein tropisches Land. Aber da es dort die sogenannte Zika-Mücke gibt, die dem ungeborenen Kind Schaden zufügen kann, verzichten wir darauf. Denn die krank machende Wirkung hält mehrere Monate an, sodass sogar Frauen, die nach dem Aufenthalt schwanger werden, betroffen sein können. Wir planen in naher Zukunft unser Baby Nummer zwei und möchten kein Risiko eingehen. Daher verschieben wir die Reise.

Hab dennoch immer im Hinterkopf: Nur weil jemand anders denkt als du, heißt es nicht, dass du einen Fehler machst. Jede Mama und jeder Papa will das Beste für sein Kind. Allerdings hat jeder auch seinen eigenen Weg, um dieses Ziel umzusetzen. Zweifle nicht an dir! Solange dein Schatz glücklich und gesund durchs Leben geht, ist doch alles gut.

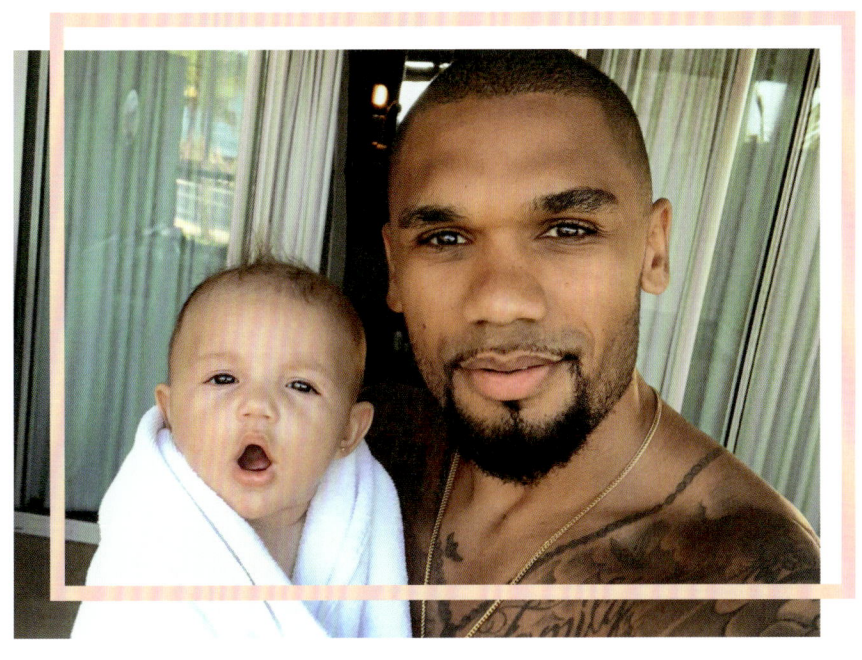

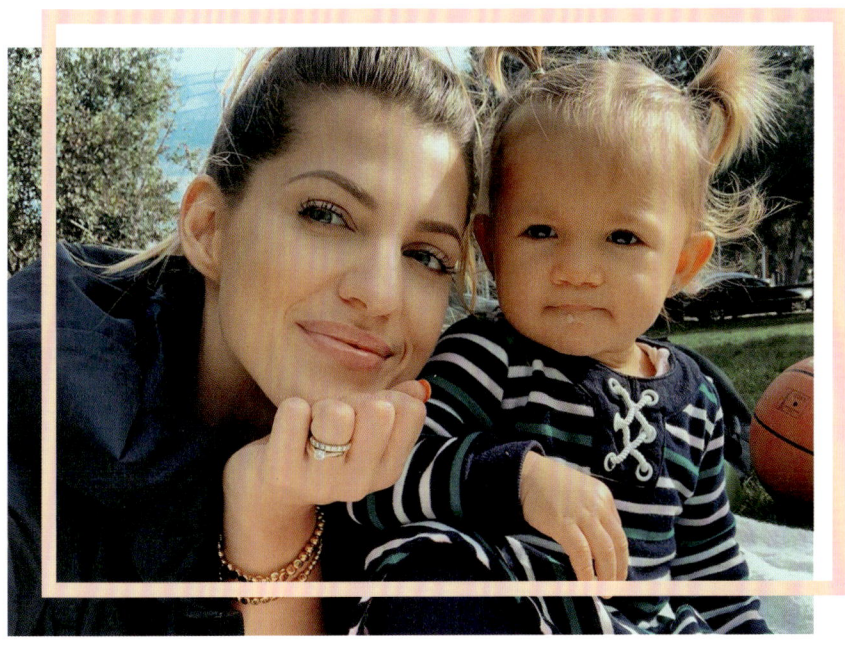

Wenn Mia eben mal nicht happy ist und keine Lust auf Kamera-Action hat, dann zeigen wir das natürlich nicht. Schlechte Laune, Müdigkeit oder gar eine Krankheit haben vor der Kamera nichts zu suchen. Stattdessen ist es wichtig, sich ums Kind zu kümmern und zu schauen, was ihm fehlt. Da hat das Handy nun wirklich nichts verloren.

Zudem würden wir Mia nie zu etwas zwingen. Auch wenn die Location noch so perfekt für ein Familyselfie zu sein scheint – wenn sie nicht möchte und sich auch nicht durch Kitzeln oder ein Spielzeug überzeugen lässt, dann eben nicht. Wichtiger als ein Foto ist doch der schöne gemeinsame Moment, den ihr dort verbringen dürft.

Unumgängliche Social-Grenzen

Online gibt es einige Regeln zu beachten, die für alle gelten – egal ob du in der Öffentlichkeit stehst oder nicht.

KLEIDERORDNUNG: So süß das Badebild oder –video auch sein mag – Fotos und Filme, auf und in denen dein Schatz nackt zu sehen ist, bleiben im ganz privaten Fotoalbum.

SELBST-CHECK: Überlege immer, ob du dich selbst in dieser Situation öffentlich zeigen wollen würdest. Wenn nicht, stelle auch nicht dein Kind derart bloß. Schließlich könnte es ihm später peinlich sein, wenn die halbe Welt weiß, wie es auf dem Töpfchen sitzt oder vor Wut weinend am Boden liegt.

SPURENKILLER: Sobald dein Kind größer ist und auch mal allein unterwegs ist, darf das auf keinen Fall öffentlich gepostet werden. Nicht alle Follower sollen wissen, wo dein Schatz zur Schule, zum Sport oder zum Klavierunterricht geht. Bilder mit deutlich erkennbaren Orten wie etwa das Vereinshaus mit Namen im Eingangsbereich haben auf Social Media nichts verloren.

ZEITSPRÜNGE: Mit unseren Beiträgen auf allen Kanälen versuchen wir, so aktuell wie möglich zu sein, aber manche Dinge lassen wir aus oder erzählen sie viel später. Eine zweite Schwangerschaft ist ein gutes Beispiel, darüber würden wir erst berichten, wenn die kritischen ersten zwölf Wochen vorbei sind. Man darf nie vergessen, dass ein Tag 24 Stunden hat. Unsere Videos dauern zwischen 13 und 18 Minuten. Was wir darin und auf unseren Fotos zeigen, liegt in unserer Hand.

PERFEKTE FAMILIENFOTOS

Neben den Videos sind auch unsere Fotos wunderschöne Erinnerungen. Wir lieben es, schöne Momente in einem Bild festzuhalten! Hier findest du einige Tipps von uns und unserer Favourite-Fotografin Tetty, wie du deine Familie super in Szene setzt.

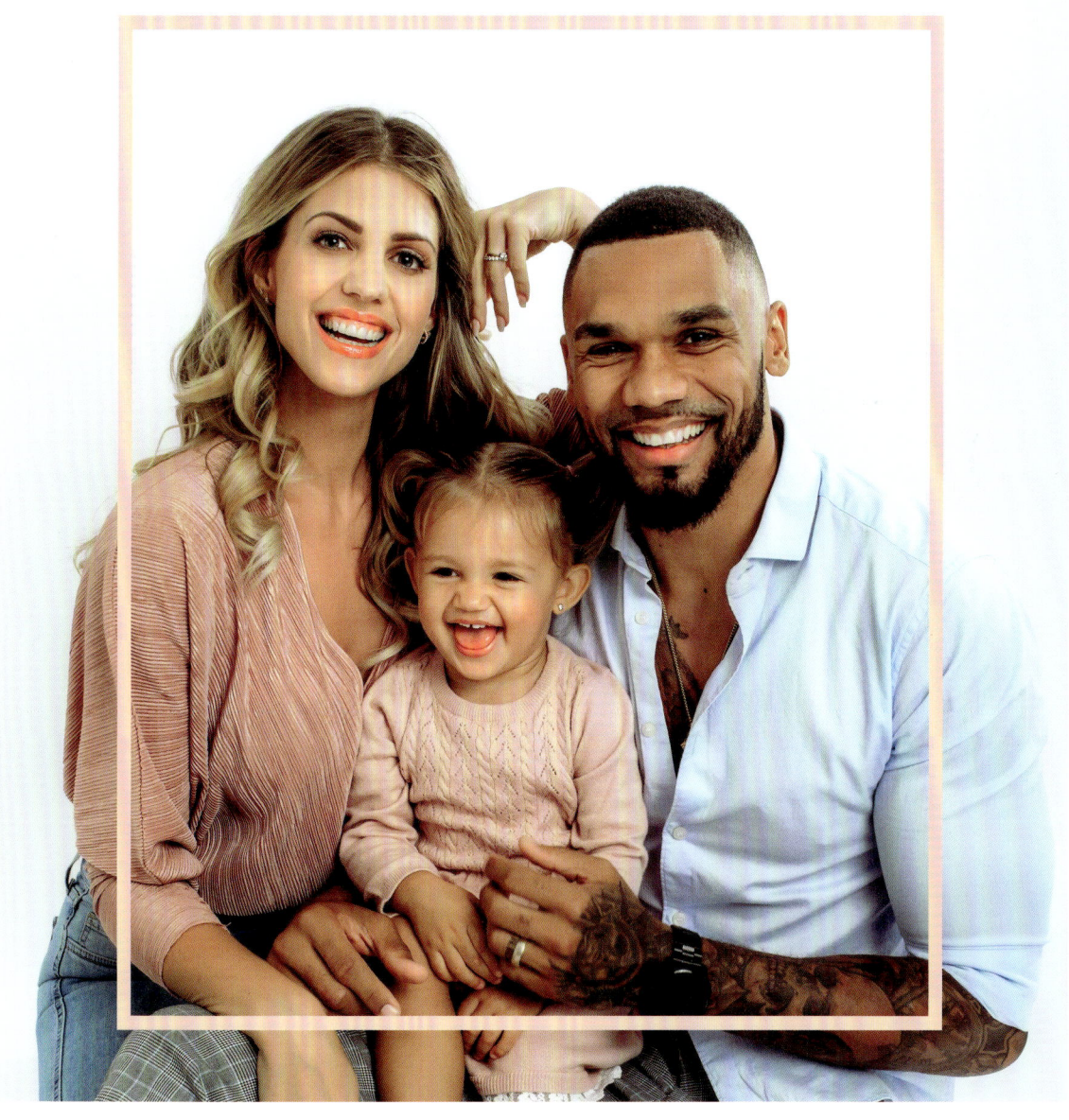

PERSPEKTIVE: Es muss ja nicht immer der gleiche Blickwinkel sein. Vielleicht steigst du mal auf einen Stuhl und fotografierst von oben oder ihr legt euch auf den Boden und du hältst die Kamera in der Hand? Oder einer von euch dreht der Kamera den Rücken zu und dreht nur den Kopf zur Kamera, ein älteres Kind schaut durch die Beine oder macht einen Kopfstand ...

HINTERGRUND: Hübsch ist es, wenn das Foto ein bisschen Tiefe bekommt, das Motiv also nicht direkt vor einer Wand steht und der Hintergrund verschwimmt. Draußen ist das leichter, aber in der Wohnung gewinnst du beispielsweise etwas Tiefe, indem ihr weiter vorn steht oder ein paar Dinge aus dem Weg geräumt werden.

ACTION: Momente in Bewegung zu erwischen, ist nicht leicht. Aber toll ist es schon, wenn Mama und Papa auf dem Foto mit ihrem Kind „Engelchen flieg!" spielen! Darum empfehlen wir eurem angeheuerten Fotografen, einfach so viele Bilder wie möglich schnell hintereinander zu machen. Ein gutes ist sicher dabei. Viele Smartphones bieten bereits die Funktion „Serienbild" an. Dabei hältst du den Auslöser gedrückt und schießt ganz viele Bilder hintereinander, aus denen du dann deinen Favoriten auswählst.

KINDERLACHEN: Wir nehmen oft noch eine dritte Person mit zu einem Familien-Shooting, damit die für Mia Blödsinn hinter der Kamera macht. Dann lächelt Mia leichter. Jedoch wird das schwieriger, je älter die Kinder werden. Darum genießt das Neugeborenen-Shooting, da kann euer Schatz noch nicht wegspringen und lässt sich friedlich schlummernd perfekt in Szene setzen.

GLAMOUR: Kleine Extras wie zum Beispiel Seifenblasen oder Konfetti machen jedes Motiv noch spannender. Dazu braucht ihr allerdings mindestens einen Helfer, der im Hintergrund für Nachschub sorgt.

Die besten Bearbeitungsprogramme für Fotos

Leider sind die wirklich guten Apps kostenpflichtig oder funktionieren nur durch In-App-Käufe beziehungsweise einen Abo-Abschluss in vollem Umfang. Jeder sollte selbst entscheiden, ob sich diese Investitionen für ihn lohnen. Uns helfen sie sehr bei unserer Arbeit, denn bei Familienfotos ist es schwer, das eine perfekte Bild zu finden. Da kann ein wenig Nachhelfen nicht schaden.

VSCO Foto- und Video-Editor

Wir nutzen diese App wegen ihrer tollen Filter (Grundfunktionen gratis, weitere Features per In-App-Kauf oder per Abo).

Facetune

Zaubert Augenringe, Fältchen oder Rötungen mit einem Wisch weg. Aber auch viele andere Korrekturen sind möglich – super für Selfies (4,49 Euro).

Photo Collage Editor

Mit dieser App lassen sich coole Collagen erstellen (Grundfunktionen gratis, weitere Features per Abo).

TouchRetouch

Dich stört ein Mülleimer im Hintergrund, eine Person auf dem Gruppenfoto schaut komisch drein, das Bild ist furchtbar hässlich – TouchRetouch lässt alles verschwinden, was du auf deinem Foto nicht sehen willst (2,29 Euro).

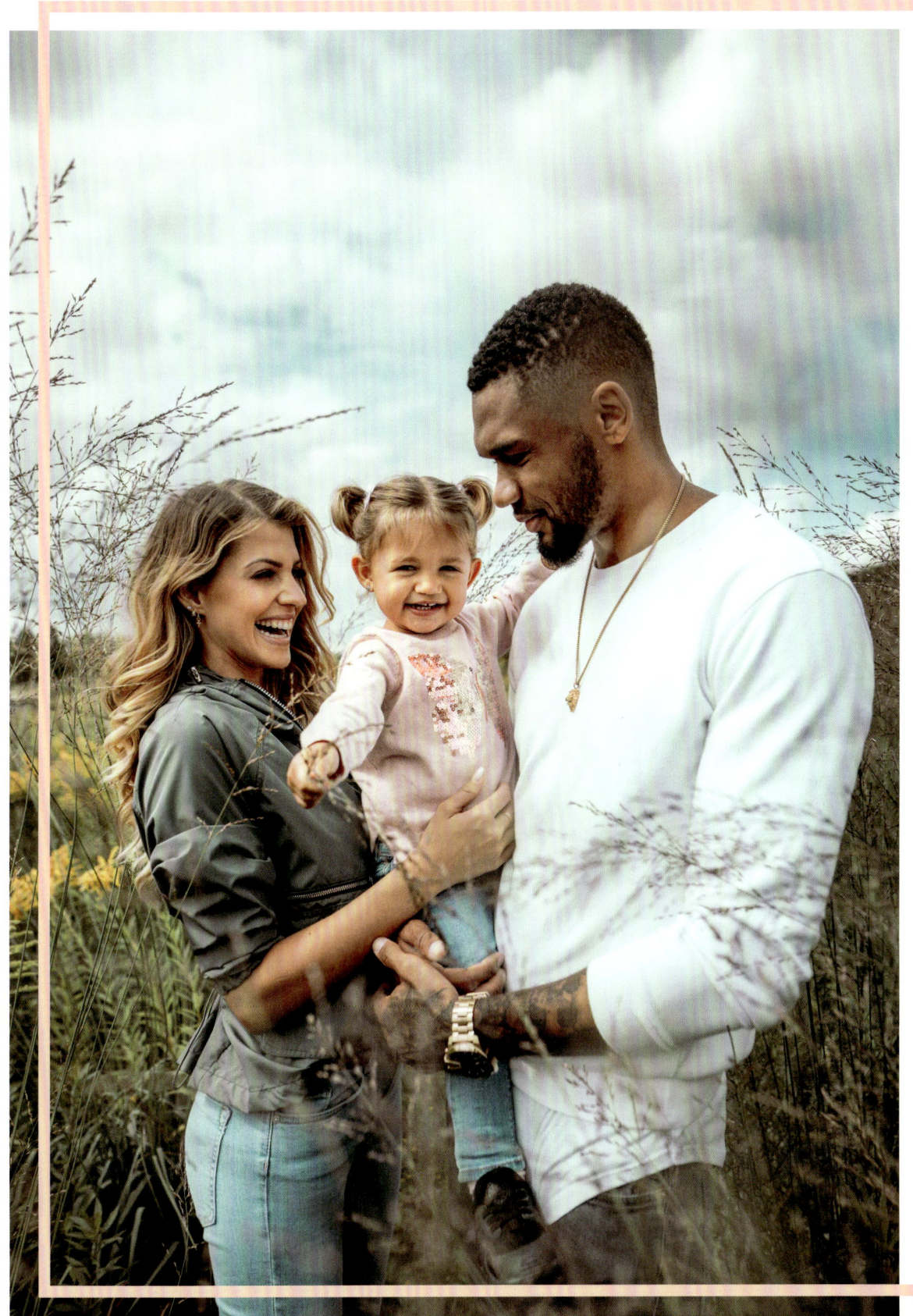

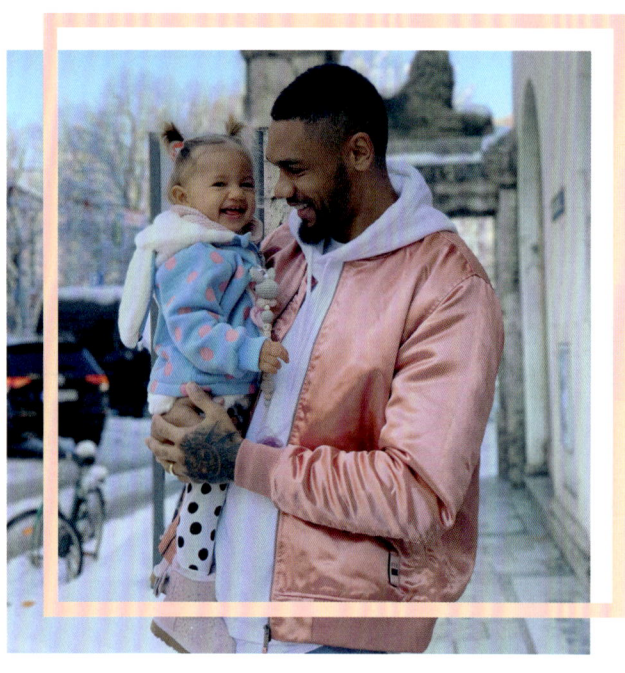

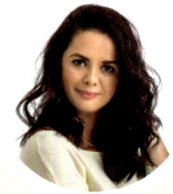

Shooten mit Kids

POSING MIT BABY: Beim Shooting mit eurem Baby startet ihr am besten mit ganz natürlichen Posen – diese fallen euch leicht und sehen immer schön aus. Zum Beisispiel die Mama sitzend mit ihrem Schatz im Arm oder nebeneinander liegend. Von oben fotografiert, ergibt das eine schmeichelhafte Pose für die Mama und einen schönen Blick auf das Baby.

SAFETY FIRST: Das Wichtigste bei Shootings mit neugeborenen Babys ist die Sicherheit der kleinen Models. Man sollte immer eine Hand auf dem Kind haben und wirklich gut Acht geben. Ein Profifotograf weiß genau, wie man mit Babys umgehen muss, um bestimmte Posen und Fotos zu bekommen. Manchmal sieht alles sehr einfach auf dem Foto aus – das täuscht aber. Für das erste Shooting gönnt euch daher lieber professionelle Unterstützung und seht von Experimenten ab.

HAVE FUN: Größere Kinder perfekt in Szene zu setzen, kann manchmal schwierig sein. Ein unbekannter Erwachsener mit einer Kamera vor dem Gesicht kann manchmal fremd wirken und Angst erzeugen! Ich finde es schön, wenn die Eltern schon ein paar Tage vor dem Shooting mit den Kindern immer wieder darüber reden und spielerisch Posen üben, damit sie auf das bevorstehende Shooting vorbereitet sind. Das Wichtigste: Ein Shooting soll Spaß machen, egal ob Groß oder Klein. Deswegen wird bei mir viel gekuschelt, gespielt, gesungen. Mia darf hüpfen, toben, tanzen und singen und das Wichtigste: Sie MUSS nichts machen. Es werden ganz viele Pausen gemacht, und sobald man merkt, es macht keinen Spaß mehr, hören wir auf! Deswegen ist es wichtig, dass man schnell mit der Kamera ist und alles, was die Kinder machen, im richtigen Moment festhält.

UNSERE UNTERNEHMUNGEN MIT KIND

Wir gehen wahnsinnig gern mit Mia spazieren. Entweder sitzt sie in ihrem Kinderwagen oder sie läuft schon ein paar Schritte mit. Manchmal darf sie auf Papas Schultern sitzen. Später wird sie sicher ihr Dreirad oder Laufrad mitnehmen. Unterwegs ist es immer toll, der Kleinen so viele Sachen erklären zu können! Was macht der Bagger da, was ist das für ein Vogel, schau mal, da oben fliegt ein Hubschrauber ... Und wir besuchen häufig Spielplätze in unserer Umgebung. Dabei werden wir wieder selbst Kind, was wir nur empfehlen können. Wir finden es schon ein wenig schade, wenn sich Eltern nur auf eine Bank setzen und das Mädchen oder der Junge allein im Sandkasten hockt. Gerade Jüngere wissen doch oft noch gar nicht, was sie da tun können. Außer den Sand zu essen, das lässt sich leider nicht immer vermeiden – mach dir deswegen keinen Stress, Sand an sich ist nicht gefährlich. Problematisch ist nur, wenn sich Zigarettenstummel, Kronkorken oder sonstiger Müll unter den Sand mischen. Checke daher zuerst kurz die Umgebung, bevor du dein Kind irgendwo hinsetzt.

Zu Hause drehen wir gern mal die Musik etwas lauter und tanzen mit Mia durch die Wohnung. Sie findet das ganz, ganz toll und freut sich riesig! Zurzeit sind viele Spaßspiele sehr angesagt, zum Beispiel schiebt einer von uns eine Tür auf und sie schiebt diese wieder zu – und umgekehrt. Oder sie räumt total gerne Sachen aus – unsere leeren Vorratsdosen finden wir an den überraschendsten Ecken wieder. Solange in den Schubladen keine gefährlichen Sachen liegen, kann sie ruhig kramen.

So oft wie möglich treffen wir uns mit Freunden, die ebenfalls Kinder haben. Oder mit Sarahs Schwester und ihren Cousinen, unsere Familie ist ja sehr groß. Bei Oma im Garten wird dann das Planschbecken aufgebaut oder die Kids toben zusammen durch alle Räume. Uns ist es wichtig, dass Mia viel in Kontakt mit anderen Kindern kommt, gerade weil wir ja so viel reisen.

Bitte nicht verkriechen!

Selbst wenn es anfangs wirklich sehr stressig sein kann, mit dem Nachwuchs rauszugehen – macht es einfach! Das tut jeder Mama und jedem Papa gut. Es gibt genug öffentliche Angebote, bei denen man andere Eltern kennenlernen und sich austauschen kann. Google doch einfach mal nach Mütter- oder Familienzentren in deiner Nähe. Dort werden zum Beispiel Musikkurse (auch schon für die Kleinsten) und diverse Krabbelgruppen (mit und ohne Bekleidung für die Kids) angeboten. Oder teste ein Kindercafé, da gibt es neben viel Spielzeug kindgerechte Angebote – wie salzfreie Brezeln, Stillecken und Flaschenwärmer. Und natürlich guten Kaffee. Sobald dein Kind laufen kann, besuch unbedingt einen Indoor-Spielplatz! Da können sich die Kleinen unabhängig vom Wetter richtig austoben. Mia liebt diese Spielplätze. Sportliche Mamas (und Papas) sind beim Babyschwimmen gut aufgehoben. Oder ihr besucht einen Fit-mit-Kind-Kurs, die gibt es mittlerweile drinnen und draußen. Wenn du regelmäßig teilnimmst, erstatten bei einigen Formaten die Krankenkassen sogar einen Teil der Kosten.

DER MAMA-KIND- ODER PAPA-KIND-TAG

Seitdem Dominic Vater ist, melden sich seine Jungs viel öfter bei ihm als vorher. Die wollen nämlich die Kleine sehen! Also nimmt der Papa Mia mit ins Restaurant oder in den Biergarten. Nur weil einer von uns Termine hat, heißt das ja nicht, dass der andere zu Hause sitzt und nicht weiß, was er mit sich anfangen soll. Kinder freuen sich doch, wenn sie die volle Aufmerksamkeit bekommen und allein mit einem Elternteil unterwegs sind! Vielleicht unternehmt ihr einen Ausflug in den Zoo oder geht in ein Kindermuseum. Oder auf den Rummel? Steine in einen Fluss oder See zu werfen, ist eine sehr günstige Beschäftigung, die stundenlang begeistert. Übrigens haben viele Büchereien mittlerweile Leseecken für Kinder. Da sind sogar schon die Kleinsten gut aufgehoben! Und das Tolle ist: Für die Kleinen kostet ein Ausweis entweder nur wenig oder gar nichts. Sprich, du kannst mit deinem Kind regelmäßig neue Bücher anschauen und sie ihm später auch vorlesen, ohne viel Geld auszugeben.

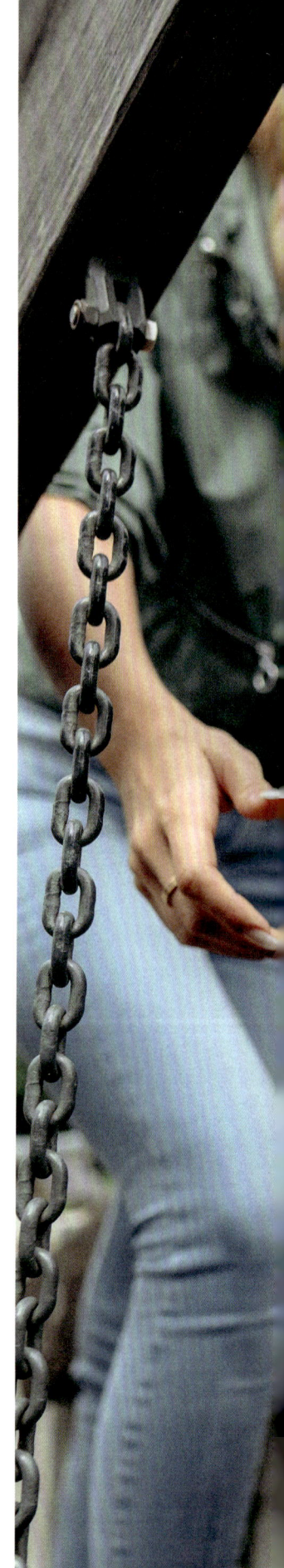

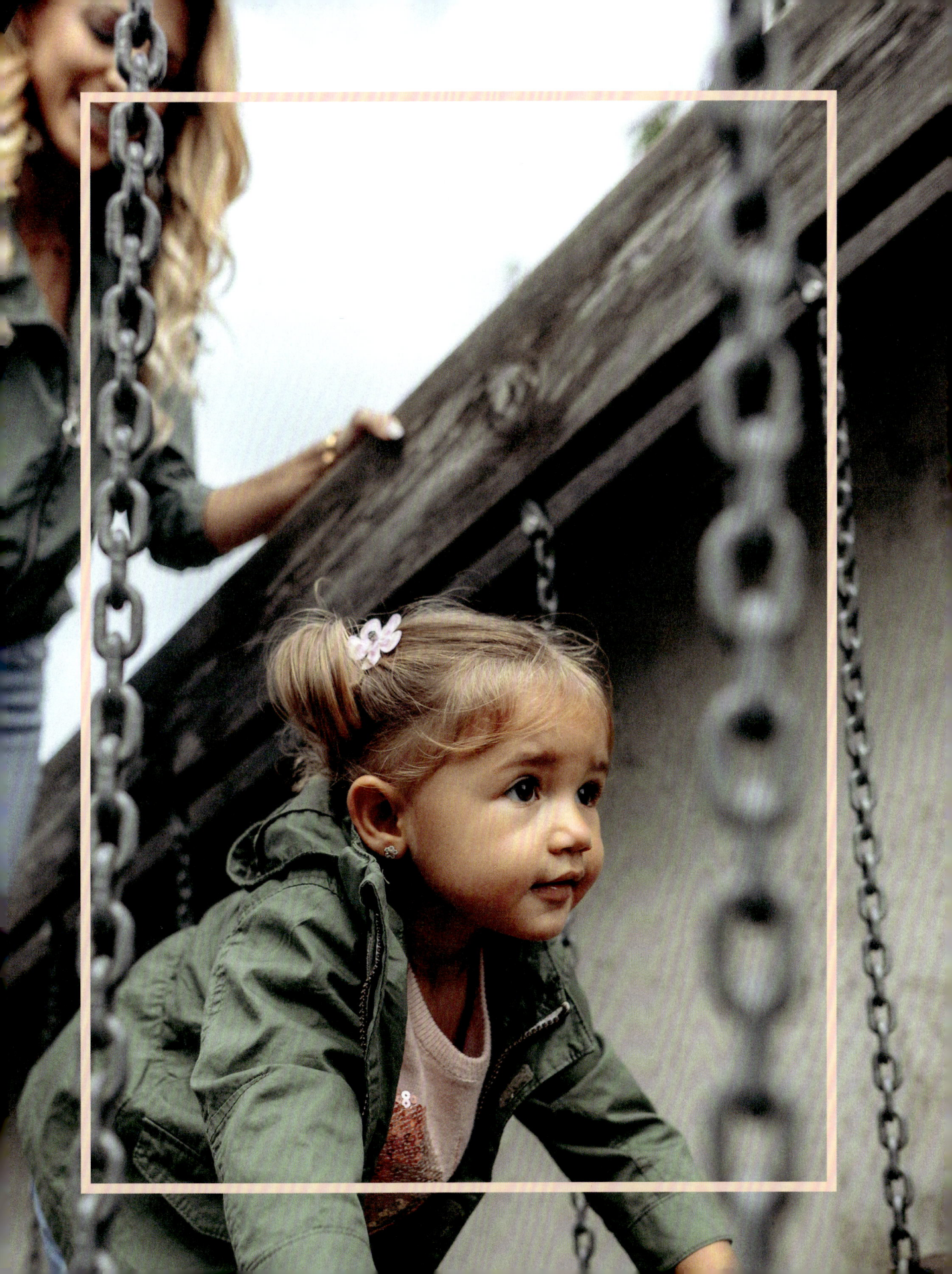

FANTASTISCHE FAMILIENFESTE

Egal welcher Feiertag bevorsteht, oberste Priorität ist, dass wir alle zusammen sein können! Wir feiern nicht nur Weihnachten, sondern sogar den Nikolaustag. Auch wenn wir es selbst oft nicht verstehen können, wie es klappt, schaffen wir es in Regel, alle unter einen Hut zu bekommen. Meistens treffen wir uns bei Sarahs Eltern, da gibt es einen Partyraum, in dem wir genug Platz haben. Aber selbst wenn wir Weihnachten in den USA verbringen, kommen uns unsere Liebsten besuchen. Bei uns steht Familie an erster Stelle und wir setzen uns für unser Wiedersehen ein. Es ist uns wichtig. Zum Beispiel verreisen wir einmal im Jahr mit der ganzen Familie. Dieser Urlaub ist gesetzt.

Ein Geheimnis ist sicherlich, dass wir diese Treffen fest im Kalender verankern und so nichts dazwischenkommen kann. Schön ist es natürlich, wenn man eine Location hat, die für alle gut erreichbar ist und die genug Platz bietet. Beim Kochen wechseln wir uns ab, jeder kocht mal oder bringt was mit. Dann bleibt nicht alles an einer Person hängen. Und die Deko machen wir liebend gerne zusammen! Wir fühlen uns erst dann richtig in Weihnachts-, Oster- oder Geburtstagsstimmung, wenn die Umgebung dazu passt. Selbst wenn wir im Ausland sind und draußen 25 Grad herrschen, dürfen ein Weihnachtsbaum und die passenden Rentier-Pyjamas nicht fehlen. Und die Geburtstagtorte bei Mias erstem Geburtstag erst recht nicht. Und bunte Luftballons mit einer Eins drauf, glitzernde Girlanden, großes Konfetti, liebevoll verpackte Geschenke ...

DIY-Geschenkverpackungen

Mit einfarbigem Geschenk- oder Packpapier und ein paar Accessoires lassen sich ganz leicht tolle Kindergeschenke basteln. Zum Beispiel kannst du erst das Präsent mit dem Papier einschlagen und dann mit zwei großen Kreisen in derselben Farbe Mäuseohren basteln. Eine rote Schokolinse oder ein kleiner Pompon bildet die Nase, Augen und Schnurrbarthaare zeichnest du einfach mit einem Stift. Ähnlich funktioniert eine Katze: spitze Ohren an der oberen Kante des Pakets ankleben, mit etwas rosafarbenem Tonpapier ausfüllen, aus diesem gleich eine kleine Nase ausschneiden und die Augen, Schnurrhaare und Vorderbeine aufzeichnen. Probiere doch einfach ein wenig herum. Wenn du gern bastelst, kommen dir bestimmt schnell

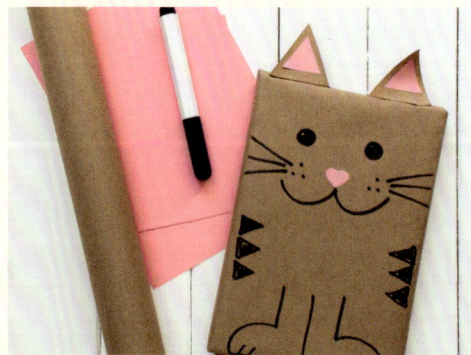

viele kreative Ideen. Für ältere Kinder kannst du kleine Süßigkeiten in einen Luftballon stecken und diesen aufpusten. Das Geburtstagskind darf dann mit einer Nadel unter Aufsicht von Mama oder Papa den Ballon zerstechen.

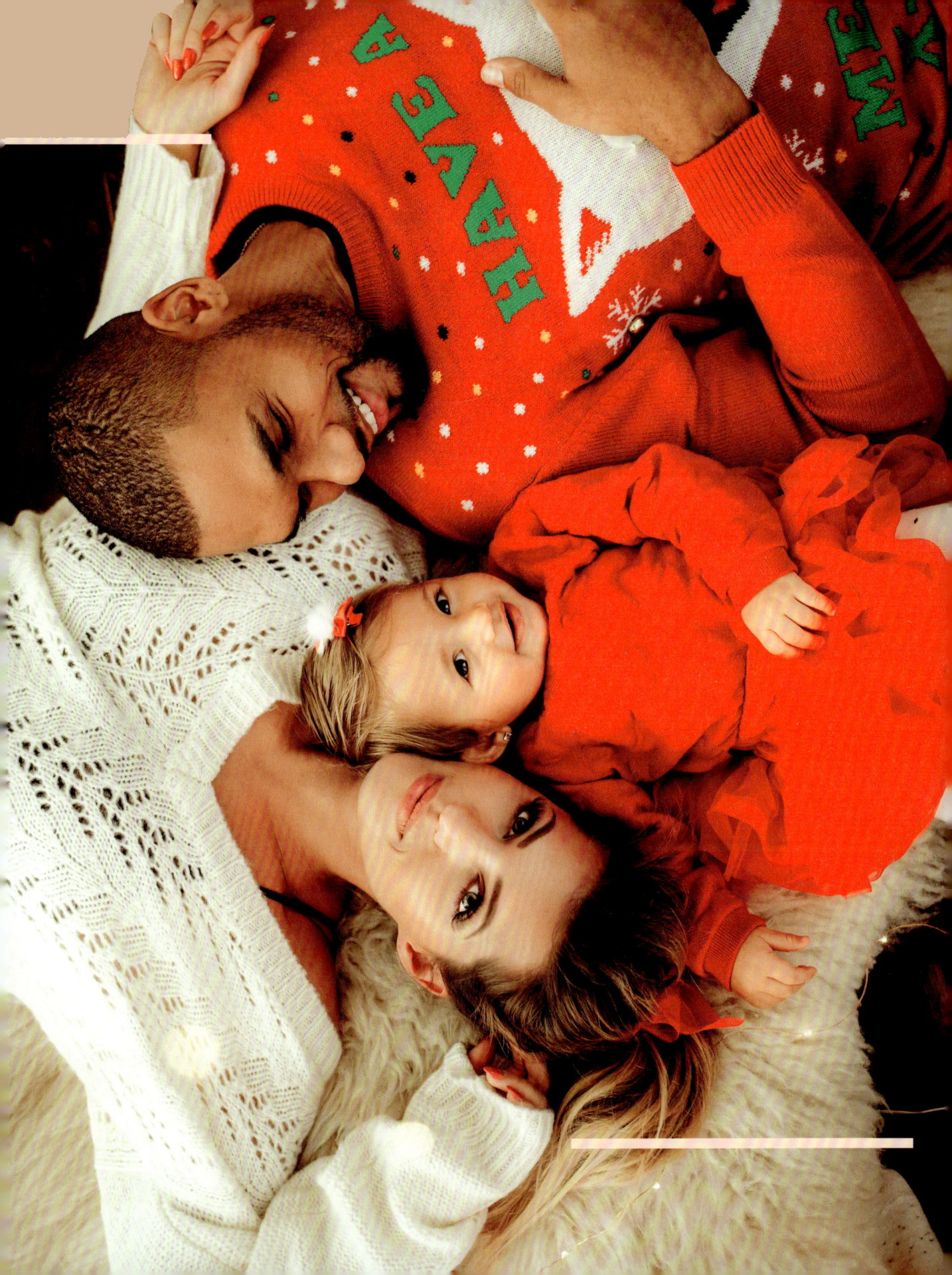

ES IST MIA-TIME!

Von einem kindersicheren Zuhause über Mias Lieblingsspielzeug bis hin zu ihrer Garderobe: Es gibt einfach so viele Dinge, die im neuen Leben zu dritt bedacht werden müssen!

KINDERSICHERHEIT ZU HAUSE

Viele Gefahrenquellen im Haushalt kannst du stilllegen. Zum einen gibt es die ganz offensichtlichen, an die wahrscheinlich jeder zuerst denkt: Dazu gehört die Sicherung der Steckdosen. In Drogeriemärkten, Baumärkten oder Möbelhäusern bekommst du Einsätze, die verhindern, dass die Kinder in der Dose herumstochern können. Absolute Lebensgefahr! Alternativ gibt es innen liegende Steckdosensicherungen, die in vielen Neubauten zum Standard gehören. Wenn du einen Balkon besitzt, sollte der mit einem hohen Gitter gesichert sein. Für Treppen in der Wohnung gibt es ebenfalls spezielle hüfthohe Tore, die Kinder nicht allein öffnen können. Und natürlich lässt du nirgendwo Scheren, Messer oder Rasierer so liegen, dass dein Schatz danach greifen könnte. Auch Putzmittel und Medikamente bekommen einen Platz, den dein Kind nicht erreichen kann.

Dann gibt es aber zusätzliche Gefahrenquellen, die dir erst im Alltag bewusst werden. Zum Beispiel musst du immer ein Auge draufhaben, ob dein Kind vielleicht irgendwo hochklettern könnte und so das gut gesicherte Balkongitter dann doch gefährlich werden könnte. Offene Fenster wecken ebenfalls die kindliche Neugier und den Klettergeist. Achte darauf, dass alles weit genug weg steht und dein Kind auch nicht selbstständig einen (Kinder-)Stuhl verschieben kann. Selbst wenn du einen Induktionsherd besitzt, der vor Übergriffen und verbrannten Handflächen schützt, solltest du immer darauf achten, wie die Pfanne steht. Der Stiel darf nicht nach außen zeigen, damit dein Kind die heiße Pfanne nicht zu sich ziehen kann. Auch beim Backofenöffnen erklärst du deinem Schatz so früh wie möglich, dass er sich weit weg aufstellen soll – die heiße Luft macht AUA! Generell halten wir es für sehr wichtig, der Kleinen zu vermitteln, was gefährlich und damit verboten ist. In unserer alten Wohnung stand beispielsweise ein Blumentopf mit Steinen außen herum. Anfangs wollte Mia die

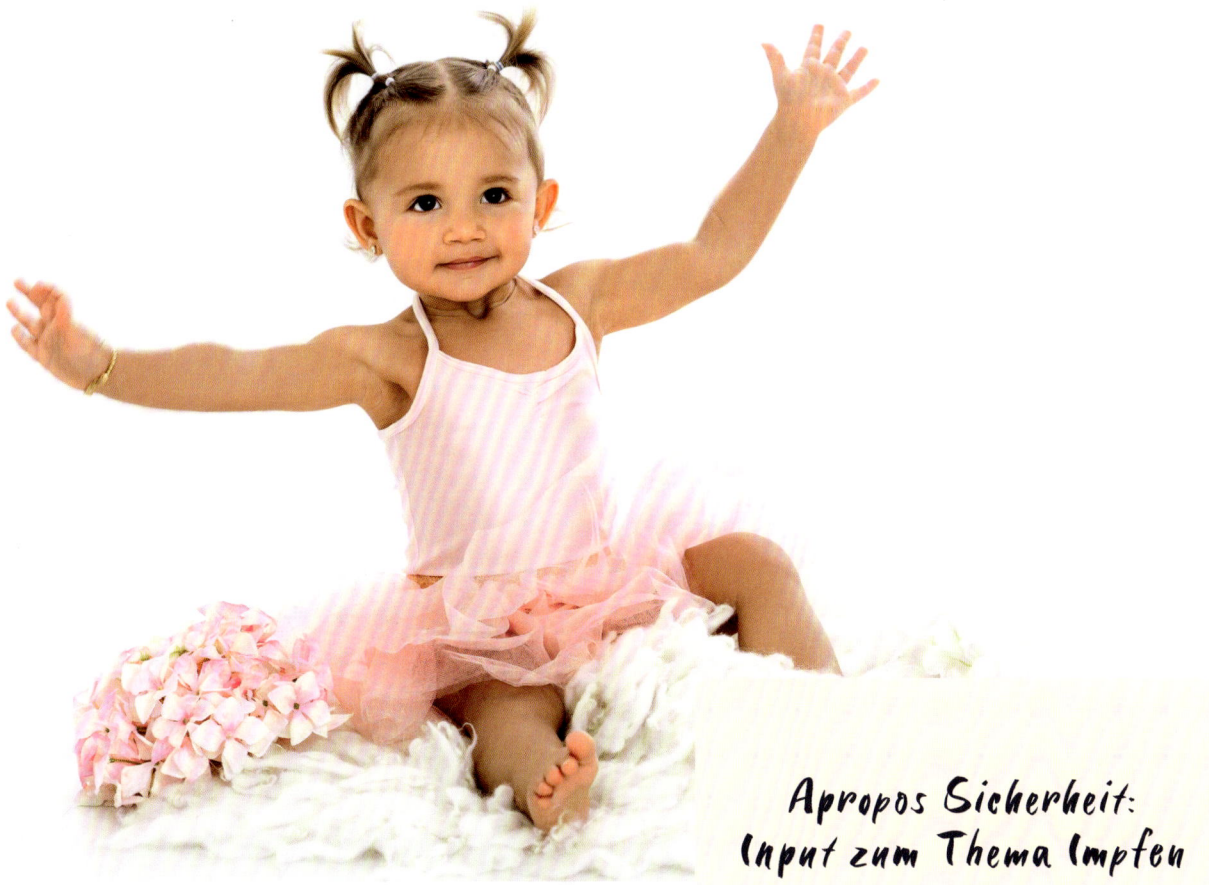

Apropos Sicherheit: Input zum Thema Impfen

Stiene immer wegnehmen. Wir haben sie ermahnt, es zu lassen, und sie verzichtete ziemlich schnell auf dieses Spiel.

Klar, bei uns steht keine leicht zerbrechliche Deko herum. Aber man kann ein Kind nicht vor dem Leben schützen und es nur in Watte packen. Wir hatten am Anfang auch überall diese Eckenschützer für Tischkanten und Schränke. Aber weil Mia sie immer wieder entfernt hatte, haben wir sie schließlich weggelassen. Als Eltern sollte man eh immer ein Auge auf sein Kind haben. Gerade beim Baden oder Essen darfst du es nie allein lassen. Und: Im Sommer ist es gut zu schauen, dass keine Biene oder Wespe ins Getränk oder aufs Essen fliegt. Darum gib deinem Schatz lieber keine Snacks in die Hand, wenn ihr mit dem Fahrrad unterwegs seid. Du siehst ja nicht, was hinter dir im Kindersitz passiert.

Logisch, dass wir kein Video darüber drehen, wie Mia gerade geimpft wird. Aber wir halten Impfungen für sehr wichtig. Unser Kinderarzt hat uns bestätigt, dass es wesentlich gefährlicher ist, eine der Krankheiten zu bekommen, als einen Impfschaden davonzutragen. Zudem sind wir beide ebenfalls geimpft. Mia bekommt also alle Impfungen, die von der Ständigen Impfkommission (STIKO) in Deutschland empfohlen werden. Die stehen in dem Impfpass, den die Kids beim Kinderarzt bekommen. Du kannst das natürlich selbst entscheiden, solltest jedoch wissen: Die meisten Krippen und Kindergärten nehmen nur geimpfte Kinder auf. Planst du also, deinen Schatz in eine Betreuung zu geben, informiere dich rechtzeitig. Schließlich lassen sich nicht alle Impfungen zeitnah hintereinander nachholen.

UMGANG MIT DER ANGST

Als Eltern macht man sich, sobald das Kind auf der Welt ist, Sorgen. Unsere Mamas sagen, dass dieses Gefühl nie vergeht ... Aber du darfst dich nicht von der Angst dominieren lassen. Darum haben wir ganz am Anfang zum Beispiel darauf verzichtet, Mia eine Sensormatte ins Kinderbett zu legen, die die Atmung überprüft. Die soll Eltern die Furcht vorm plötzlichen Kindstod nehmen, indem ein Alarm losgeht, sobald über einen gewissen Zeitraum keine Atembewegung stattfand. Aber ganz ehrlich: Sobald sich das Kind zum ersten Mal dreht und die Matte nicht mehr misst, schrillt das Gerät ebenfalls los. Da stehst du aber senkrecht im Bett und das mit steigendem Kinderalter sicher häufiger. Die Kids werden ja aktiver.

Generell versuchen wir, ruhig zu bleiben, wenn Mia sich verschluckt oder hinfällt. Oft ist es ja mit einem leichten Klopfen auf den Rücken getan und das Kind löst das Problem hustend selbst. Dominic hat im Rahmen seiner Ausbildung diverse Erste-Hilfe-Scheine gemacht, es gibt sogar spezielle Kindernotfallkurse. Lege dir die wichtigsten Telefonnummern für Notfälle griffbereit irgendwo hin. Dazu gehören neben dem ärztlichen Bereitschaftsdienst (116 117) und dem Rettungsdienst für akute Notfälle (112) auch die Giftnotrufzentrale. Deren Nummer lautet in jeder Region anders. Dort kannst du anrufen und fragen, was zu tun ist, wenn dein Schatz beispielsweise Spülmittel geschluckt hat. Auch die Nummer vom nächsten Kinderkrankenhaus sollte zu dieser Liste gehören. Bevor du dort hinfährst, ruf vorher an, dann kann sich das Personal besser auf euch einstellen. Ein Bookmark auf deinem Smartphone zu den aktuellen Notdienst-Apotheken ist ebenfalls sehr hilfreich.

Bei kleineren Stürzen haben wir Mia beigebracht, sofort wieder aufzustehen und sich die Hände abzuklopfen. Und uns angewöhnt, den Sturz nicht mit einem erschrockenen „AHH" zu kommentieren. Dann bekommen die Kinder Angst und fangen an zu weinen, obwohl das Hinfallen vielleicht gar nicht so schlimm war. Natürlich nehmen wir es ernst, wenn Mia doch weint, und überprüfen, ob sie sich nicht ernsthaft verletzt hat. Oft erkennen Eltern bereits an der Art des Weinens, wie schlimm es wirklich ist.

Kinder nehmen viel an, was die Erwachsenen tun. Daher können wir dir nur raten, deine eigenen Ängste so gut wie möglich vor deinem Kind zu verbergen. Lass es dir nicht anmerken, wie unheimlich dir die große Spinne ist. Sonst fürchtet sich dein Kind bald ebenfalls vor den kleinen Tieren. Eltern sind für Kinder Übermenschen, wenn die durch irgendwas aus der Bahn geworfen werfen, muss die Situation besonders schlimm sein. Und das bereitet den Kleinen Panik.

KRIPPE UND KINDERGARTEN

Kurz vor Mias zweitem Geburtstag begann für sie die Kindergartenzeit. Wir merkten einfach, dass sie den Austausch mit anderen Kindern braucht und es ihr guttut, unter Gleichaltrigen zu sein. Wir haben so den Vormittag für uns und können alle Projekte und Termine in Ruhe erledigen. Am Nachmittag konzentrieren wir uns dann wieder voll und ganz auf die Kleine. Wir würden anderen Eltern nie einen Vorwurf machen, wenn sie ihre Kinder noch früher in die Fremdbe-

treuung geben. Oft wollen und müssen beide Eltern-
teile arbeiten, das ist doch heutzutage kaum anders
möglich. Ob du dich dabei für eine Tagesmutter, eine
Krippe oder eine Elterninitiative entscheidest, bleibt
dir überlassen. Und hängt natürlich vom Naturell deines Kindes ab. Sehr sensible Kids sind in einem offe-
nen Konzept mit 30 anderen Gleichaltrigen sicher
nicht so gut aufgehoben wie bei einer Tagesmutter,
die drei bis fünf Kinder betreut.

WÜRDET IHR EUER KIND IN DEN KINDERGARTEN GEBEN?

UNSERE COMMUNITY SAGT ...

JA!	NEIN
98%	**2%**

Kriterien für die Wahl der Krippe

Schaue dir im Vorfeld auf jeden Fall mehrere Einrichtungen und nicht nur eine an. Wenn möglich, nimm dein Kind mit, du bekommst auch gleich einen Eindruck, wie es ihm dort gefällt. Und du kannst besser einschätzen, wie die Erzieher mit deinem Kind umgehen. Sprich, beschäftigen sie sich mit deinem Schatz oder reden sie nur mit dir? Achte darauf, wie sauber und gepflegt dir die Einrichtung vorkommt. Erkundige dich, wie viele Kinder auf eine Erzieherin kommen. Auch ein Garten und verschiedene Themenbereiche (die Malecke, der Bauraum, die Lesenische ...) sprechen für eine Einrichtung. Genau wie das Essen. Was bekommen die Kinder (Bioprodukte? Viel Süßes?), wird frisch gekocht oder geliefert? Wie viele Mahlzeiten am Tag gibt es? Und wie sieht es mit Getränken aus? Du kannst fragen, ob die Kinder Ausflüge machen und ob es einen abschließbaren Raum für die Kinderwagen gibt. Sicher spielt die Nähe zu deinem Wohn-ort ebenfalls eine Rolle. Einmal hinfahren geht immer, aber kannst du dir vorstellen, den Weg die nächsten zwei, drei Jahre jeden Morgen und jeden (Nach-)Mittag auf dich zu nehmen? Uns ist klar, dass Eltern gerade in Großstädten selten die freie Wahl haben. Daher können wir nur raten, rechtzeitig mit der Suche zu starten – in manchen Regionen am besten kurz nach der Geburt – und gegebenenfalls sogar auf einen Platz in der Wunscheinrichtung zu warten. Du gibst deinen größten Schatz für mehrere Stunden dort ab und das solltest du mit einem guten Gefühl tun. Auch für die Eingewöhnung dort solltet ihr euch ausreichend Zeit nehmen. Erst wenn euer Schatz sich richtig wohlfühlt, könnt ihr entspannt zur Arbeit gehen. Das kann auch mal länger als die regulären zwei Wochen dauern. Bei Mia haben wir uns ebenfalls ein paar Tage Extra-Zeit genommen.

MIAS LIEBLINGSSPIELE

Unsere Maus unternimmt gerne Dinge, die mit Action zu tun haben: also tanzen, rennen, klettern, irgendwo runterspringen oder auf der Couch hüpfen. Sie liebt ihre kleine Rutsche und das Bällebad. Wenn es doch mal ruhiger zugeht, beschäftigt sie sich mit Steckspielen. Alles, was man irgendwie aufeinanderstecken kann, fasziniert sie. Oder Spiele, bei denen Dinge zugeordnet werden müssen. Noch ist sie zu klein, um allein in ihrem Zimmer zu spielen, sie braucht unsere Anleitung. Aber sie spielt auch gern mit Gästen. Wenn unsere Freunde da sind, wird mit Holzbauklötzen um die Wette gebaut. Und sie ist eine kleine Wasserratte, im Sommer ist sie nicht aus dem Planschbecken rauszukriegen.

Ganz verhindern können wir es nicht, dass Mia unsere Handys in die Hand bekommt. Wir finden jedoch: Heutzutage lässt sich der Umgang mit dem Handy gar nicht mehr vermeiden. Wenn die Kleine ein Schulkind ist, geht sie wahrscheinlich mit Laptop im Rucksack los, so normal wird die Mediennutzung sein. Und sie sieht ja jetzt schon, welche Rolle ein Laptop in unserem Leben spielt. Daher erlauben wir ihr, ab und zu eine Kindersendung zu schauen. Aber immer nur kurz. Wir versuchen, ihr auf spielerische Weise die englische Sprache nahezubringen, daher darf sie manchmal etwas auf Englisch anschauen. Oft sind es auch Tanzlieder und Mia liebt es mitzutanzen. Bei vielen Liedern reicht ihr die Musik und sie tanzt ohne Vorlage. Oder in einem Film werden das Alphabet, Zahlen oder Farben thematisiert. Wir finden es schön, wenn sie nebenbei etwas lernt.

Beschäftigungsideen für Babys

> **WASSERBALL**
Fülle einen Wasserball nur leicht mit Luft. Dann kann ihn dein Kind knautschen, boxen, treten ... Später gönnst du dem Ball etwas mehr Innenleben und ihr habt ein tolles Spielgerät, das in jeden Koffer passt.

> **FINGERSPIELE**
Lass deine Finger hin und her zappeln und denk dir einen Text dazu aus. Ein Vorschlag: „Zehn kleine Vögelchen fliegen auf und fliegen nieder, fliegen fort und kommen wieder" (dabei lässt du deine Finger in die jeweilige Richtung wandern, damit Babys Augen ihnen folgen). In der Nacht hilft dir die Handytaschenlampe, um mit deinen Fingern Schattenspiele unter der Decke hervorzuzaubern. Mia haben die sehr schnell beruhigt.

> **LUFTBALLON AN EINER SCHNUR**
Binde einen Luftballon an eine Schnur und halte den über dein Kind. Es darf dann mit den Füßen dagegentreten. Jeder Treffer zaubert ein großes Lächeln! Binde den Ballon besser nicht fest und verlasse nicht den Raum. Sonst verheddert sich dein Mäuschen noch und du kannst nicht helfen.

> **GEHFREI**
Mia hatte wirklich viel Spaß in ihrem „Gehfrei". Natürlich müssen die Kinder von allein aufrecht sitzen können und sollten sich auch nur kurz in dieser Lauflernhilfe aufhalten. Aber das Kind findet es großartig, endlich Mama und Papa ins andere Zimmer folgen zu können. Achte unbedingt darauf, dass der oder die Kleine keine Stufen herunterfährt. Ein Sturz ist sonst vorprogrammiert.

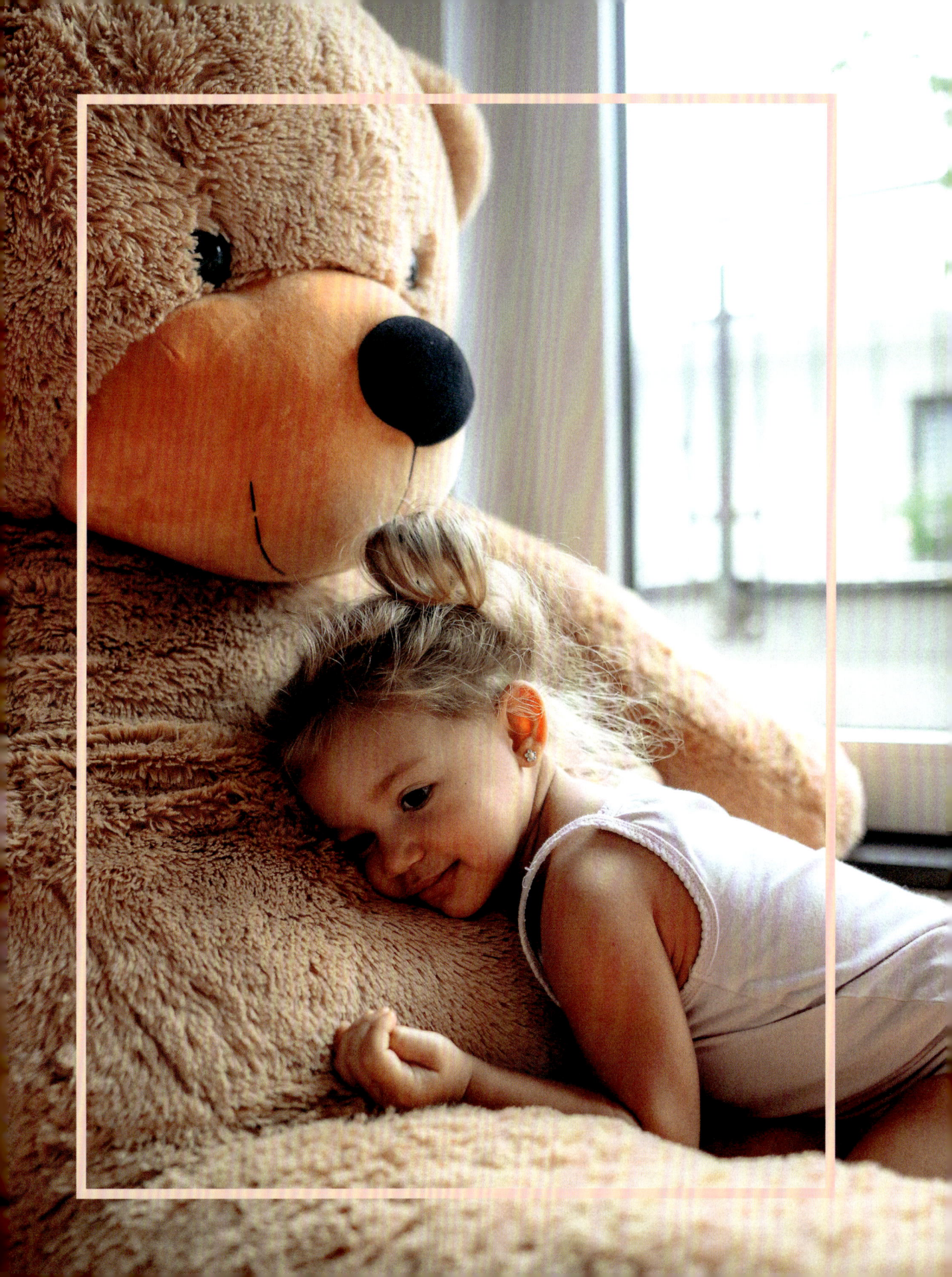

Aber bevor du dich und das Kinderzimmer mit zu viel Spielzeug zumüllst, noch ein Tipp: Kaufe nicht zu viel auf einmal. Ist die Auswahl zu groß, können sich Kinder nicht entscheiden und nutzen nichts davon. Hebe lieber etwas im Schrank auf und hole es hervor, wenn du es für richtig hältst. Weil das Kind eine Belohnung verdient hat oder traurig ist oder einfach mal etwas Neues ausprobieren möchte. So macht es eine Freundin mit der Spielknete. Sie gibt ihrer Tochter nur zwei Farben, weil sie die eh vermischt und die Knete schnell trocken wird, wenn in der Hektik des Alltags die Döschen nicht richtig zugemacht werden. Daher holt sie dann lieber regelmäßig eine neue Dose hervor und lässt die alten Dosen galant verschwinden.

Mia „liest" am liebsten in Bilderbüchern, in denen dann der jeweilige Name der gezeigten Sache steht. Die gibt es ja zum Beispiel für Tiere oder den Haushalt, damit die Kinder lernen, wie alles heißt, und später die Wörter sagen können. Wir finden diese Bücher sehr schön, in die man die eigenen Namen einbauen lassen kann, sodass in der Geschichte dann der eigene Papa, die eigene Oma oder Freunde auftauchen.

Beschäftigungsideen für Kleinkinder

> **KNETE**
Oft reichen nur die Masse an sich und ein paar Ausstechformen. Du kannst aber genauso gut Plätzchenausstecher nehmen. Teste vorher die Ränder, ob sie nicht zu scharf sind.

> **WASSER- ODER FINGERFARBEN**
(gibt es auch für die Badewanne)

> **MALEN**
Befestige eine alte Tapetenrolle unter dem (Kinder-)Tisch und ziehe sie bei Bedarf ein Stück nach oben. Hier können die Kleinen genauso gut ausgiebig mit Wachsmal- oder Buntstiften kritzeln.

> **ARZTKOFFER**
Verband und Pflaster sind für alle Kuscheltiere unverzichtbar …

> **KINETISCHER SAND**
Ähnelt eher Knete als Sand, fliegt also nicht so in der Wohnung rum und eignet sich gut für Förmchen oder Türme, die mit umgestülpten Sandeimern gebaut werden.

> **STICKER**
Große Bögen mit Aufklebern gibt es in diversen Schreibwarenläden oder online. Die Kleinen lieben es, die Sticker abzuknibbeln und dann irgendwohin zu kleben. Es gibt auch die Buchvariante, in der ein Thema vorgegeben wird (Märchen, Baustelle, Urlaub …) und die Sticker dann auf den verschiedenen Seiten Platz finden.

> **STAPELWÜRFEL**
Erst zum In-der-Hand-halten und Anschauen, später dann zum Türmebauen und -umschubsen.

> **PUPPEN**
Am besten schenkst du gleich passende Accessoires mit, die dein Kind von sich selbst kennt, also Windeln, Schnuller, Töpfchen, Kleidung, Buggy – und schon wirst du zur Oma. Schließlich ist dein Schatz jetzt Puppen-Mama beziehungsweise -Papa ☺.

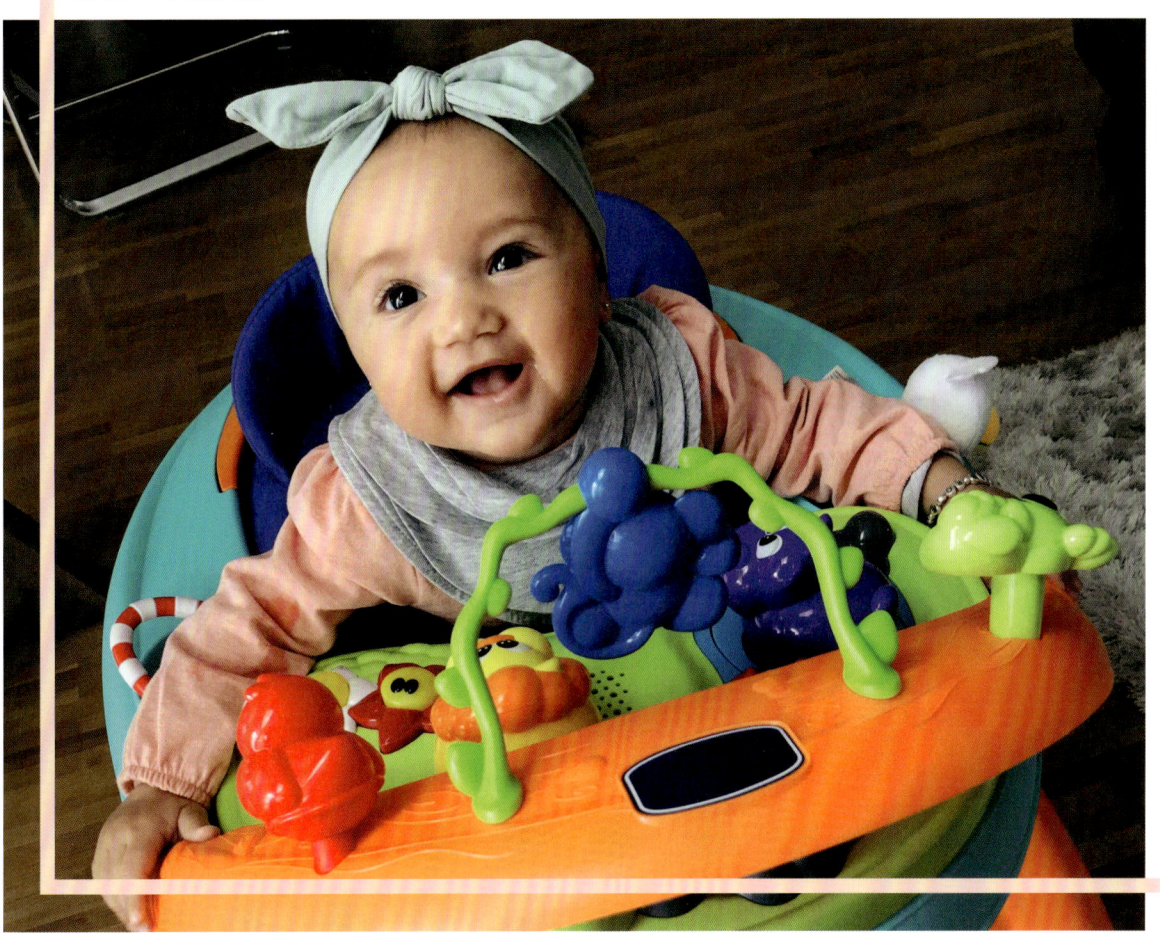

Babybuch-Besteller

> Gute Nacht, Gorilla
> Erstes Lernen: Wörter
> Nur noch kurz die Ohren kraulen?
> Badebücher (Hauptsache, ohne scharfe Kanten!
>   Zum Beispiel „Badetag mit Pips")
> Der kleine Marienkäfer sucht einen Freund

Vorlese-Tipps für Kleinkinder

> Bitte anstellen!
> Vom kleinen Maulwurf, der wissen wollte, wer ihm auf den Kopf gemacht hat
> Die Schnecke und der Buckelwal
> Woher kommt die Liebe?
> Die kleine Raupe Nimmersatt
> Wie das Kuscheln erfunden wurde
> Weißt du eigentlich, wie lieb ich dich hab?
> Schüttel den Apfelbaum
> Sachen suchen, Sachen hören

REGELN IM KINDERFORMAT

Wir haben gute Erfahrungen damit gemacht, der Kleinen von Anfang an ein paar Gebote

nahezulegen und Grenzen zu setzen.

Mia muss beispielsweise beim Essen sitzen bleiben und darf nicht aus ihrem Bett aufstehen, wenn Schlafenszeit ist. Natürlich gibt es immer wieder Situationen, die viele Eltern herausfordern. Wie wir sie lösen? So:

Zähne putzen: Selbstverständlich werden morgens und abends die Zähne geputzt. Wir haben dabei das Ritual eingeführt, dass Mia mit einem von uns im Bad ist und dann dem anderen hinterher die tollen sauberen Zähne zeigt. Dieses Spiel funktioniert immer. Abends sollten die Eltern besonders darauf achten, dass alles ordentlich ist und in jedem Fall nachputzen. Kinder produzieren in der Nacht weniger Speichel als Erwachsene, was die Entstehung von Karies begünstigt. Falls euer Kind nicht gerne putzt, versucht doch mal eine elektrische Zahnbürste. Das Vibrieren finden viele Kids lustig und selbst wählen zu dürfen, welche Bürste genommen wird, kann helfen. Fragt euer Kind doch ruhig schon im Drogeriemarkt, welche Farbe es gern hätte.

Friedlich sein: Wenn die Kleine etwas getan hat, was nicht okay ist – wie zum Beispiel kleinere Kinder mit Spielsachen bewerfen –, empfehlen wir, nicht sofort zu schimpfen. Wir finden es besser, das Kind erst mal aus der Situation zu nehmen und ihr mit ruhigen Worten zu erklären, was da falsch war. Woher soll sie wissen, dass es wehtut, mit etwas beworfen zu werden?

Gefahren meiden: Spielt Mia an der Steckdose oder Toilette, verdeutlichen wir ihr ganz klar mit bestimmten Worten: Die Aktion gerade war nicht richtig. Zieht sie an der Tischdecke und alles droht herunterzufallen, schreien wir nicht sofort los, sondern sagen ganz ruhig, sie soll damit aufhören. Oder wir bewegen den Zeigefinger hin und her und sagen „Du-Du-Du". Mia kennt diese Symbolik schon lange und weiß: Das war falsch. Sobald die Eltern jedoch lauthals schimpfen, wird das Kind auch unruhig und fängt erschrocken an zu weinen.

Schreikrämpfe aushalten: Wer kennt das nicht – das Kind liegt im Supermarkt auf dem Boden und weint, tobt, schlägt, brüllt ... Schimpfen ist da das Letzte, was hilft, im Gegenteil, oft verstärkt es noch die kindliche Wut. Ein Tipp ist, die Kleinen abzulenken. Was haben wir uns schon zum Affen gemacht! Versuche, mit ihm zu reden und es dann in den Arm zu nehmen. Kinder brauchen Liebe, oft sind sie selbst darüber erschrocken, zu welchen Gefühlsausbrüchen sie fähig sind. Vielleicht redet ihr dann später noch mal mit eurem Kind darüber, was es so wütend gemacht hat. Aber in dem besagten Moment bringt das gar nichts. Manchmal muss man den Kids einfach noch Zeit lassen, bis sie runterkommen. Sehen wir andere Eltern in dieser Situation, lächeln wir sie an und sagen: „Kennen wir!" Eltern sollte das nicht peinlich sein, so sind Kinder eben. Viele geraten dann in Stress und werden hektisch – atmen! Lass die Leute schauen. Bevor man selbst Kinder hat, versteht man nicht, wieso Eltern die eigene Tochter oder den eigenen Sohn „nicht im Griff haben". So ein Unsinn! Niemand sollte sich dafür schämen, wenn sein Kind weint. Die können sich ja noch gar nicht anders äußern und haben ihre Gefühle

noch nicht unter Kontrolle. Es ist doch auch niemandem peinlich, wenn eine Zweijährige noch nicht Fahrrad fahren kann. Die Entwicklung ist einfach noch nicht so weit. Hab Geduld!

Dinge heil lassen: In den seltensten Fällen machen Kinder etwas mit Absicht kaputt. Entweder mangelt es an der Motorik oder der Forschergeist nimmt zu. Darum dürfen Eltern nicht nachtragend sein. Für viele ist es schwer, direkt nach einer kritischen Situation wieder lustig zu sein. Aber Kinder leben immer im Hier und Jetzt, sie haben das Vorher schon wieder vergessen. Redet mit den Kids darüber, dass etwas falsch gelaufen ist, und dann muss die Sache abgeschlossen sein. Tagelang wegen des Flecks im Teppich oder des Nagellacks auf der Ledercouch zu jammern, hilft niemandem.

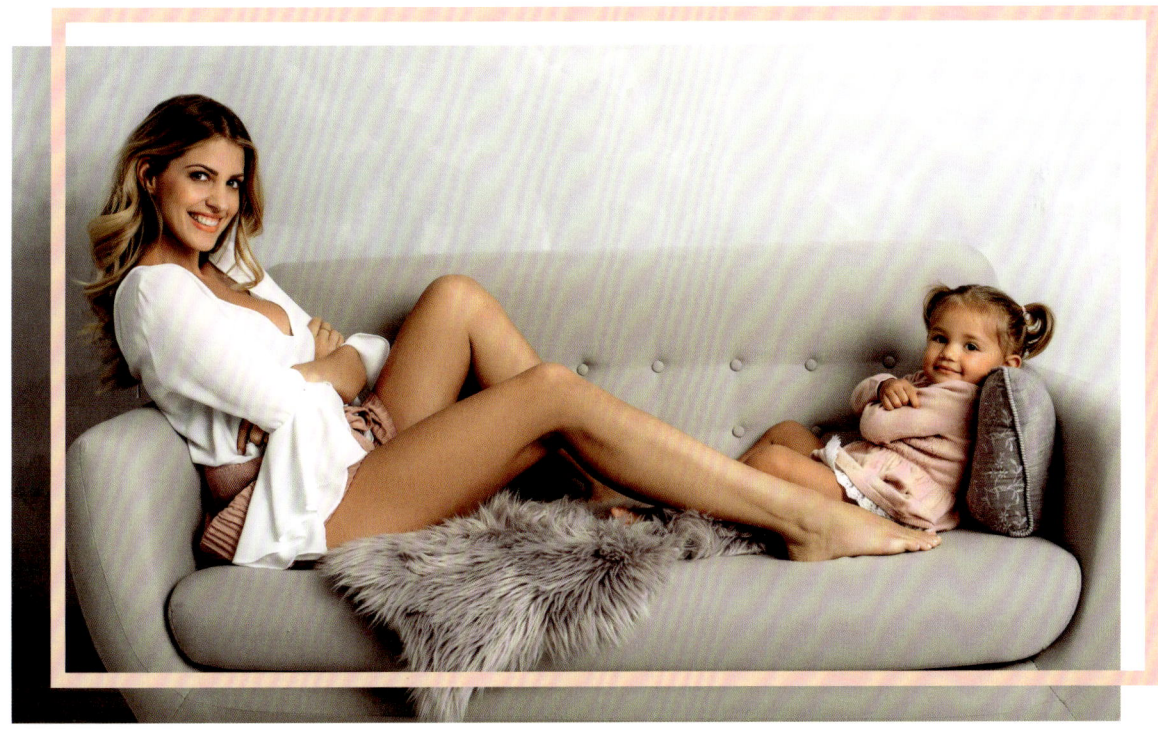

GARDEROBE FÜR KLEINE GROSSE

Gerade bei kleineren Kindern zeigen kalte Hände, dass sie noch etwas mehr zum Anziehen brauchen. Oder ein heißer Nacken, dass eine Schicht zu viel ist. Genau wie verschwitzte Haare. Die Grundregel lautet: Kinder tragen eine Schicht mehr als Erwachsene, also einen Pulli oder eine Jacke über dem T-Shirt oder noch ein Unterhemd drunter. Aber das Wärme-Kälte-Empfinden ist natürlich individuell. Wir kennen Mädchen und Jungen, die haben im T-Shirt warme Arme und die Mama läuft mit einer Strickjacke herum ... Sobald mir kalt oder warm wird, sehe ich auch nach Mia und reagiere entsprechend.

Coole Kidswear

Zu den modischen Must-haves eines jeden Kindes gehören:

> Gummistiefel (alternativ: wasserfeste Schuhüberzieher)
> Matschhose (je nach Saison gefüttert)
> Zweiteiliger Jogginganzug
> Einfarbige Langarmshirts
> Coole Kappen und Mützen
> Sneaker, die aussehen wie Erwachsenen-Turnschuhe
> Kurze Jacke, solange die Kinder noch nicht laufen können
> Für Mädchen: Haarbänder, Stirnbänder, Haarspangen
> Einteiliger Schneeanzug
> Megawarme Handschuhe, die nicht sofort runterrutschen (vorab testen)

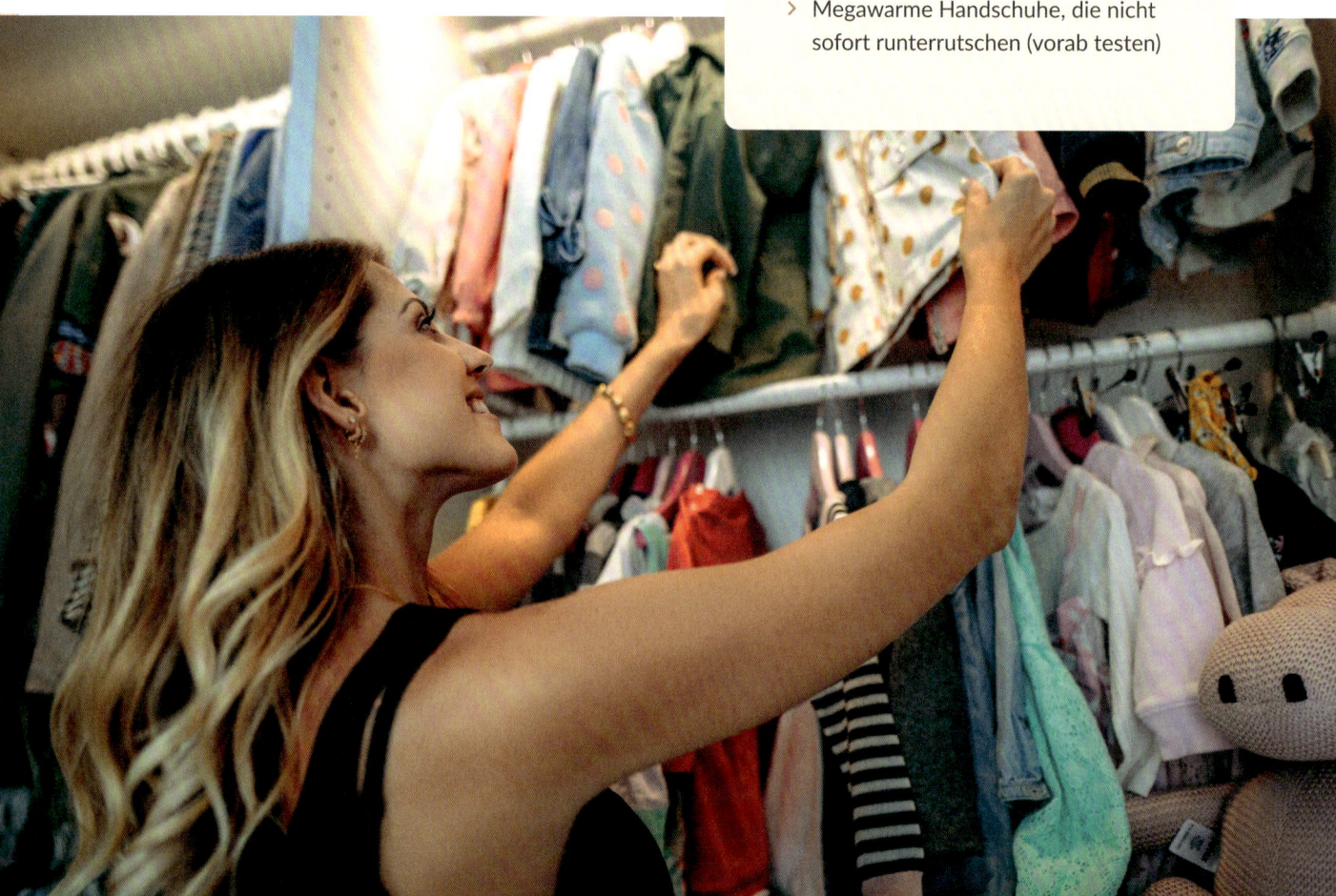

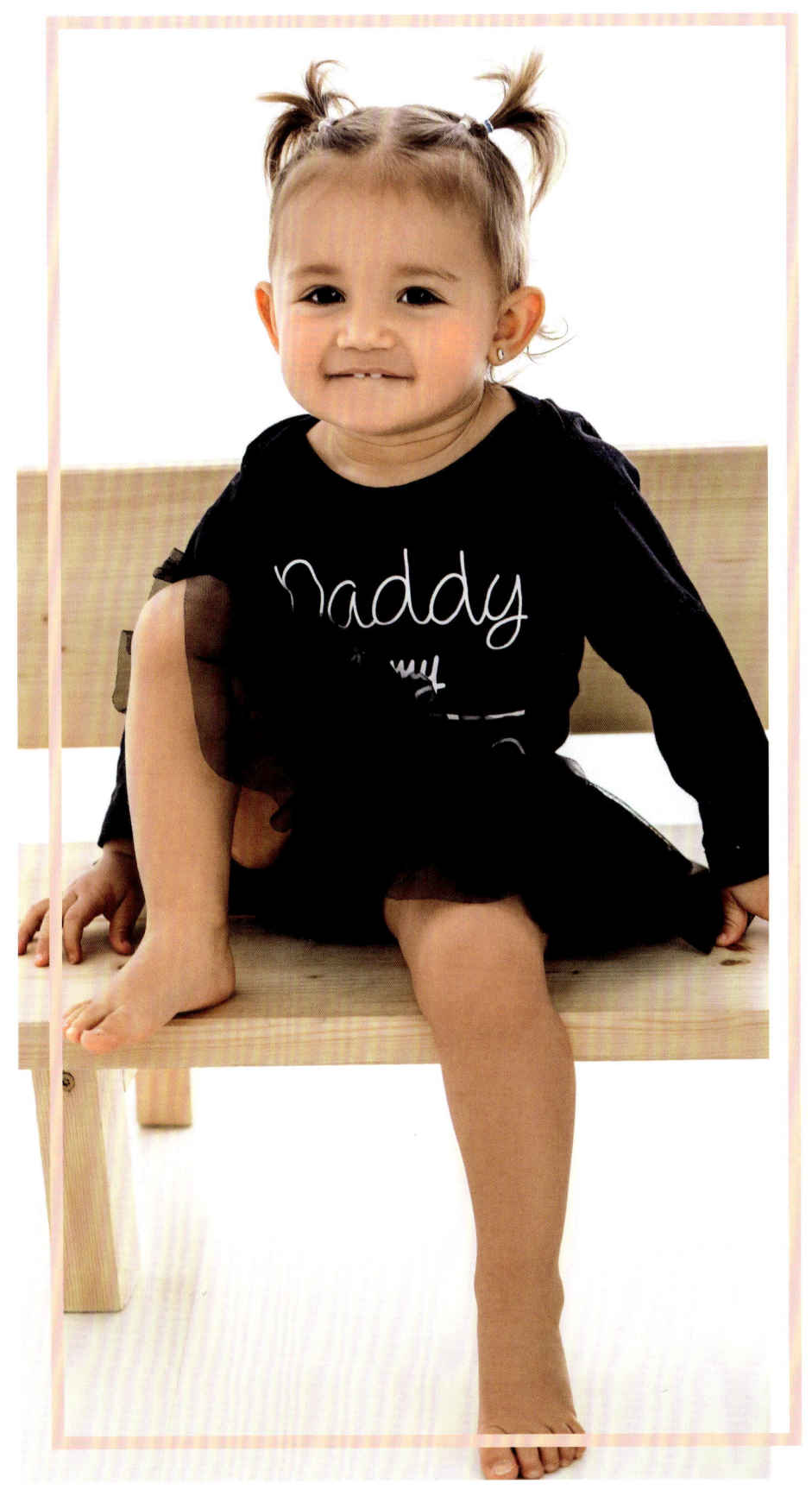

MATCHING-STYLES

Wir finden es schön, wenn unsere Outfits zusammenpassen. Vor allem auf Hochzeiten und Events, aber auch auf den ganzen Fotos, die wir in unserem Alltag machen. Das zeigt, wie sehr wir uns verbunden fühlen. Und: Matching-Outfits sind einfach sehr süß. Es gibt so tolle Sachen! Zum Beispiel im Bereich Bademode: Papa trägt eine Shorts, die das gleiche Motiv wie Mamas Bikini und der Badeanzug der Tochter zeigt. Niedlich! Sicher muss man immer überlegen, was wirklich nötig ist und was das Kind davon hat. Wenn ein Kleidungsstück total unpraktisch oder wenig kindgerecht ist, würden wir davon abraten. Wir schauen schon, ob sich eine Anschaffung lohnt. Wie viel Geld du für solche Extras ausgeben möchtest, bleibt natürlich dir überlassen. Folgende Styling-Tipps für ein perfektes Matching haben wir für dich:

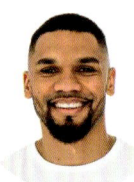

Meistens richte ich mein Outfit nach dem Style der Mädels ☺.

100

1 Ihr müsst nicht alle exakt das gleiche Teil tragen, Hauptsache, die Farbe findet sich wieder. Der Klassiker ist eine Jeans mit hellem Oberteil, die Kombi hat sicher jeder im Kleiderschrank.

2 Viele große Sportschuh-Hersteller bieten die gleichen Modelle für Erwachsene wie für Kinder an. Dominic ist süchtig nach diesen Turnschuhen und hat für Mia und sich schon sehr viele Twins gekauft ...

3 Lustig sind Shirts mit Sprüchen. Da gibt es zum Beispiel das Shirt für den Papa mit dem Aufdruck „The Boss" und für den Sohn „The real Boss". Oder bei Geschwistern gibt es die Varianten „Big Brother" und „Little Sister" (und umgekehrt ...) – zuckersüß!

4 Mama und Tochter verbindet es, das gleiche Accessoire wie etwa einen Armreif oder ein Haarband zu tragen. Bei Papa und Sohn ist der gleiche Hut oder die gleiche Kappe ein echter Hingucker. Ebenfalls cool: Alle Familienmitglieder tragen eine ähnliche Sonnenbrille oder modellgleiche Rucksäcke

5 Bei einer Übernachtung auf einer Hütte sehen die gleichen kuscligen Schlafanzüge beim Gruppenfoto vorm Kamin einfach bezaubernd aus.

6 Zu Weihnachten ist der gleiche Rentier-Pulli für alle (!) Gäste Pflicht.

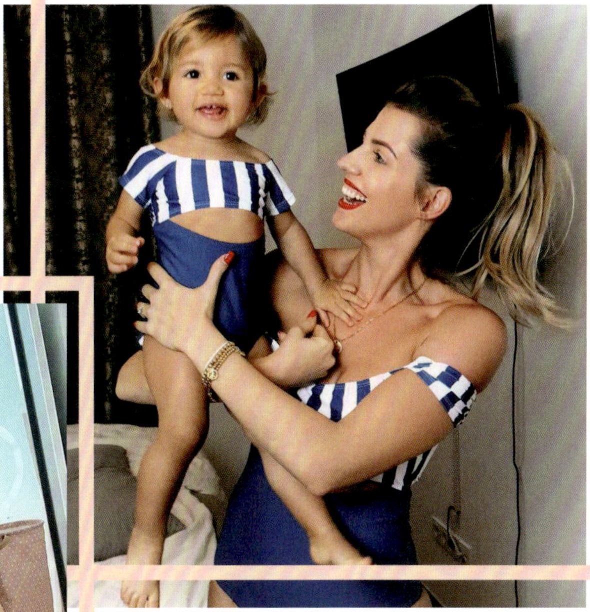

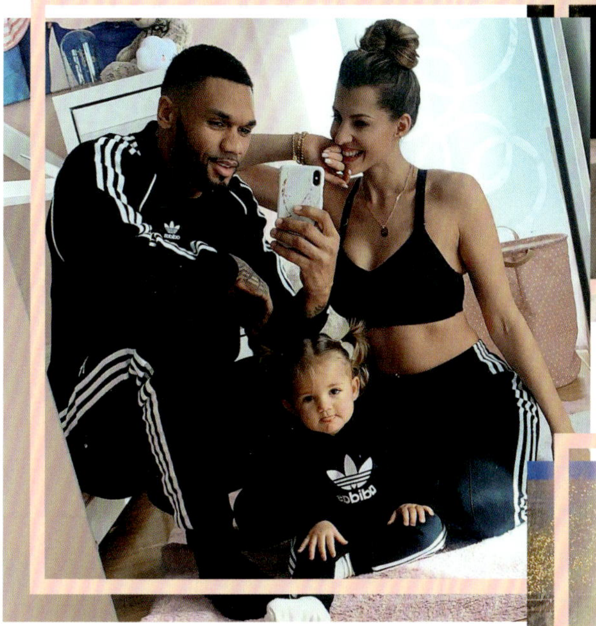

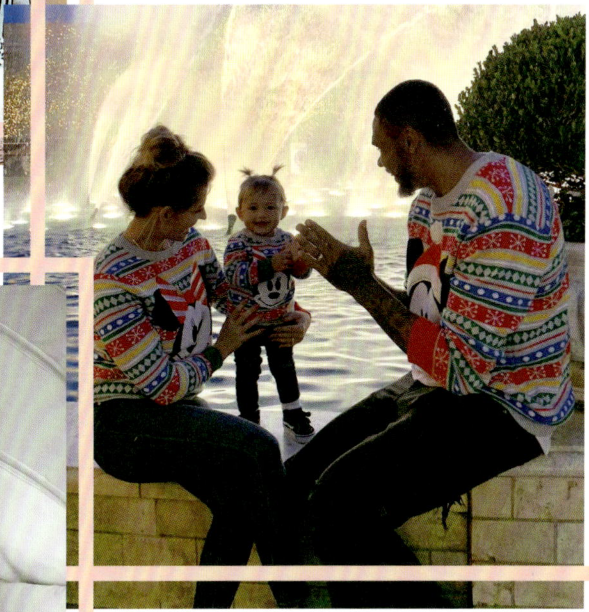

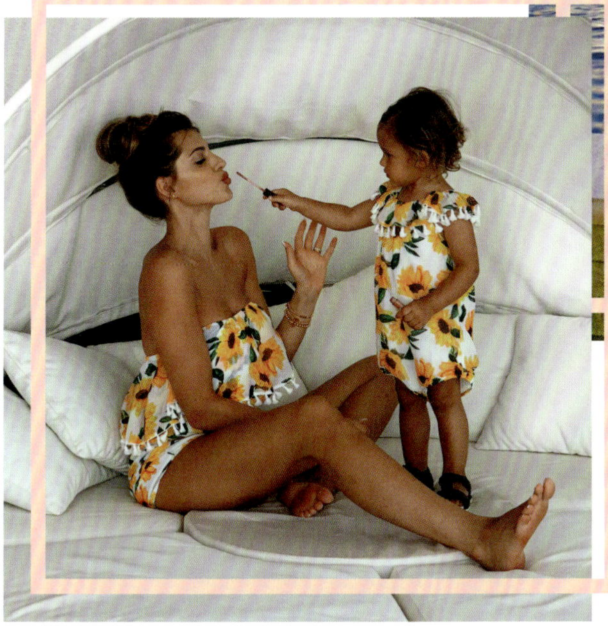

DIE NEUEN ESSTRENDS

Dein Baby braucht ganz viel Liebe – und etwas zu essen. Natürlich nicht irgendwas,
sondern immer nur das Beste. Aber was ist denn das Beste? Die Antwort hängt stark
vom Alter des Kindes ab. Vom Stillen bis zur ersten Brotzeit – hier erfährst du, wie dein Baby
auf gesunde Weise groß und stark wird.

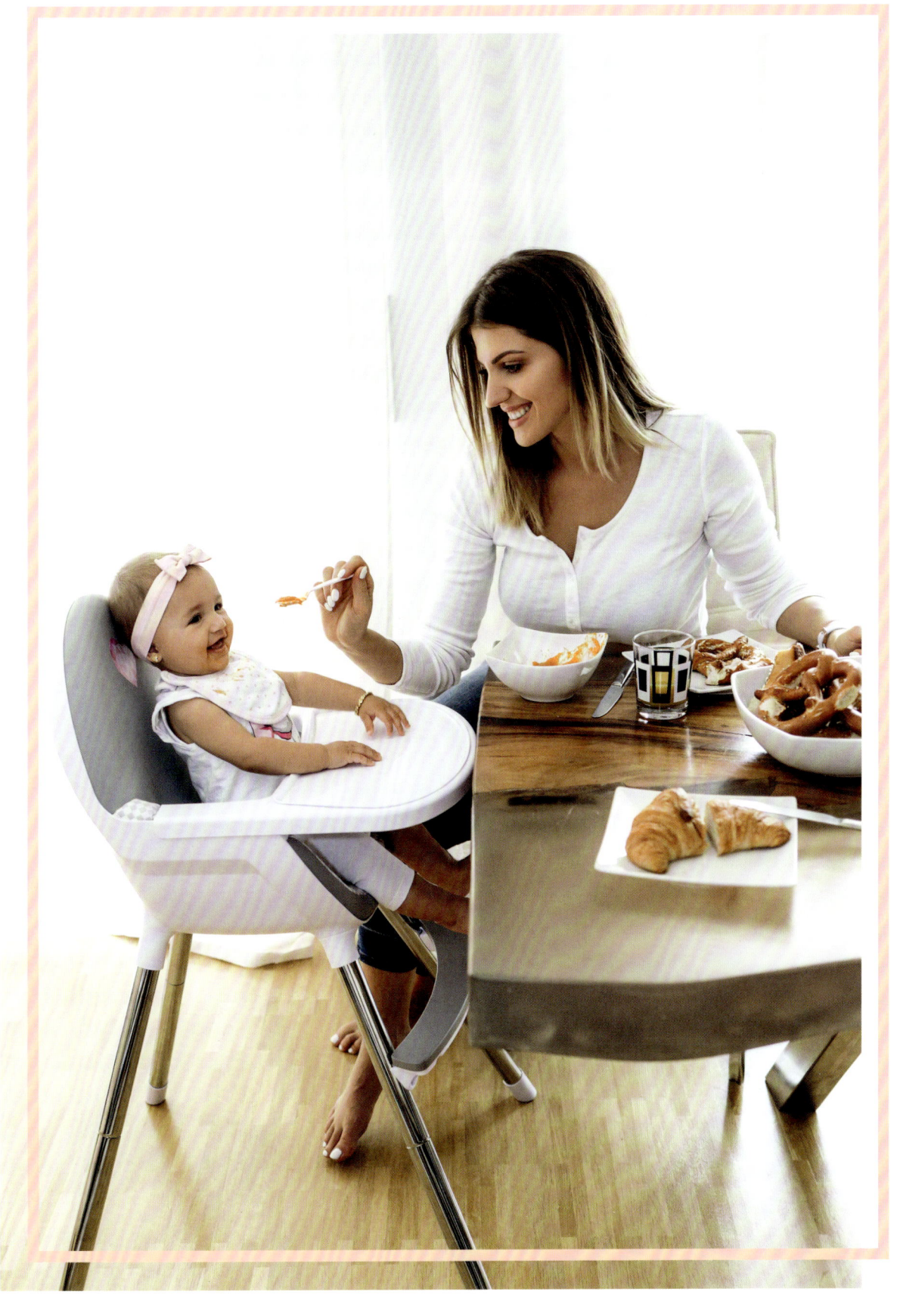

RUHIG STILLEN?

Dein Kind zu stillen, ist eine wunderschöne Möglichkeit, eine sehr innige Beziehung zu ihm aufzubauen. Obendrein ist es einfach praktisch: Ihr habt das Essen immer und überall dabei, tagsüber kannst du nichts vergessen und nachts musst du nicht aufstehen, um ein Fläschchen anzurühren. Leider klappt es nicht bei jeder Frau, aber ein beziehungsweise mehrere Versuche ist die Sache ganz sicher wert.

Ich will ehrlich sein: Die ersten Male können leider etwas schmerzhaft ausfallen. Unfassbar, wie hart die Zwerge zuschnappen können! Aber mit jedem Mal wird das Problem kleiner und ihr spielt euch immer besser aufeinander ein. Um in der Anfangsphase nicht zu verzweifeln, helfen dir Brustwarzensalbe gegen wunde Stellen und sogenannte Stillhütchen. Die steckst du beim Stillen auf die Brustwarze, damit dein Kind nicht so arg zubeißen kann. Ja, das geht auch ohne Zähne ... In Mias Geburtsklinik gab es ein fantastisches Accessoire: Wir nennen es den Brust-Donut. Der wird aus einer Mullbinde gebastelt und hat in der Mitte ein Loch, sieht also aus wie ein Donut. Die ersten zwei Wochen habe ich mir die immer ins Top gelegt und die sind viel besser als die Stilleinlagen, die du im Drogeriemarkt bekommst. Denn: Sie lassen die Brustwarze frei. So kommt sie, geschunden wie sie ist, nicht in Berührung mit deinem Shirt und bleibt frei von jedem Druck.

Du hast sicher schon gehört, dass stillende Frauen – genau wie Schwangere – auf den Konsum von Alkohol und Zigaretten verzichten müssen. Die darin enthaltenen Schadstoffe gehen nämlich direkt in die Muttermilch über und dein Baby trinkt dann quasi Gift. Zudem kannst du mit dem, was du isst, Einfluss aufs Stillen und das Wohlbefinden deines Schatzes haben. Denn manche Lebensmittel begünstigen den Milchfluss, andere hemmen ihn. Und wenn dein Kind häufig unter Blähungen leidet oder sehr unruhig ist, kann das ebenfalls an deinen Essgewohnheiten liegen.

How-to: Brust-Donut

Besorge dir eine vier Meter lange und sechs Zentimeter breite Mullbinde aus der Apotheke oder dem Drogeriemarkt. Wickle etwa zwei Drittel dieser Binde um die Finger deiner linken Hand, den Daumen lässt du aus. Spreize deine Finger dabei etwas und binde das Ganze nicht zu eng. Dann streifst du die Mullbinde von deinen Fingern herunter und wickelst den restlichen Stoff so um die Binde, dass ein Kreis entsteht. Das Ende steckst du einfach unter ein Stück gebundene Mullbinde. Fertig ist dein Brust-Donut! Den kannst du entweder in deinen BH oder dein Shirt stecken, Hauptsache, deine wunde Brustwarze hat Luft und Abstand.

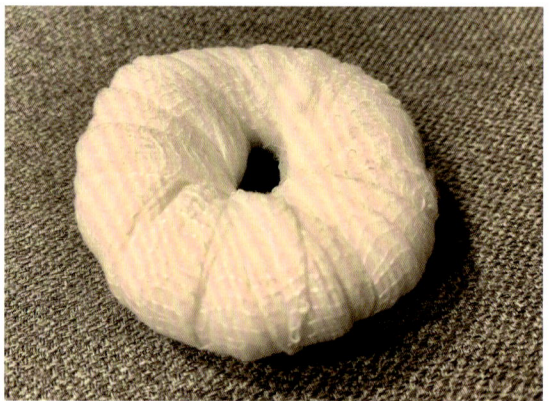

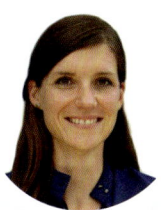

TO EAT OR NOT TO EAT – WAS STILLENDE MÜTTER (NICHT) ESSEN DÜRFEN

Do

- Eine ausgewogene, nährstoffreiche Nahrung:
- Reichlich Vollkornprodukte, Kartoffeln, Gemüse, Obst, auch Nüsse, Trockenfrüchte
- Milchprodukte zur Deckung des erhöhten Calciumbedarfes
- Rotes Fleisch
- Seefisch
- Kohlensäurearmes Mineralwasser, ungesüßter Tee

Don't

- Alkohol
- Salbei- und Pfefferminz-Tee (haben eine milchreduzierende Wirkung, gilt auch für Kräuterbonbons)
- Kohlensäure eher meiden
- Kaffee (bitte nur in Maßen 2–3 Tassen am Tag und am besten direkt nach dem Stillen)
- Diäten: im Fettgewebe angereicherte Schadstoffe können sonst freigesetzt werden und in die Muttermilch übergehen

PS: Traditionell werden in Deutschland Stilltee und Malzbier zur Milchbildung empfohlen. Am wichtigsten ist aber häufiges Anlegen, Brust wärmen, viel Ruhe, „entstressen", gutes/warmes und ausreichendes Essen für die Mutter.

PS: Grundsätzlich können Stillende alle Lebensmittel, die zu einer vollwertigen Kost gehören, essen. Wenn die Mutter es verträgt, verträgt es meist auch das Kind. Manche Kinder bekommen Durchfall, wenn die Mutter zu viel Obst isst. Manche können von rohen Paprika, Tomaten oder scharfem Essen einen wunden Po bekommen. Stillende können es vorsichtig ausprobieren. Nur bei einem konkreten Verdacht sollte man das Lebensmittel 1 bis 2 Wochen weglassen und schauen, ob sich etwas ändert.

EIN LEBEN AUF PUMP

Milch abzupumpen, gibt Mamas ein kleines Stück Unabhängigkeit zurück. Du kannst also ruhig mal ein paar Stunden außer Haus sein oder einfach schlafen und der Papa übernimmt die Raubtierfütterung. Klappt das Abpumpen gut, lässt sich Muttermilch sogar einfrieren. Teste doch mal, ob eine elektrische oder manuelle Pumpe für dich angenehmer ist. Manche Modelle können beides. Übrigens kannst du dir mit einem Rezept deiner Frauenärztin eine Milch-pumpe in der Apotheke leihen. Die Kosten übernehmen die meisten Krankenversicherungen. Klappt das Abpumpen nicht gut, kann es helfen, sich das schlafende Kind anzuschauen oder ein Bild von ihm in der Nähe zu haben. Oder du machst es so wie Sarah parallel zum echten Stillen ☺. Generell kann ein warmer Waschlappen, den du dir vorm Stillen auf die Brust legst, den Milchfluss anregen. Oder nutze den Föhn, Rotlicht, die warme Dusche ... Und umgekehrt hilft dir Kälte wie ein Quarkwickel, spannende Brüste zu beruhigen.

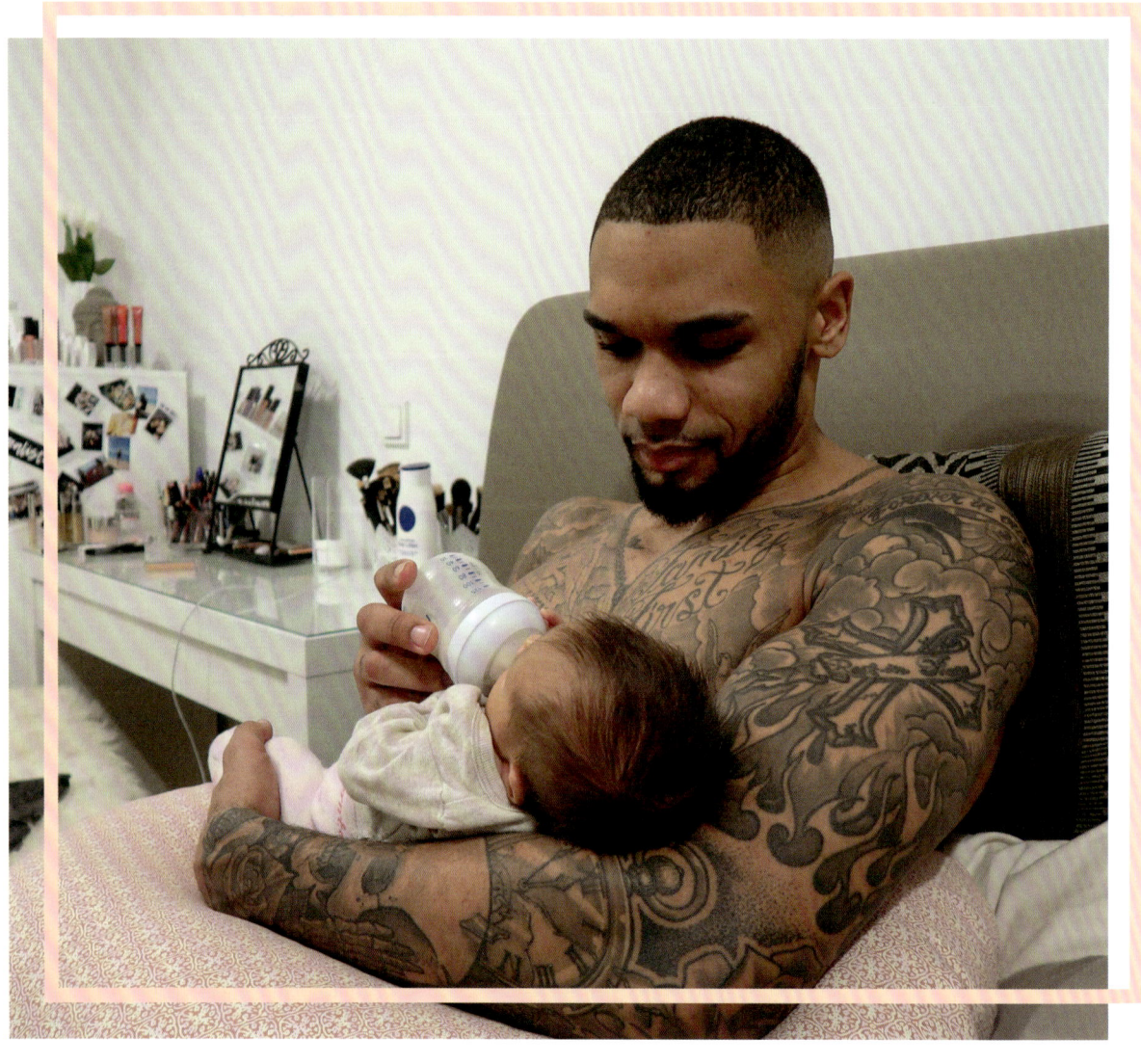

HEBAMMEN-KNOW-HOW

Wir hatten wirklich eine ganz tolle Hebamme. Ich kann dir nur empfehlen, dich rechtzeitig um die Betreuung im Wochenbett und die erste Zeit danach zu kümmern. Und damit meine ich ungefähr den Zeitraum, in dem deine Frauenärztin dir zum ersten Mal bestätigt, schwanger zu sein. Zumindest in Großstädten wie München sind Hebammen gut gebucht und es kann an jedem Ort nie schaden, früh dran zu sein (siehe Seite 50). Die Frauen haben nämlich super Tipps für die Schwangerschaft parat. Unsere Hebamme war sehr erfahren und konnte es gar nicht verstehen, warum manchen Frauen gesagt wird, dass Stillkinder nach dem Trinken kein Bäuerchen machen müssen. Eine Freundin von uns hat das dann weggelassen und ihr Kind hatte wirklich oft Bauchweh. Mia hat jedes Mal aufgestoßen und zwar mit einer besonderen Technik, die uns unsere Hebamme gezeigt hat: Du legst dein Kind mit der Brust auf deinen Oberschenkel, deine Brust oder Schulter und streichst ihm ganz sanft vom Steißbein bis zu den obersten Wirbeln über den Rücken. Dabei bitte nicht klopfen! Wir haben die Erfahrung gemacht, dass auf diese Weise ziemlich schnell ziemlich viel Luft rauskommt und das tut dem Kind total gut. Mia hatte als Säugling wirklich kaum Bauchweh. Und wenn, dann galt es zuallererst Ruhe zu bewahren. Beim ersten Mal, als Mia sich nicht beruhigen lassen wollte, haben wir total hektisch alles ausprobiert, was wir jemals zum Thema Bauchweh bei Babys gehört haben. Aber: Es reicht einfach nicht, deinem Kind nur eine Minute den Bauch mit kreisenden Bewegungen zu massieren. Du musst es 20 Minuten tun oder auch mal länger.

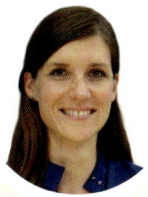

Strategien gegen Babybauchweh

> Kümmelöl (0,5%) oder Kümmelsalbe in kreisenden Bewegungen im Uhrzeigersinn um den Bauchnabel auftragen
> Kirschkernkissen (nur leicht warm) auflegen
> Die Babybeine sanft anwinkeln und mit den Beinchen Fahrrad fahren
> Das Kind häufiger auf den Bauch legen
> Das Baby im Tragetuch/ in der Trage vor dem Bauch tragen
> Das Baby im Fliegergriff tragen (bäuchlings auf dem Unterarm)
> Kümmelzäpfchen aus der Apotheke
> Anwendung von Akupressur
> Wenn die Mama stillt: reichlich Fencheltee trinken
> Überprüfen, ob Windel oder Hose vielleicht zu eng sitzen?

107

ABSTILLEN UND FLÄSCHCHEN

Manche Frauen stillen bis weit nach dem ersten Geburtstag, manche müssen frühzeitig aufgeben. Entweder hört die Milchproduktion einfach auf oder es gibt Probleme mit der Brust, wie etwa Entzündungen. Oder es gibt persönliche Gründe. Empfohlen wird das Stillen mindestens die ersten 4-6 Lebensmonate und viele Stillproblemen lassen sich mithilfe einer einfühlsamen Hebamme überstehen. Dennoch gilt wie immer: Setze dich selbst nicht zu sehr unter Druck und mach dir keine Vorwürfe. Wichtig ist, dass du dich wohlfühlst und voll und ganz auf deine Mutterrolle konzentrieren kannst.

108

Der Vorteil von den Fläschchen ist ganz klar: Du weißt immer, wie viel dein Schatz getrunken hat und kannst besser abschätzen, wann die nächste Mahlzeit fällig ist. Eine Herausforderung ist, die optimale Temperatur zu schaffen. Am besten mischst du heißes und kaltes Wasser (manche Mineralwasser sind mit dem Label „für Säuglingsnahrung geeignet" deklariert), damit du nicht erst die Flasche abkühlen musst, während sich dein Kind die Seele aus dem Leib schreit. Das optimale Mischverhältnis hängt sowohl von der Gesamt- als auch von der Pulvermenge ab, ein Beispiel ist: 30 Milliliter kochendes Wasser plus 90 Milliliter Wasser auf Raumtemperatur plus vier Messlöffel (liegt dem Produkt bei) Pulver ergeben 130 Milliliter verzehrfertige Milch. Bitte probiere immer vor Babys erstem Schluck auf deinem Handgelenk oder an deiner Schläfe, ob die Milch nicht doch noch zu heiß ist!

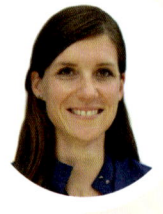

TIPPS VON
DR. CATHARINA AMARELL

Muttermilch ist prinzipiell die beste Nahrung für das Kind: es sind deutlich mehr Nährstoffe enthalten als in Fertigmilch. Stillen senkt das Allergierisiko, enthält prä- und probiotische Substanzen und stärkt so die Darmflora. Muttermilch enthält eine Vielzahl an Abwehrstoffen und hilft so das Immunsystem aufzubauen und zu stärken. Stillen reduziert die Anzahl der Infektionen im Säuglingsalter um 40-70 Prozent. Muttermilch passt sich dem Bedarf des Kindes an. Wenn Stillen nicht möglich oder nicht gewünscht ist eine Anfangsnahrung (PRE oder 1er) eine sehr gute Alternative. Die Zusammensetzung der Fertigmilch ist in Europa streng geregelt, hier findet auch viel Forschung und ständige Weiterentwicklung statt, um für die Babys die beste Nahrung zu bieten. Wichtig ist, sich für eine Marke zu entscheiden und nicht vermehrt zu wechseln, da dadurch Bauchschmerzen beim Kind gefördert werden.

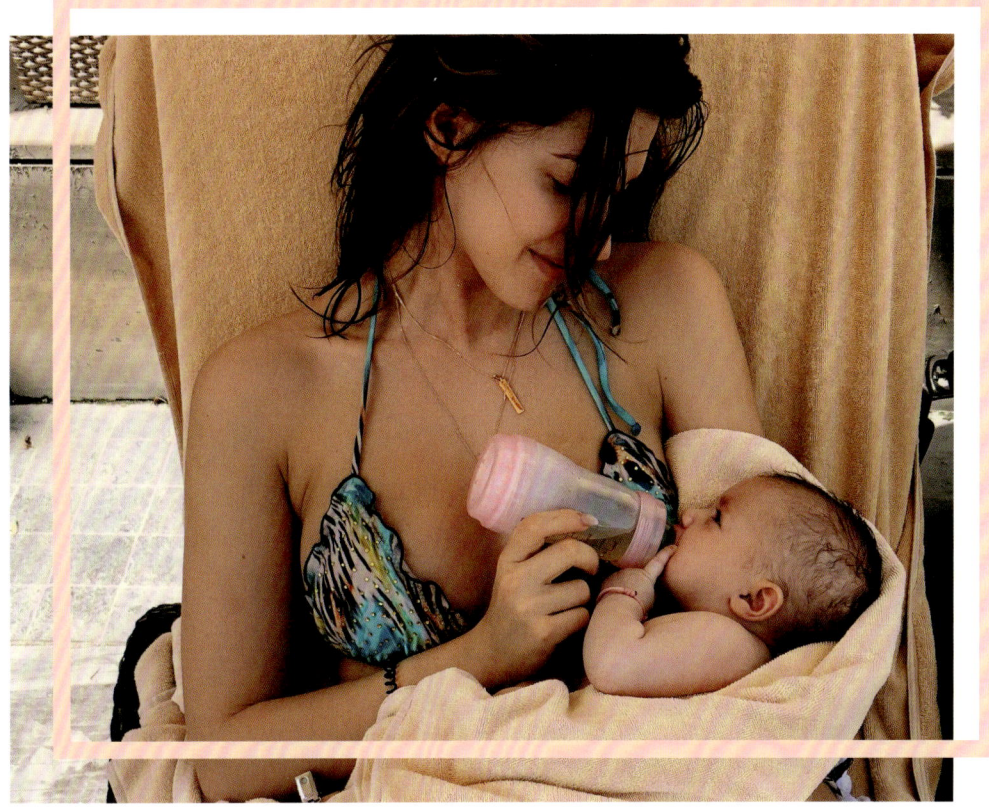

PRE-NAHRUNG: ist der Muttermilch am ähnlichsten – als einziges Kohlenhydrat enthält sie Milchzucker (Laktose) und ist in der Eiweißzusammensetzung Muttermilch ähnlich. Sie ist dünnflüssig, gut verträglich und kann nach Bedarf gefüttert werden. Daher ist sie besonders zu empfehlen, wenn gleich in den ersten Wochen mit Fertigmilch befüttert wird.

1ER NAHRUNG: enthält neben Laktose auch Stärke und oft auch einen relativ hohen Caseinanteil. Sie ist etwas dickflüssiger und sättigender als PRE Nahrung. Vorsicht: einzelne Produkte enthalten zusätzlich Zucker oder Glucosesirup, diese sind nicht empfehlenswert.

FOLGEMILCH (2ER NAHRUNG): unterscheidet sich wesentlich von der Säuglingsanfangsnahrung, enthält mehr Eiweiß und Mineralstoffe. Sie kann ab Beikost-Start gefüttert werden, ist aber nicht notwendig, da grundsätzlich auch Säuglingsanfangsnahrungen im gesamten ersten Lebensjahr verwendet werden können.

HYPOALLERGENE (HA) NAHRUNG: ist speziell für Kinder geeignet, deren Eltern an Allergien leiden. Die spezielle Spaltung der enthaltenen Eiweiße hilft die Wahrscheinlichkeit für das Auftreten von Allergien zu senken.

KUHMILCH UND SELBST ZUBEREITETE NAHRUNGEN: sind aufgrund der Zusammensetzung für Babys im ersten Lebensjahr nicht geeignet. Sie enthalten zu wenig mehrfach ungesättigte Fettsäuren, Spurenelemente und Vitamine und zu viel Eiweiß und Mineralstoffe.

B(R)EIKOST

Aller Anfang is(s)t Brei. Zwischen dem fünften und siebten Monat kannst du zum ersten Mal testen, ob dein Kind bereit für feste(re) Nahrung ist. Stößt es mit dem Mund den Löffel wieder aus, ist es ein sicheres Zeichen: Nein, ich mag es lieber flüssig! Ein Tipp ist, dein Kind nahe bei dir zu halten, es ist ja bislang daran gewöhnt, beim Essen zu kuscheln. Am besten wählst du einen Zeitpunkt, an dem der oder die Kleine nicht mehr ganz satt, aber auch nicht total hungrig ist: also zwischen zwei Flaschen oder Stilleinheiten. Das Ziel sollte sein, den Brei als ein Mittagessen einzusetzen. Als erstes Gericht eignet sich püriertes Gemüse wie Pastinaken oder Möhren besonders gut. Im nächsten Schritt, also dann, wenn dein Kind das Gemüse gerne isst, mischst du pürierte Kartoffeln unter. Läuft das problemlos, füge etwas püriertes Fleisch hinzu. Und immer mit der Ruhe! An manchen Tagen läuft das super und am nächsten Tag mag dein Baby nichts davon. Behalte deine gute Laune, die Kleinen sollen sehen, dass Essen mit Spaß und Genuss zu tun hat.

Wenn du mit dicken Stirnfalten vor deinem Kind sitzt und ausstrahlst „Du musst jetzt aber Brei essen", erreichst du nur das Gegenteil.

Lass etwas Zeit vergehen, damit sich der kleine Magen-Darm-Trakt deines Schatzes an die neue Essensform gewöhnt. Dann wird es Zeit für die erste Zwischenmahlzeit: ein Obst-Getreide-Brei. Dein Kind kennt den Löffel ja schon und daher wird das Füttern sicherlich leichter sein als bei der Gemüse-Variante. Und zu guter Letzt kommt der Milch-Getreide-Brei als Abendmahlzeit hinzu, der erfahrungsgemäß schön müde und satt macht, sodass die Kleinen gut schlafen. Klar, kannst du das alles selbst kochen. Passende Rezepte findest du in der Boxen. Auf Reisen haben wir Mia jedoch fertige Gläschen gegeben. Die sind einfach sehr praktisch und haben immer Gemüse mit drin. Selbst wenn sie konserviert sind, halten wir sie für eine gute Alternative, wenn die Zeit (oder Lust) zum Selberkochen fehlt.

ERSTE LIEBLINGSREZEPTE

Gemüse-Brei

> 20–40 g Gemüse
  (Pastinaken, Möhren oder Blumenkohl)
> ½ TL Rapsöl/Butter

SO GEHT'S: Gemüse putzen, schälen oder waschen, in kleine Stücke schneiden und mit Wasser bedeckt ca. 8 Minuten kochen. Das Gemüse sollte noch bissfest sein. Dann mit dem Wasser zusammen pürieren und das Fett hinzugeben.

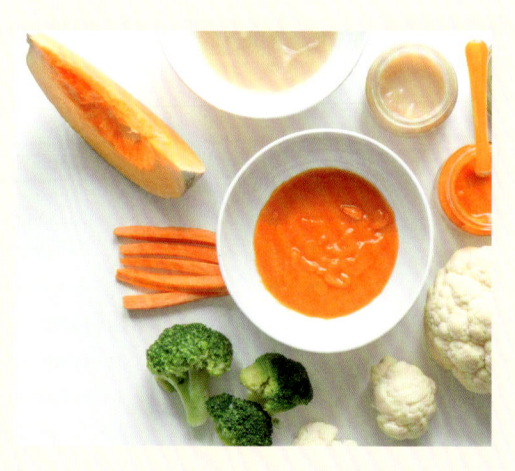

MIX & MATCH

Gemüse	Fett	Kohlen-hydrate	Fleisch / Fisch	Extras
		(kommen hinzu, sobald der Gemüse-Brei gut angenommen wird, starte mit Kartoffeln)	(kommen hinzu, sobald der Gemüse-Kohlenhydrat-Brei gut angenommen wird)	
Wurzelgemüse wie Möhren oder Pastinaken	Rapsöl			Orangensaft (Vitamin C verbessert die Aufnahme von Eisen)
Fenchel	Olivenöl	Kartoffel	Mageres Geflügel	Apfelsaft mit Vitamin-C-Zusatz
Kürbis (z. B. Hokkaido)	Leinöl	Süßkartoffel	Mageres Rindfleisch	
Zucchini	Sonnenblumenöl	Nudeln	Mageres Schweine-fleisch	
Spinat (ab dem 7. Monat)	Butter (ab dem 7. Monat)	Reis	Mageres Lammfleisch	
Brokkoli (ab dem 7. Monat)	Walnüsse	Quinoa	Kabeljau (Grätenfrei)	
Blumenkohl (ab dem 7. Monat)		Schmelzflocken	Lachs- / Seelachsfilet (Grätenfrei)	
Kohlrabi (ab dem 7. Monat)		Hirseflocken		
		Polenta		
		Couscous		

Obst-Getreide-Brei

> 1 EL Haferflocken
> 100 ml Wasser
> 100 g Obst (Bananen, reife Birnen, Aprikosen, Äpfel)
> 1 TL Rapsöl

SO GEHT'S: Haferflocken im Wasser einweichen lassen (geht gleich im Pürierbecher). Das Obst putzen, waschen oder schälen, klein schneiden und zu den Haferflocken geben. Pürieren und zum Schluss das Fett hinzugeben.

Milch-Getreide-Brei

> 2,5 EL Vollkorngrieß
> 200 ml Vollmilch
> 3–4 EL Obst- oder Gemüsesaft

SO GEHT'S: Den Grieß 2–3 Minuten in der Milch kochen und mit dem Saft abschmecken.

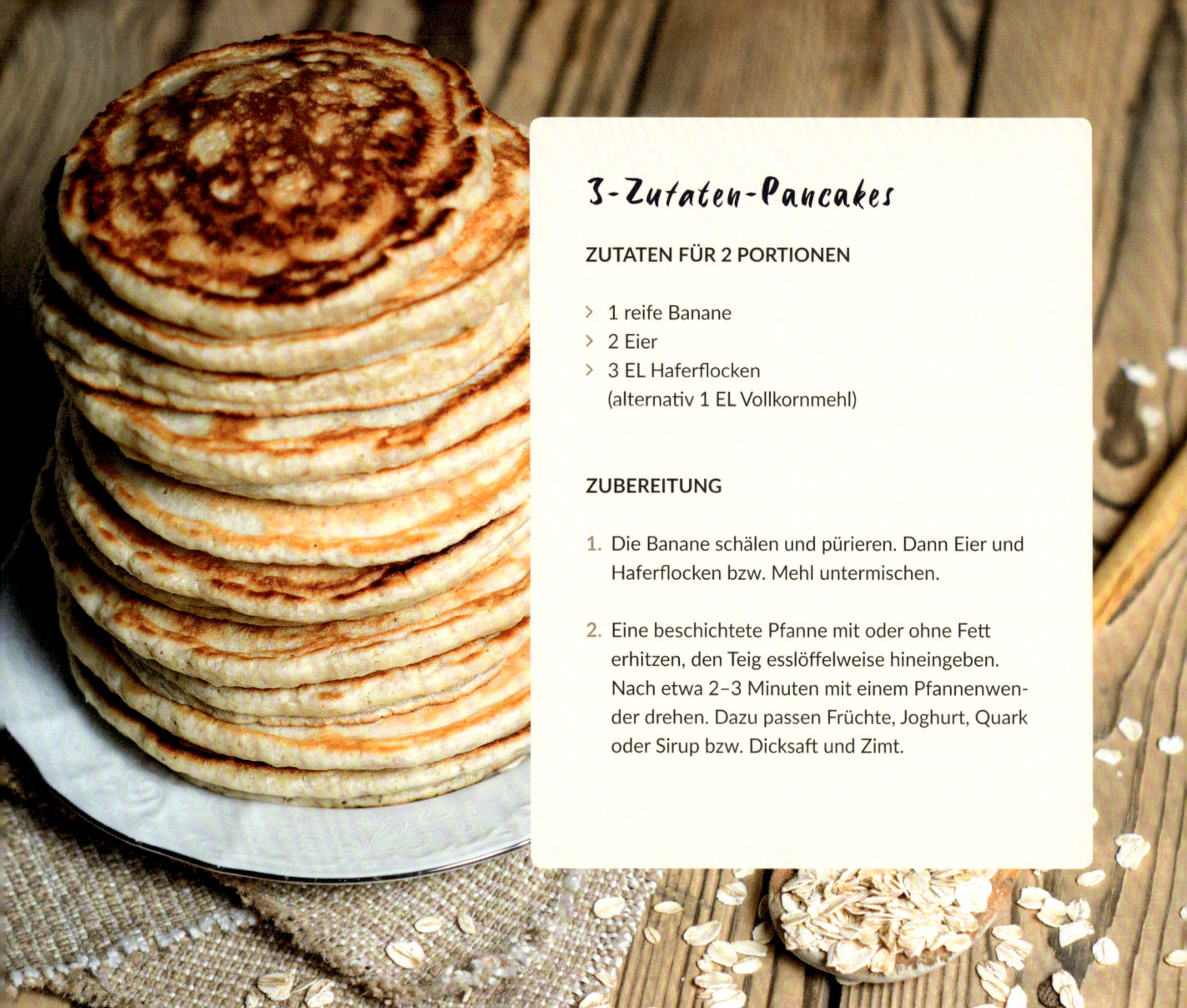

3-Zutaten-Pancakes

ZUTATEN FÜR 2 PORTIONEN

> 1 reife Banane
> 2 Eier
> 3 EL Haferflocken
  (alternativ 1 EL Vollkornmehl)

ZUBEREITUNG

1. Die Banane schälen und pürieren. Dann Eier und Haferflocken bzw. Mehl untermischen.

2. Eine beschichtete Pfanne mit oder ohne Fett erhitzen, den Teig esslöffelweise hineingeben. Nach etwa 2–3 Minuten mit einem Pfannenwender drehen. Dazu passen Früchte, Joghurt, Quark oder Sirup bzw. Dicksaft und Zimt.

KÖSTLICHES FÜR KLEINKINDER

Mia darf so gut wie alles mitessen, was wir essen. Dazu gehören auch mal Pizza oder Pommes. Aber am liebsten isst sie eh gern gesunde Sachen. Ihr Favorit sind Tomaten. Zum Frühstück stellen wir die immer zuletzt auf den Tisch, damit sie vorher noch etwas anderes isst. Zurzeit mag sie gern Toast mit Frisch-käse ohne Kräuter. Das Gleiche gilt für Gelbwurst – bitte ohne Grün! Da ist sie wohl anderen Kindern sehr ähnlich. Genau wie mit ihrer Nudelvorliebe. Die könnte es jeden Tag geben, am liebsten pur. Sie mag auch gern Reis, ebenfalls ohne Sauce, Fleischbäll-chen, Wiener Würstchen und: Eier, ganz die Eltern ☺.

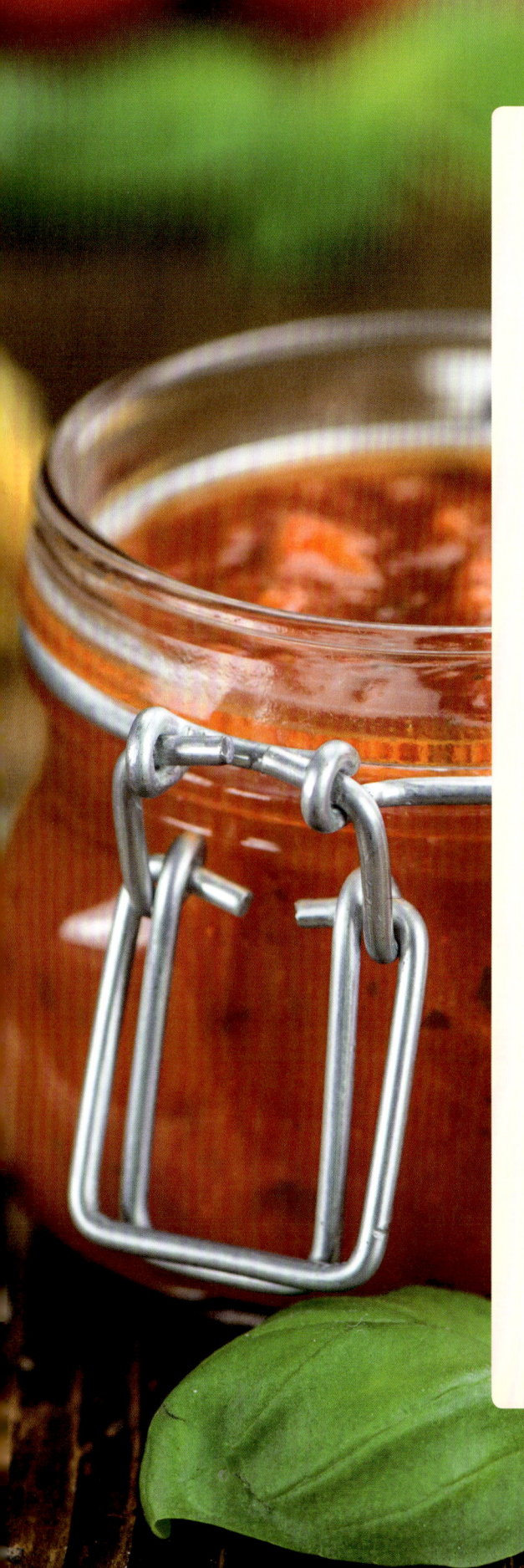

All-in-Nudelsauce für Kids

ZUTATEN FÜR CA. 4 PORTIONEN

> 1–2 Möhren
> 1 Zucchini
> 2 Datteln (ohne Stein)
> Olivenöl, 1–2 Knoblauchzehen
> 2 TL getrockneter Oregano
> 1 TL getrockneter Thymian
> 2 EL Tomatenmark
> 400 g passierte Tomaten
> 12 Kirschtomaten (gewaschen)
> Salz, Pfeffer
> 1 kleines Bund frisches Basilikum

ZUBEREITUNG

1. Möhren, Zucchini und Datteln in kleine Stücke schneiden. Olivenöl in einem Topf bei mittlerer Hitze erwärmen. Möhren und Zucchini etwa 5 Minuten darin anschwitzen.

2. Knoblauch schälen, pressen und zusammen mit Oregano und Thymian ebenfalls kurz anschwitzen. Tomatenmark unterrühren. Dann die passierten Tomaten dazugeben und optional mit etwas Salz und Pfeffer würzen. Die klein geschnittenen Datteln unterrühren.

3. Etwa 20 Minuten bei niedriger Temperatur und leicht geöffnetem Deckel köcheln lassen, bis die Möhren gar sind. Kirschtomaten vierteln und untermischen. 5 Minuten weiter köcheln lassen.

4. Die Sauce mit gekochten Nudeln mischen und mit Basilikumblättern garniert servieren.

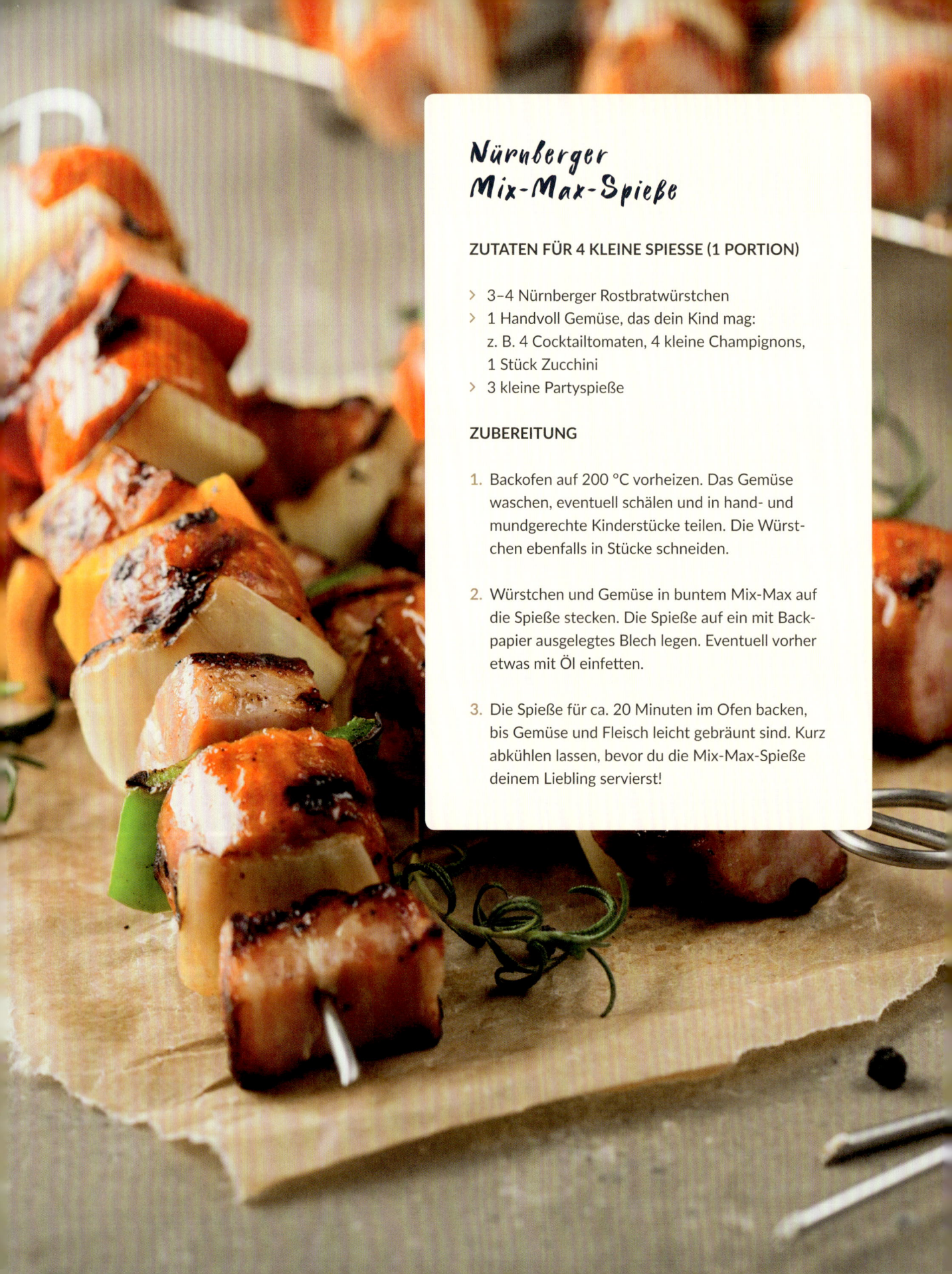

Nürnberger Mix-Max-Spieße

ZUTATEN FÜR 4 KLEINE SPIESSE (1 PORTION)

> 3–4 Nürnberger Rostbratwürstchen
> 1 Handvoll Gemüse, das dein Kind mag:
>   z. B. 4 Cocktailtomaten, 4 kleine Champignons,
>   1 Stück Zucchini
> 3 kleine Partyspieße

ZUBEREITUNG

1. Backofen auf 200 °C vorheizen. Das Gemüse waschen, eventuell schälen und in hand- und mundgerechte Kinderstücke teilen. Die Würstchen ebenfalls in Stücke schneiden.

2. Würstchen und Gemüse in buntem Mix-Max auf die Spieße stecken. Die Spieße auf ein mit Backpapier ausgelegtes Blech legen. Eventuell vorher etwas mit Öl einfetten.

3. Die Spieße für ca. 20 Minuten im Ofen backen, bis Gemüse und Fleisch leicht gebräunt sind. Kurz abkühlen lassen, bevor du die Mix-Max-Spieße deinem Liebling servierst!

ZUCKERFREI DURCHS ERSTE LEBENSJAHR

Viele Mütter aus unserem Bekanntenkreis versuchen, ihrem Kind erst zum ersten Geburtstag etwas Süßes beziehungsweise Zuckerhaltiges zu essen zu geben. Wir kommen jedoch aus einer Großfamilie, da kannst du diesen Vorsatz nach einem halben Jahr streichen. Wir finden es normal, dass Kinder nicht komplett vom Zucker ferngehalten werden. Wenn Mia mal einen Fruchtjoghurt, Pudding oder ein Eis essen mag, dann isst sie den oder das eben. Das gehört doch zum Kindsein dazu. Sie darf auch Schokolade haben, wenn sie möchte. Meistens beißt sie eh nur ein Stück ab und der Rest landet sonst wo. Bei uns zu Hause gibt es die sowieso nie, so bleiben Süßigkeiten immer etwas Besonderes und werden nicht zum täglichen Begleiter. Mia hat mal eine Zeit lang zum Frühstück wenig gegessen und wir haben es mit Schokocreme- und Marmeladen-Toast versucht. Beides mochte sie nicht. Klar, darf Mia Fruchtsaft trinken, sie bekommt den tagsüber als Schorle mit etwa 80 Prozent Wasser. Und nach dem Zähneputzen gibt es nur noch Wasser. Wir halten die Zahnpflege für weitaus wichtiger als ein striktes Zuckerverbot. Solange die Zähne regelmäßig gut geputzt werden, muss man sich da keine großen Gedanken machen. Ab dem zweiten Geburtstag bestätigt dir ein jährlicher Besuch beim Zahnarzt, alles richtig gemacht zu haben.

KULINARISCHES AUSWÄRTSSPIEL MIT KIDS

Solange Mia noch Gläschen gegessen hat, war es ganz einfach, unterwegs zu sein. Du kannst nach einer Mikrowelle oder heißem Wasser fragen und schon hast du eine warme Mahlzeit. Irgendwann hatten wir sogar eine Thermoskanne gefunden, deren Deckel so groß ist, dass man dort ein Gläschen aufwärmen konnte. Auch fürs Auto gibt es Geräte, die über den Zigarettenanzünder funktionieren. Teilweise musst du einfach nur den Stecker wechseln und kannst die Geräte zu Hause dann ganz normal über die Steckdose nutzen.

Gläschen vergessen? Dein Kind ist zu alt für Gläschen? Keine Panik! Im Restaurant bestellst du Kartoffeln mit Möhren und zerdrückst diese. Bitte die Bedienung, dass die Küche mit Gewürzen spart. Oder Gnocchi mit Tomatensauce, Nudeln mit Butter … Du weißt ja, was dein Kind mag und was nicht. Im „schlimmsten" Fall isst dein Schatz einfach das vorab gereichte Brot. Wir können nicht verstehen, warum manche Eltern darauf verzichten, mit Kind essen zu gehen. Fast überall stehen Kinderstühle bereit, du packst ein Lätzchen und ein paar Bauklötze ein – fertig. Viele Lokale haben sogar Spielzeug da oder Buntstifte plus Papier. Und wenn dein Kind zum Malen noch zu klein ist, räumt es vielleicht einfach gern die Stifte ein und aus. Oder baut einen Turm mit Bierdeckeln. Hauptsache, es ist beschäftigt. Natürlich gibt es Tage, an denen die Kleinen keine Lust haben, still zu sitzen. Dann wechselt ihr euch ab und dreht eine kleine Runde, bis das Essen kommt. Oder ihr geht mal kurz vor die Tür, wenn das Geschrei zu groß wird, um die Emotionen abzukühlen. Hier gilt ebenfalls: Agiert als Team! Sprecht euch ab! Generell spielt die Gewohnheit eine große Rolle. Kennt dein Kind es von zu Hause, beim Essen ruhig am Tisch zu sitzen, fällt es ihm leichter, sich im Restaurant in dieser Situation ebenfalls gut zurechtzufinden. Versucht daher, daheim eine ruhige und festgelegte Routine am Esstisch zu entwickeln. Und: Habt Geduld und macht euch keinen Stress! Kinder weinen halt und andere Leute gucken halt. Lass sie gucken. Sollte sich jemand beschweren, hat diese Person definitiv ein größeres Problem, als du es gerade hast.

GUTE NACHT, MEIN KIND!

Wir finden: Schlafen macht Spaß! Darum sollte dein Kind von Anfang lernen: Zu Bett gehen hat nichts mit Tränen und Bockigkeit zu tun. Aber womit dann? Und wie schafft ihr es als Eltern, die lieben Kleinen – egal ob Baby oder Kleinkind – entspannt einschlafen und dann möglichst durchschlafen zu lassen? So:

BABYS ZU BETT BRINGEN

In der allerersten Zeit haben Neugeborene noch keinen Tag-Nacht-Rhythmus, sie wollen gefühlt ständig trinken und scheren sich überhaupt nicht darum, ob die Uhr gerade eine 3:42 anzeigt.

Damit sie ein Gefühl für diesen Unterschied bekommen, ist es ganz wichtig, dass dein Baby in einem dunklen Raum schläft. Auch die Vorbereitung auf den Schlaf, also das Stillen beziehungsweise das Flaschegeben, das Wickeln und Umziehen, sollte möglichst mit wenig Beleuchtung stattfinden. Vielleicht gönnst du dir ein kleines Nachtlicht für die Steckdose, um alles leichter zu finden und umsetzen zu können. Das Licht kann dein Kind später, wenn es größer ist, selbst nutzen, um sich im Dunkeln zurechtzufinden ☺.

Rede zudem so wenig wie möglich mit deinem Baby und wenn, dann nur gedämpft, damit es versteht: Die Nacht ist anders als der Tag. Dann ist es dunkel und es geht ruhig zu. Idealerweise legst du euren persönlichen Startpunkt der Nacht fest, indem du deinen Schatz immer zur möglichst gleichen Zeit badest, eine Babymassage machst oder beim Füttern immer das selbe Lied leise singst.

Sobald die lieben Mäuse den Unterschied kennengelernt haben, geht es darum, so viele Stunden am Stück wie möglich durchzuschlafen. Einfache Dinge können euch dabei helfen. Vorab sei gesagt: Alles, was dein Baby an die Zeit in deinem Bauch erinnert, beruhigt es. Dazu gehört Enge und die erreichst du durch Pucken. Was das ist? Die Verwandlung deines Kindes zum Sushi-Röllchen. Kleiner Scherz. Es geht

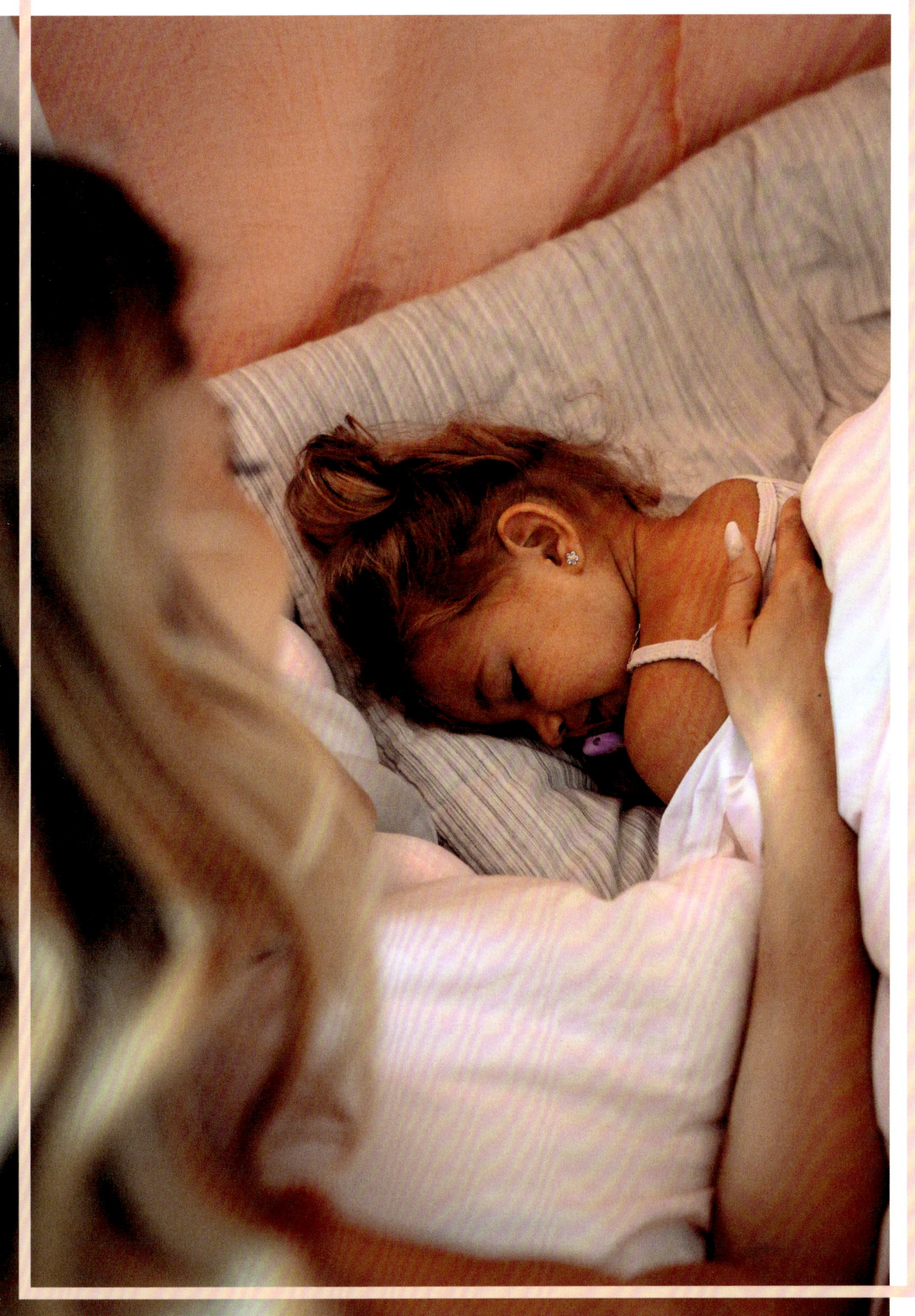

aber tatsächlich darum, das Neugeborene ganz eng in ein Tuch einzuwickeln. Diese Technik hat Mia wirklich gut getan. Als sie noch recht klein war, schlief sie nämlich wirklich schlecht. Die Kleine legte immer ihre Arme hoch neben dem Kopf ab und im Schlaf sind diese dann weiter nach unten gerutscht. In dem Moment, in dem sie komplett nach unten fielen, zuckte sie zusammen – und war wach. Offensichtlich hat sie sich dadurch selbst erschreckt. Eine Freundin von uns riet daher, die Kleine zu pucken. Wir haben sie also ganz fest in ein Moltontuch gewickelt, sodass sie die Arme gar nicht mehr bewegen konnte. Der Anblick war fast mitleiderregend, du denkst: „Oh Gott, ist das wirklich in Ordnung?", aber sie hat viel besser geschlafen. Und zur Erinnerung an alle besorgten Mamas: Im Mutterleib war es sehr eng. Allerdings herrschte dort eine gleichbleibend angenehme Temperatur. Beim Pucken solltest du bedenken, dass das Tuch wie eine weitere Kleidungsschicht wirkt und dein Schatz je nach Außentemperatur im eingerollten Zustand eine Schicht weniger braucht. Es versteht sich von selbst, dass das Baby gepuckt nur auf dem Rücken liegt. Sei bitte nicht enttäuscht, wenn dein Kind sich nicht pucken lassen möchte oder in dem Tuch eher unruhiger als ruhiger wird. Jedes kleine Wesen ist anders und geht seinen eigenen Weg, aber jedes ist ein Wunder ☺.

Sanftes Schaukeln wirkt ebenfalls entspannend. Wir hatten uns eine elektrische Wippe gekauft, die Mia automatisch hin und her schaukelte. Darin lag sie wirklich oft. Du kannst dein Kind natürlich im Arm oder im Kinderwagen einschunkeln. Bedenke nur, dass du es dann wahrscheinlich öfter tun musst. Mir hat das meist nichts ausgemacht. Ich konnte eher nicht genug davon bekommen, mit Mia zu kuscheln. Alternativ klopfst du mit deiner hohlen Hand auf den Po oder den Oberschenkel. Vorsichtig natürlich und möglichst rhythmisch, wie der Herzschlag der Mama – und der beruhigt. Das Geräusch des ständigen Blutflusses lässt viele Babys supergut runterfahren. Dieses zu imitieren, ist nicht schwer. Entweder stellst du den Staubsauger (der ist natürlich ganz schön laut) oder den Haarföhn an – oder du besorgst dir das „weiße Rauschen" als MP3, per App oder über einen Streamingdienst. Du findest auch spezielle Kuscheltiere für Kinder, die rauschen oder summen können. Auch hier gilt: Überlege dir deine Wahl gut. Wenn dein Kind nicht im Auto einschlafen kann, ist es schwer, den Staubsauger an den Start zu bringen. Da ist ein einfaches „Sch-sch-sch" aus Mamas Mund schon praktischer.

Perfekt pucken

Du kannst dein Baby ganz leicht pucken (siehe Illustration rechts). Du brauchst dazu eigentlich kein spezielles Tuch (aber wenn du möchtest, kannst du natürlich eins in Fachgeschäften für Babys oder online kaufen), ein dickeres quadratisches Moltontuch tut es auch. Lege das Quadrat so auf die Couch (das Bett, den Wickeltisch …), dass eine Spitze nach unten zeigt. Die gegenüberliegende Spitze klappst du etwas ein – so weit, dass der Rücken deines Kindes auf

diesem Tuchteil Platz hat – und legst den Zwerg darauf. Führe seine Arme seitlich eng an seinen Körper. Jetzt schlage die rechte Tuchspitze über das Kind auf die linke Seite und schiebe die Spitze unter den Zwerg. Dann legst du die untere Tuchspitze so weit wie möglich nach oben auf deinem Kind ab und klappst die linke Tuchseite auf die rechte Seite. Stecke diese im Tuch fest. Alles sollte wirklich so fest sitzen, dass sich die Arme nicht bewegen können.

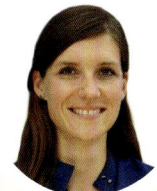

Für sicheren Babyschlaf

Um die Gefahr des plötzlichen Kindstodes möglichst gering zu halten, ist die Rückenlage die sicherste Wahl, daher sollte Ihr Kind, bis es sich selbst drehen kann, auf dem Rücken liegen (mind. die ersten 6 Monate). Die Gefahr, sich zu verschlucken, ist in Rückenlage nicht höher, als in Seiten- oder Bauchlage. Zudem hat das Kind mehr Bewegungsfreiheit auf dem Rücken und kann den Kopf einfacher von einer Seite auf die andere drehen.

Sie sollten den Kopf Ihres Kindes immer wieder in eine andere Richtung drehen, um eine Vorzugshaltung/Abflachung des Hinterkopfes zu vermeiden.

Wichtig ist, das Kind am Tag regelmäßig in die Bauchlage zu legen, wenn es unter Beobachtung ist – so wird der Abflachung des Hinterkopfes entgegengewirkt und die Rücken/Nackenmuskulatur des Babys wird gestärkt. Im Alltag zeigt sich aber, dass manche Babys nicht in Rückenlage einschlafen können. In diesem Fall kann man das Bauchschläfer-Baby z. B. in Bauchlage einschlafen lassen und dann im festen Schlaf auf den Rücken drehen.

Wenn man Babys in Seitenlage legt, sollte man wissen, dass diese recht instabil ist (das Baby kann sich auf den Bauch rollen und noch nicht wieder zurück). Wird das Kind in die Seitenlage gelegt, sollte es auf jeden Fall abgestützt werden. So empfiehlt es sich, den untenliegenden Arm des Kindes vor den Körper zu legen, sodass sich das Baby nicht auf den Bauch drehen kann. Hinter dem Rücken bringt ein zusammengerolltes Handtuch zusätzlich Stabilität.

Allgemein gilt:

> feste Matratze

> immer einen (nicht zu großen) Schlafsack verwenden, keine Decken, Kissen, Kuscheltiere im Bett

> im ersten Jahr sollte das Baby im Elternschlafzimmer schlafen – am besten in direkter Nähe der Mutter im Beistellbett oder im eigenen Bettchen.

119

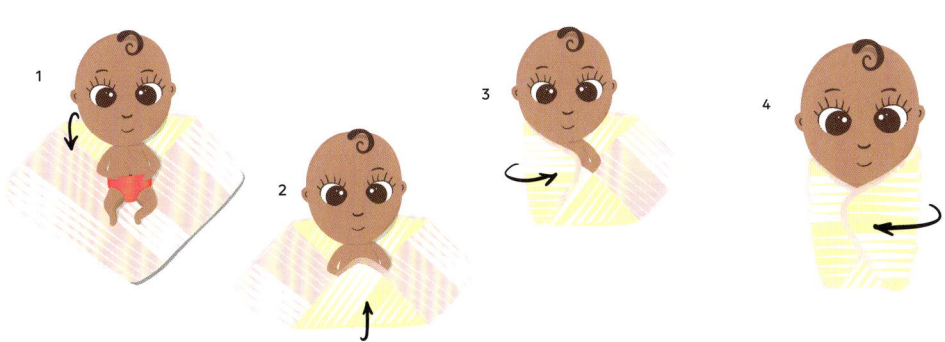

FAMILIENBETT VERSUS EIGENES BETT

Hast du dir schon einmal Gedanken darüber gemacht, welche Punkte dir beim Thema „Wo schläft mein Kind?" wichtig sind? Im Folgenden findest du Listen für beide Möglichkeiten: Entweder dein Kind schläft mit euch im Elternbett (weil dann von den meisten Paaren ein größeres Bett gekauft wird, spricht man vom „Familienbett") oder es bekommt sein eigenes Bett im eigenen Zimmer. Und wenn du dir auch nach dieser Liste nicht sicher bist und lieber einen fließenden Übergang möchtest, lässt du dein Kind in seinem eigenen, von euch getrennten Bett in eurem Zimmer schlafen.

Falls ihr euch für das eigene Kinderzimmer entscheidet: Wann der richtige Zeitpunkt für einen Auszug ist, bestimmt euer Bauchgefühl. Wir haben Mia mit 15 Monaten in ihrem eigenen Zimmer schlafen lassen. Vorher übernachtete sie zwar bei uns, aber in einem Beistellbett. Wenn ihr die Übersiedelung plant, verbindet sie am besten mit einer sowieso vorhandenen Veränderung wie einer Reise. Entweder könnt ihr dort schon auf ein Kinderzimmer zurückgreifen oder ihr beginnt damit, sobald ihr wieder daheim seid. Wir haben festgestellt, dass ihr eigenes Zimmer der Beziehung und der Ehe gut tun. So sehr wir die Mia lieben, möchten wir ihr doch beibringen, irgendwann ihr eigenes Leben zu führen. Und im Bett mal wieder in Ruhe kuscheln oder quatschen zu können, ist für Paare sehr wichtig!

Pro eigenes Bett:

> Wir als Paar haben unsere Zweisamkeit zurück
> Kinder mögen es, ihr eigenes Reich zu haben
> Wir können abends wieder Videos schauen und uns in normaler Lautstärke unterhalten
> Wir müssen keine Angst haben, uns auf unser Kind zu legen oder es zu stark zuzudecken
> Wir können besser schlafen, weil wir nicht vom Kind getreten oder geboxt werden
> Unser Kind lernt früh, auf eigenen Füßen zu stehen

Pro Familienbett:

> Unser Kind schläft besser durch, weil es sich geborgener fühlt
> Ist unser Schatz krank, haben wir ihn besser im Blick
> Unser Baby soll sich nicht ausgegrenzt oder einsam fühlen
> Die Bindung zu unserem Kind kann gar nicht intensiv genug sein
> Wir können uns zum Büchervorlesen hinlegen
> Wir sparen die Kosten für ein Kinderbett
> Wir brauchen kein Extra-Kinderzimmer, müssen also (noch) nicht umziehen
> Wir müssen nicht jedes Mal aufstehen und in ein anderes Zimmer laufen, um das Kind zu beruhigen, wenn es nachts weint
> Wir müssen uns nicht auf ein Babyphone verlassen, das ausfallen kann

KLEINKINDER TRÄNENFREI INS LAND DER TRÄUME SCHICKEN

Auch für Kleinkinder ist das Umschalten von Action am Tag auf Einschlafen am Abend eine große Herausforderung. Um ihnen diesen Schritt zu erleichtern, solltest du eine bestimmte Routine etablieren. Jeden Abend veranstaltet ihr den gleichen Ablauf, möglichst immer zu gleichen Zeit. Bei Mia ist es zum Beispiel mit eineinhalb Jahren so, dass sie abends auf der Couch in Ruhe ihre Abendmilch trinkt. Vorher haben wir ihr ihren Schlafanzug angezogen. Dann geht sie mit einem von uns ins Bad, wäscht sich die Hände und das Gesicht, im Anschluss ist Zähneputzen dran. Mia kennt die Abläufe bereits genau und schiebt sich selbst die Ärmel hoch, damit die beim Waschen nicht nass werden. Und sie weiß: Okay, nach dem Bade- ist mein Schlafzimmer dran und ich gehe gleich ins Bett.

Dort machen wir dann noch mal ein bisschen Spaß mit ihr, kitzeln sie beispielsweise durch. Wir haben die Erfahrung gemacht, dass Kleinkinder kurz vor der Schlafenszeit gar nicht so ruhig behandelt werden müssen. Aber das ist natürlich bei jedem Mädchen und jedem Jungen anders. Probiert aus, was eurem Schatz guttut. Und klar, wenn Mia schon beim Schlafanzuganziehen die Augen zufallen, verzichten wir auf die Kitzeleinlage. Dann war der Tag meistens sowieso schon sehr aufregend und erlebnisreich für sie. Kinder geben Eltern Zeichen, Eltern müssen nur die Ruhe haben, diese zu lesen.

Gute Ideen für Gute-Nacht-Rituale

> Allen Kuscheltieren eine gute Nacht wünschen und ihnen ein Bussi geben
> Allen Personen, deren Fotos an der Wand hängen, noch mal winken, bevor es ins Bett geht
> Dem Kind ein bestimmtes Lied vorsingen – immer dasselbe
> Dem Kind ein Buch vorlesen
> Dem Kind den Bauch streicheln oder die Hand massieren oder ...
> Noch ein paar Minuten kuscheln
> Die Decke des Kindes noch mal aufschütteln und es richtig kuschlig zudecken
> Ein kleines Gebet sprechen oder gemeinsam überlegen, welches heute das schönste Erlebnis war

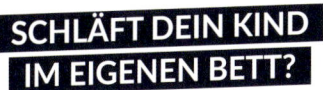

SCHLÄFT DEIN KIND IM EIGENEN BETT?

UNSERE COMMUNITY SAGT ...

JA!	NEIN
65%	35%

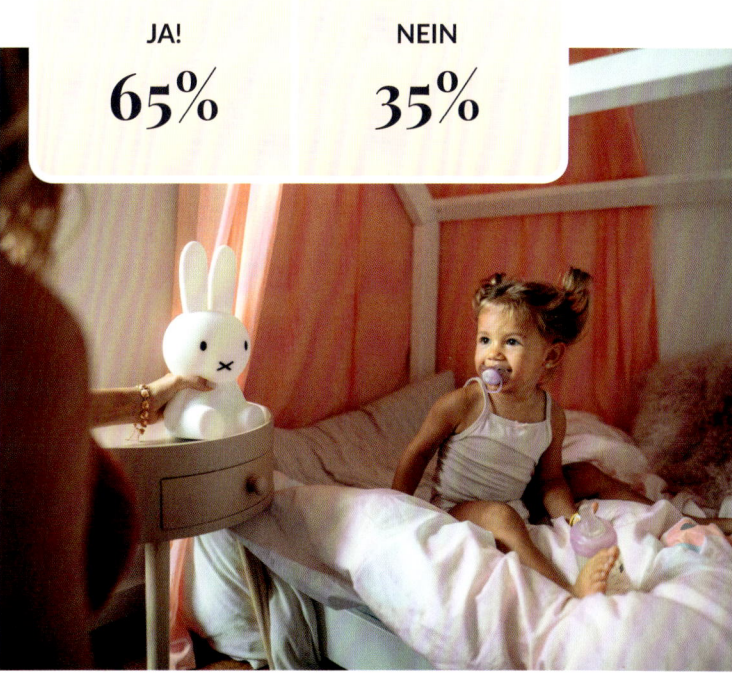

ALLEIN EINSCHLAFEN LÄUFT VON ALLEIN

Sobald Kleinkinder im Bett liegen, heißt das noch lange nicht, dass sie schlafen. Dieser Prozess ist noch mal eine Sache für sich und hat uns ehrlicherweise am Anfang ein paar Nerven gekostet. Mit einem Jahr ist Mia etwa fünf- bis zehnmal in der Nacht aufgewacht und weinte, weil sie ihren Schnuller wiederhaben wollte, Durst hatte oder einfach Hallo sagen wollte. Das war wirklich anstrengend. Wir bekamen von Sarahs Schwester den Tipp, es mit einer bestimmten Methode zu versuchen. Wichtigste Info vorab: Schimpfen bringt überhaupt nichts, diese Reaktion

können Eltern gleich aus dem Protokoll streichen. Stattdessen ist viel, viel Geduld gefragt, aber die lohnt sich! Also: Ihr legt euer Kind hin und geht aus dem Zimmer. Ja, es weint dann oder wird sehr unruhig, dann kommt ihr zurück und tröstet es, streichelt ihm den Arm, sagt ihm, dass ihr nebenan seid und alles gut ist. Erklärt ihm, wie wichtig es ist zu schlafen („dann hast du genug Kraft, um morgen wieder zu spielen") und versucht, die Gründe herauszufinden, warum das Kind nicht allein sein will. Es hat Durst? Ein auslaufsicherer Trinkbecher (natürlich nur mit Wasser gefüllt – Saft, Milch & Co. sind nachts tabu) im Bett zur Selbstbedienung streicht dieses Anliegen. Und viele im Bett verteilte Schnuller macht so manches Weinen überflüssig. Ein Stecklicht hilft vielen Kindern, sich in der Nacht zurechtzufinden

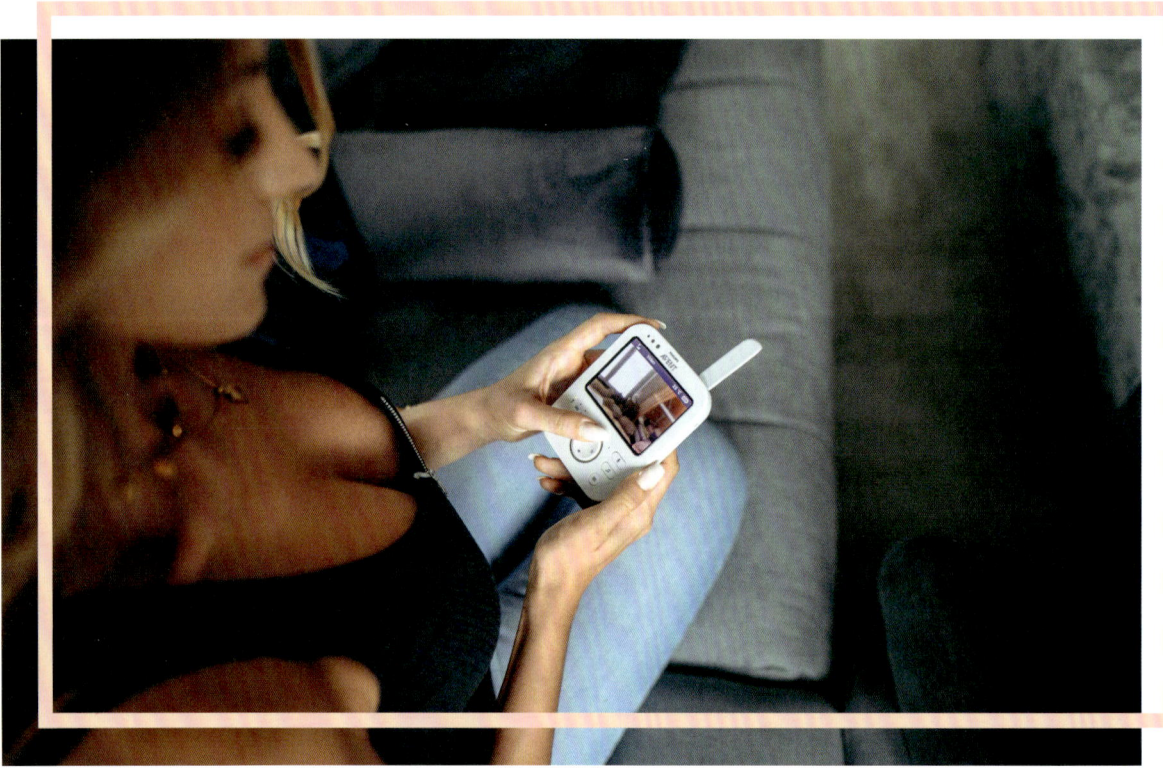

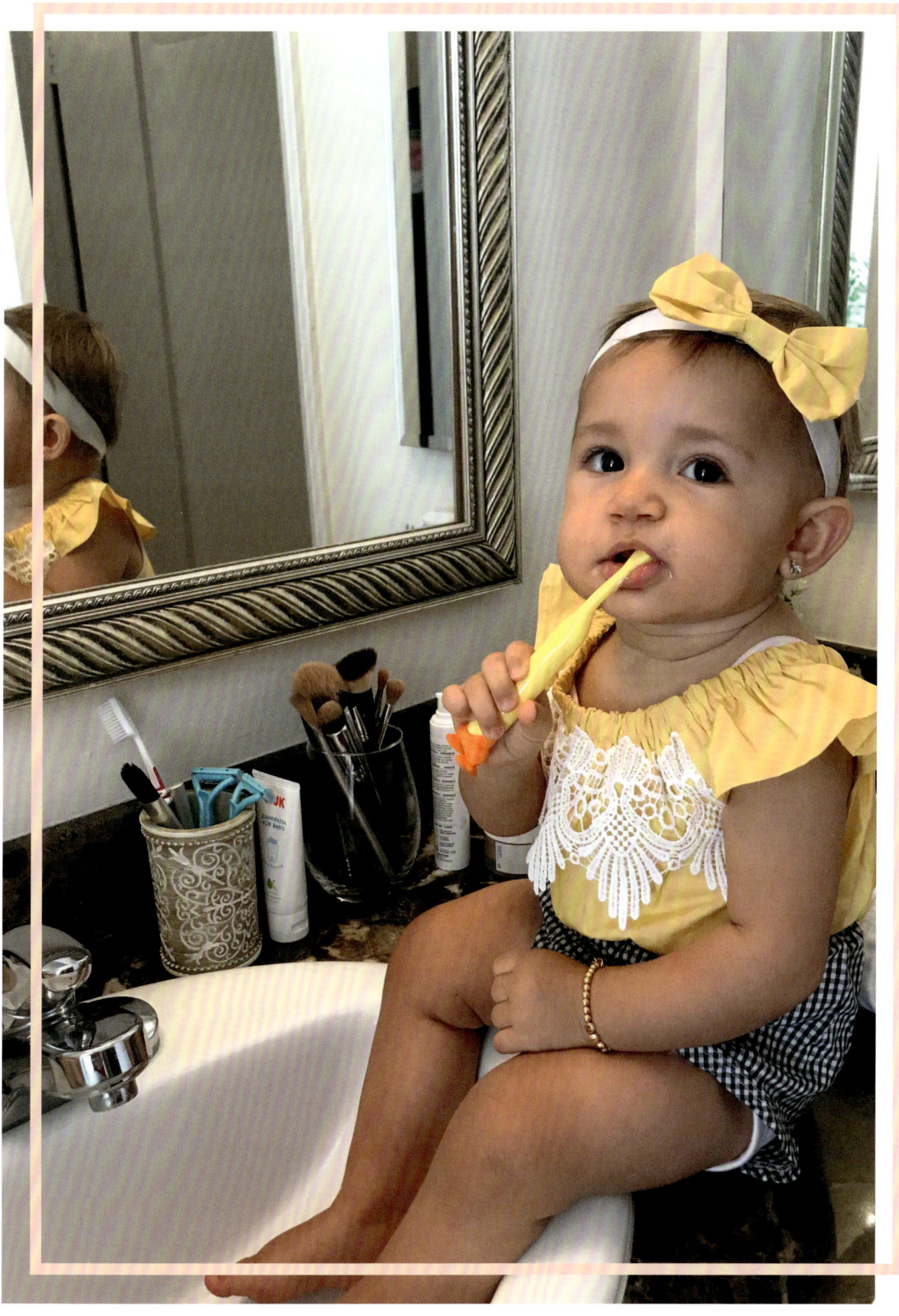

123

und weniger ängstlich zu sein. Ihr werdet einige Tage oder sogar Wochen lang immer wieder hereingerufen werden und die Gespräche mit eurem Kind werden sich oft wiederholen. Aber gebt nicht auf. Nach und nach lernt euer Kind, dass ihr es – auch, wenn ihr aus dem Raum geht - nicht im Stich lasst, es gewöhnt sich an die neue Situation und beginnt, ganz allein entspannt einzuschlafen.

Mittlerweile schläft Mia nach etwa 20 bis 30 Minuten allein ein. Manchmal, wenn sie zu sehr turnt oder erzählt, rufen wir noch in ihr Zimmer „Mia, jetzt ist Feierabend! Es wird geschlafen, Maus!".Aber ein wenig erzählen darf sie natürlich schon noch. Erwachsene schlafen doch auch nicht sofort ein, wenn sie im Bett liegen. Darum steht den Kindern eine gewisse Zeit des Runterkommens zu, die Eltern mit Geduld verbringen sollten. Gerade wenn die Kleinen viel erlebt haben oder noch fremde Menschen in der Wohnung sind, brauchen sie nun einmal länger – das ist doch ganz normal. Eine Zeit lang hat Mia ein Spucktuch in der Hand gehalten und ist nur damit eingeschlafen. Vielleicht tut deinem Kind ein kuscheliger Stoffhase oder eine Spieluhr (vielleicht die, die du in der Schwangerschaft immer auf deinen Babybauch gelegt hast?) gut. Teste es, nicht immer klappt alles sofort. Kinder müssen sich an Dinge gewöhnen.

Parallel zum Allein-Einschlafen haben wir Mia beigebracht, im Bett zu bleiben – auch wenn sie noch wach ist. Dabei hat uns das Babyphone mit Kamera sehr geholfen, denn wir konnten stets sehen, wenn sie anfangs dennoch aufgestanden ist. Dann sind wir direkt zu ihr gegangen und haben ihr erklärt, dass Aufstehen nicht geht. So eine Ermahnung wirkt nicht beim ersten Mal, Kinder brauchen Zeit zum Lernen. Aber wenn du die Nerven behältst und immer wieder mit ruhigen Worten erklärst, warum das Kind liegen bleiben soll, wird es das auch irgendwann tun. Mia steht inzwischen nicht mal morgens auf, sondern will geholt werden – obwohl ihr Bett offen und auf Bodenhöhe ist.

124

Double fürs Kuscheltier

Sobald ihr feststellt, dass euer Kind ein Kuscheltier besonders gern hat, kauft es mindestens drei Mal. Eins kann dann getrost in die Wäsche (durchgekaut und vollgesabbert wie es meistens ist) und darf in Ruhe trocknen. Und sollte das nächste verloren gehen, gibt es keine herzzerreißenden Dramen und verzweifelten „Teddy-gesucht"-Aushänge.

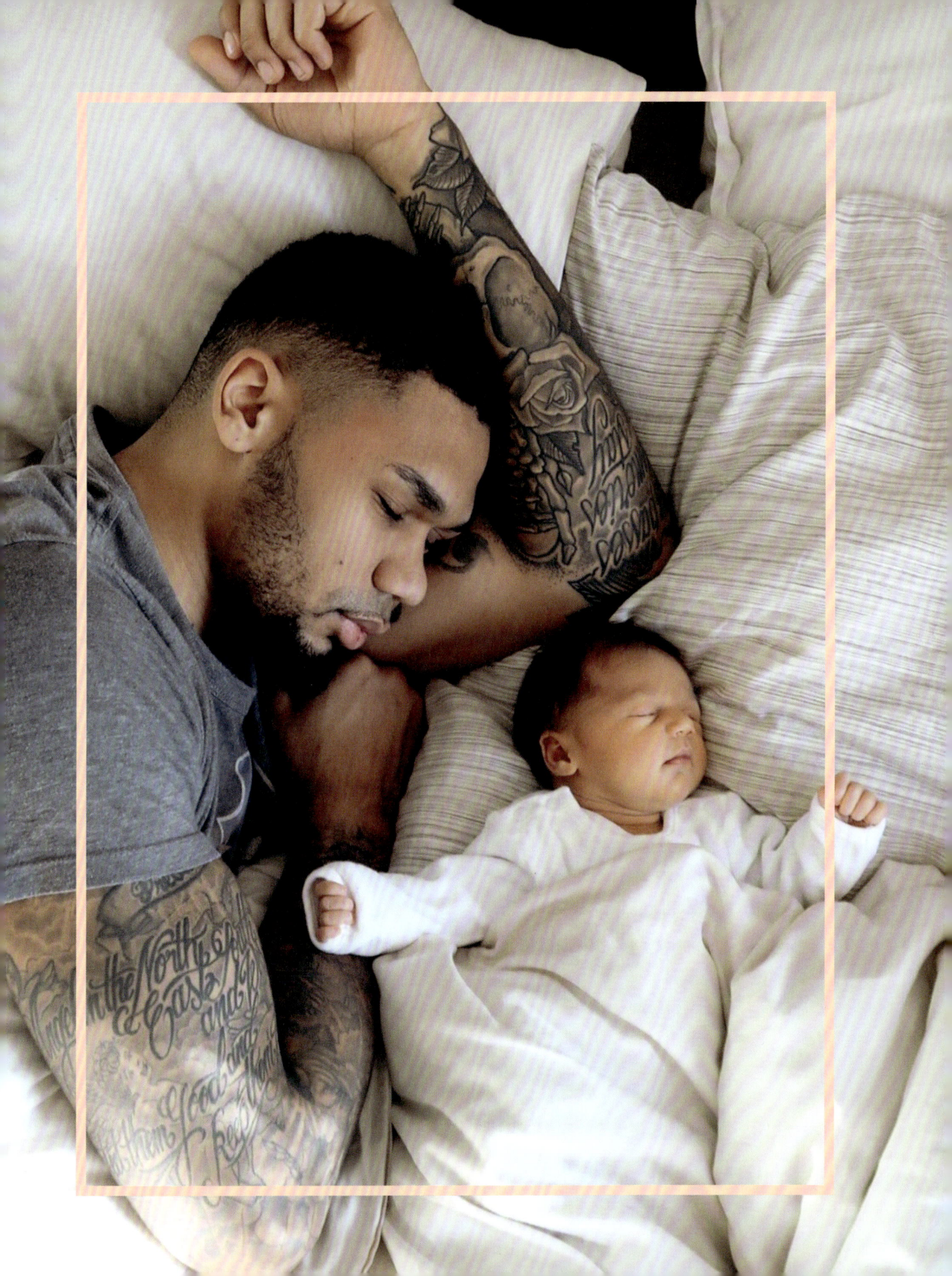

RAUS

MIT EUCH!

Als frischgebackene Eltern steckt ihr plötzlich nicht mehr in der Situation, dass Nachwuchs unterwegs ist. Nein, mit dem Nachwuchs unterwegs zu sein, scheint (zumindest auf den ersten Blick) eine herausfordernde Situation zu sein. Wir geben dir recht: Jeder Ausflug kostet Nerven. Plötzlich musst du alles im Auge haben, an alles denken und spontan reagieren. Aber – diese Herausforderung zu meistern, ist so wichtig. Für dein Ego! Du bist doch nicht nur Mutter und nicht nur Vater. Es tut unglaublich gut, etwas anderes zu sehen und zu erleben als die eigenen vier Wänden und Windelwechseln. Bist du glücklich, ist es auch dein Schatz und obendrein tun ihm die frische Luft plus ein Tapetenwechsel sehr gut. Damit du mit Baby oder Kleinkind so entspannt wie möglich von A nach B kommst, haben wir unsere Erfahrungswerte und Tipps in diesem Kapitel zusammengestellt. Wir sind wirklich häufig zu dritt on the Road.

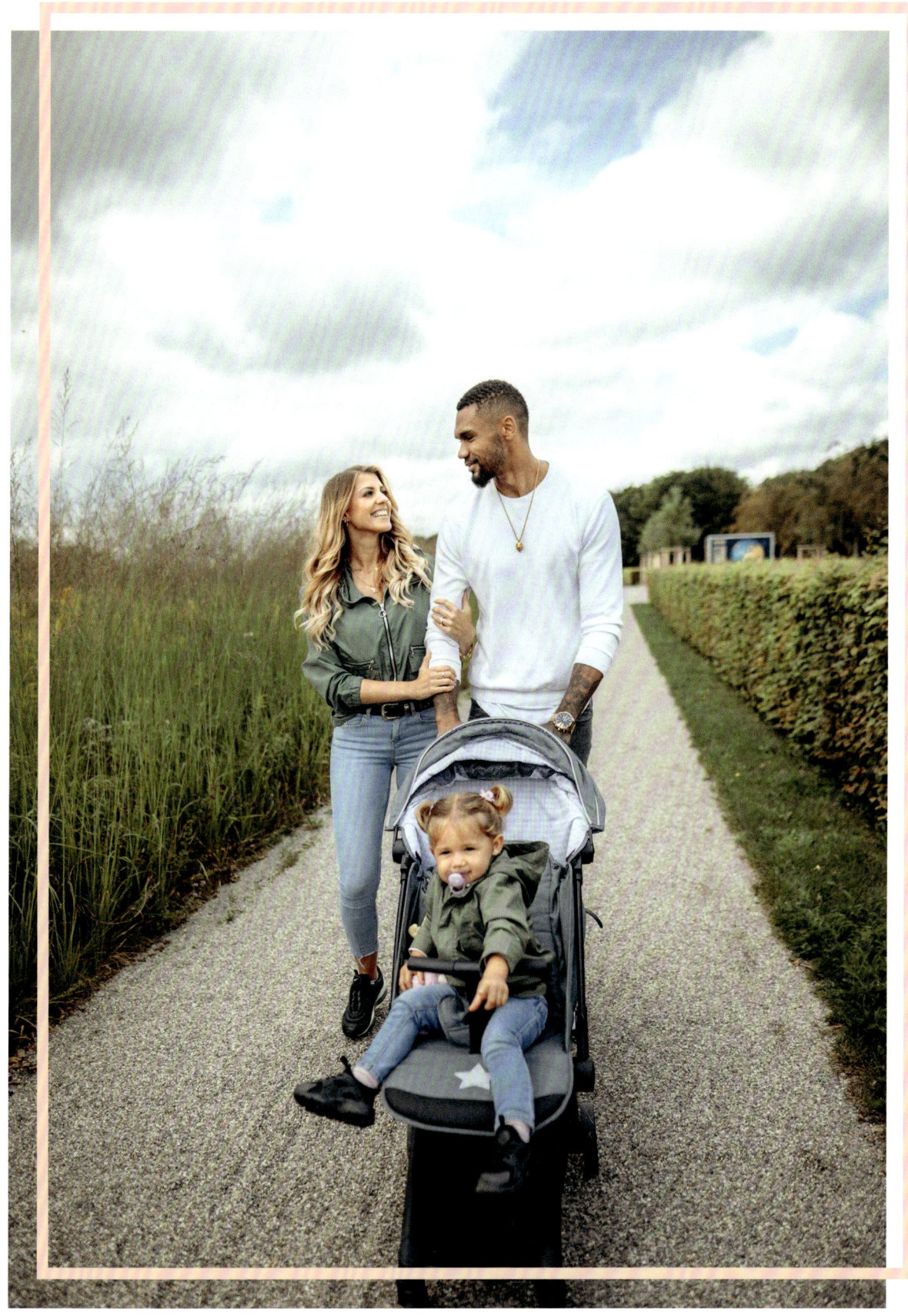

SO LÄUFT'S,
OHNE DASS DIE KIDS
LAUFEN KÖNNEN

Ein Kinderwagen eignet sich perfekt für einen Spaziergang mit Baby, für kleinere Einkäufe und kurze Ausflüge. Wenn die Kleinen etwas älter sind, kannst du damit auch walken oder (wenn du dich danach fühlst) joggen gehen. Achte nur darauf, dass die oder der Kleine nicht zu stark durchgeschüttelt wird. Zudem ist der Kinderwagen super, um mit der Freundin im Café in Ruhe einen Kaffee zu trinken und das Baby nebendran in Ruhe schlummern zu lassen.

Nicht alle Kinder liegen gern im Kinderwagen. Gerade am Anfang wollen sie so viel wie möglich und so nah wie möglich bei der Mama sein. Darum haben wir ein festgewebtes Tragetuch gekauft und Mia oft vorm Bauch in diesem Tuch getragen. Der Känguru-Style eignet sich super, um den Haushalt oder banale Dinge wie Haare föhnen zu erledigen. Solche Tücher sind nicht teuer, können ganz normal in die Waschmaschine und werden mit einer einfachen Technik gebunden. Du wirst den Dreh schnell selbst rausha-

ben, eine Anleitung findest du in der Box auf Seite 130. Mia ist in diesem Tuch immer ganz schnell eingeschlafen und wir glauben, dass sie deswegen noch heute so verkuschelt ist. Körpernähe tut den Kleinen einfach gut und gibt ihnen Sicherheit.

Ab einem Körpergewicht von 3.500 Gramm können die Babys auch in die sogenannte Babytrage. Ja, das ist noch mal etwas anderes als ein Tragetuch. Die Babytrage sieht ein wenig aus wie ein Rucksack, den sich die Mama oder der Papa vor den Bauch schnallt, und ist in ihrer Form vorgegeben. Am besten probierst du beides mal aus und entscheidest dann, was besser zu dir beziehungsweise euch passt. Testen kannst du entweder in einem Fachgeschäft für Babyausrüstung oder bei einer Trageberaterin. Google doch mal das Wort „Trageberatung" in Kombination mit deinem Wohnort. Es gibt Frauen (und ganz wenige Männer), die es sich zum (Neben-)Beruf gemacht haben, frischgebackene Mamas bei der Wahl ihrer Tragehilfe zu beraten. Sie haben immer mehrere Modelle und Varianten vor Ort und teilweise kannst du dir sogar ein Modell für den Alltags-Check leihen.

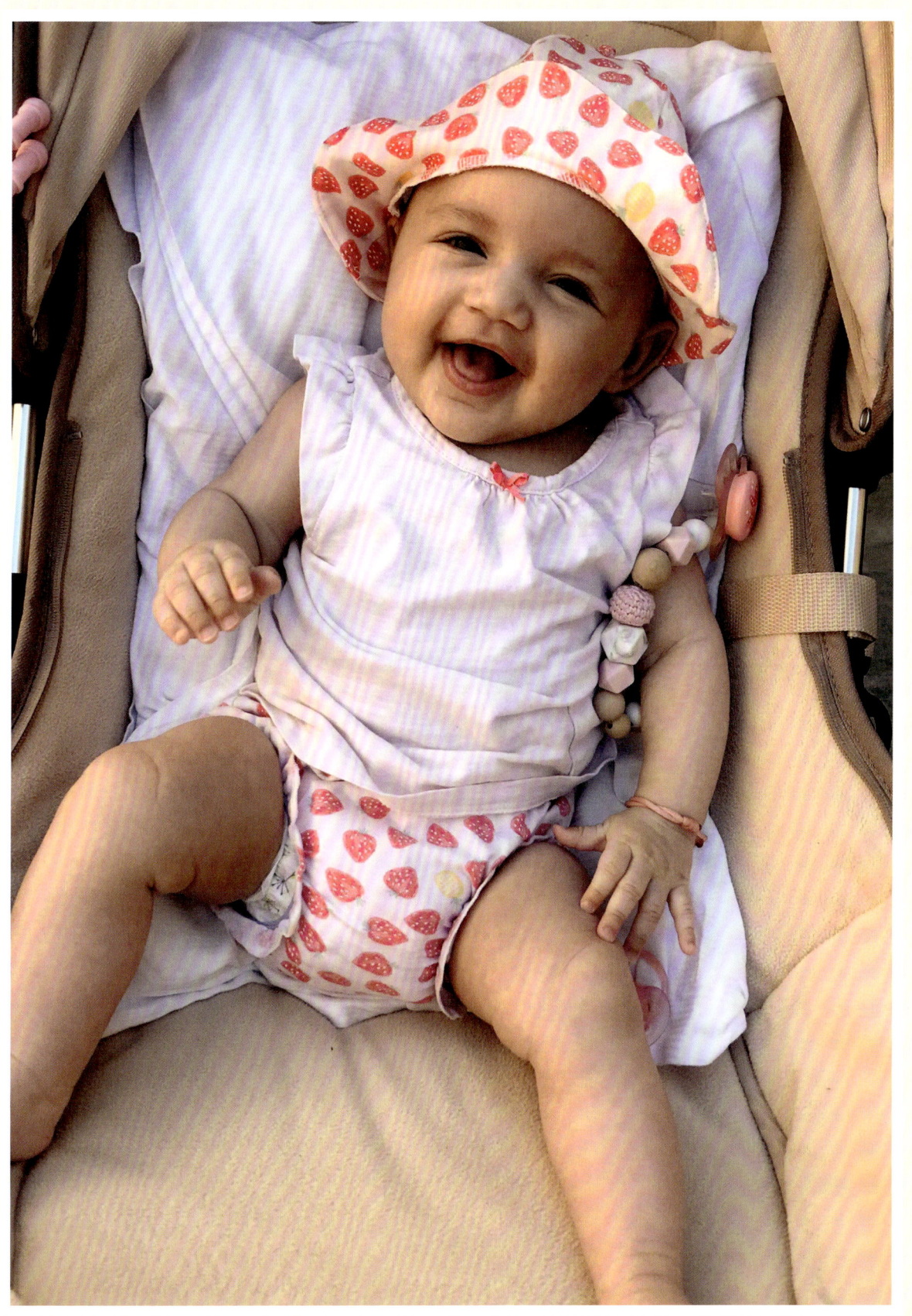

129

FESTE BINDUNG IM TRAGETUCH

Lass dich von den vielen Steps nicht abschrecken, die hast du schnell drauf und das Ganze läuft automatisch ab. Bis es so weit ist, bitte deine Hebamme, deine Trageberaterin oder eine Freundin mit Tragetucherfahrung, dir zu helfen.

1. Suche dir die Tuchmitte, die ist meistens bereits markiert.

2. Halte dir die Mitte auf Brusthöhe vor deinen Körper und lege das Tuch wie ein Handtuch um dich herum.

3. Hinten halten deine Hände nur die oberen Tuchkanten.

4. Du nimmst nun beide Kanten in eine Hand und greifst mit der anderen Hand unter dem Tuch nach der gegenüberliegenden Kante und ziehst diese nach unten – die beiden Lagen liegen über Kreuz.

5. Lege dir die Tuchbahnen über die Schultern, sodass sie sich wieder vor deinem Körper befinden.

6. Den Teil, der eng um deinen Körper liegt, von beiden Seiten nehmen und zusammenraffen, sodass eine Art Gürtel entsteht. Ziehe den Strang so weit nach vorn, bis dein Baby gut Platz darin hat.

7. Lege dir dein Baby über eine Schulter.

8. Lass dein Baby bäuchlings vor deinen Bauch rutschen, sodass seine Füße auf Tuchhöhe sind.

9. Greife dein Kind nur mit einer Hand, dazu hältst du den gegenüberliegenden Oberschenkel fest (also deine rechte Hand greift nach Babys linkem Schenkel) – dein Kind ist automatisch durch deinen Arm gesichert.

10. Mit der freien Hand greifst du von unten in den Tuchgürtel-Strang und ziehst das Tuch über Babys Beine. Schiebe seine Beine etwas zur Seite, damit es automatisch in die Spreizstellung kommt. Der Po vom Kind sitzt auf dem Gürtel. Wenn du dein Kind gut auf den Kopf küssen kannst, stimmt seine Höhe.

11. Ziehe das Tuch so weit über das Kind nach oben, bis seine Ohrläppchen verdeckt sind, damit der Nacken gestützt ist.

12. Ziehe das restliche Tuch vom Gürtelstrang über Babys Popo.

13. Fall nötig, ziehe nacheinander beide hängenden Stränge erst nach oben und dann nach vorn, damit dein Kind enger an deinem Körper liegt.

14. Halte den linken Strang mit der rechten Hand an der Außenkante und reiche mit der linken Hand den Stoff fächerweise nach, bis du den kompletten Strang in der rechten Hand hältst. Die Spannung sollte bleiben! Halte den Strang mit der rechten Hand unter dem Babypopo.

15. Wiederhole die Fächerung gegengleich, die rechte Hand bleibt dabei unter Babys Popo.

16. Kreuze beide Stränge unter dem Po und wiederhole es noch mal, es sollten also zwei Kreuze entstehen.

17. Lege das Tuch unter Babys Füße – die hängen also drüber – nach hinten um deinen Körper.

18. Hinter deinem Körper machst du einen Doppelknoten, damit das Ganze nicht verrutscht. Fertig!

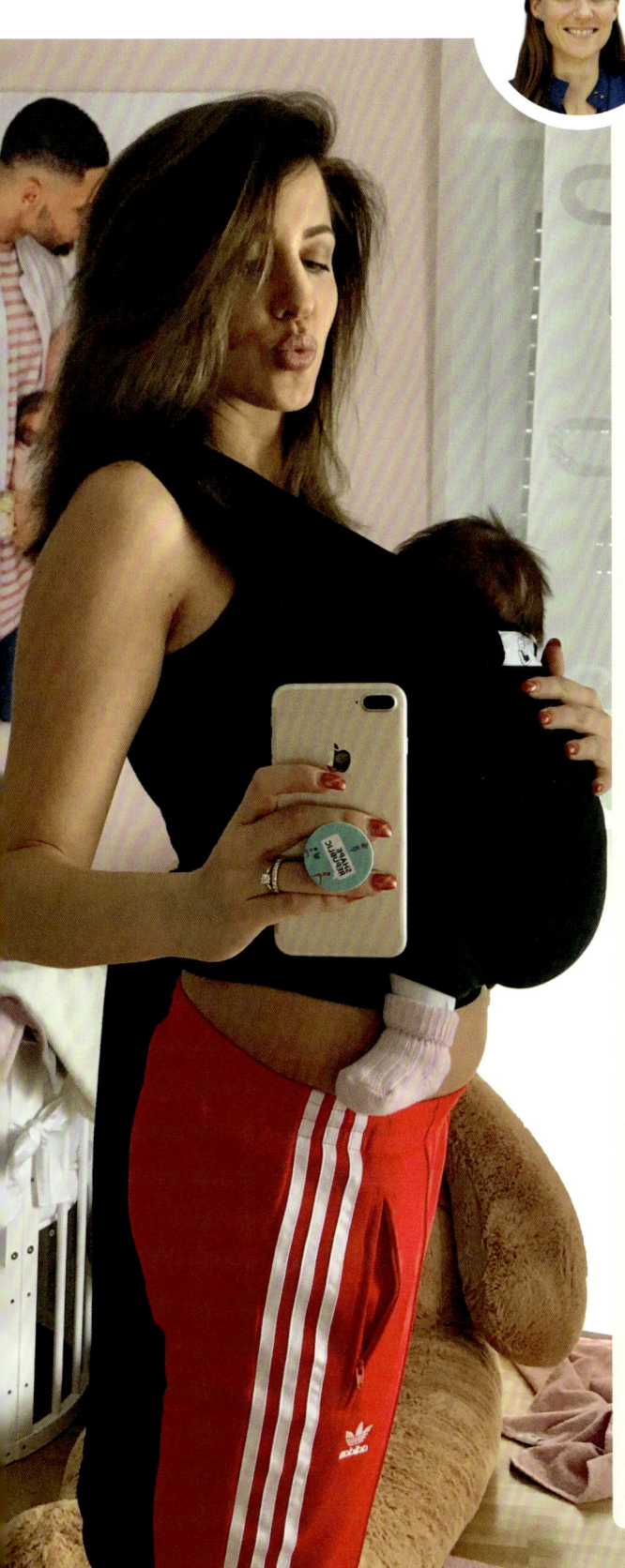

Richtig Tragen

Regelmäßig Getragen-zu-werden bringt für Ihr Kind viele Vorteile mit sich

> Getragene Babys sind insgesamt weniger unruhig und schreien weniger (in Studien konnte eine Minderung um bis zu 50% belegt werden)
> Tragen reduziert Bauchbeschwerden/Koliken
> Tragen stärkt die Eltern-Kind Beziehung und erhöht die Bindungssicherheit
> Getragene Kinder haben ein geringeres Risiko für eine Hüftdysplasie, das Tragen hat also eine positive Auswirkung auf die Hüftentwicklung
> Tragen vermindert das Risiko für die Abflachung des Hinterkopfes
> Tragen hilft Müttern/Vätern im Alltag: man hat die Hände frei; kann alles erledigen und das Baby trotzdem dabei haben

Beim Tragen im Tragetuch sowie einer Babytrage sind einige Punkte zu beachten:

> Die Anhock-Spreiz-Haltung muss gegeben sein: Knie leicht geöffnet, Beine angezogen (optimal: 30-40° Spreizung der Hüfte, 90-120° Anhockung der Beine)- auch M-Haltung genannt, Die Beine sind bis auf Nabelhöhe angehockt und leicht nach außen gespriezt. Die Beine und der Po bilden so ein „M", der Rücken wird rund (physiologische Haltung des Babys)
> Tragen Sie Ihr Kind immer zu sich gewandt
> Achten sie darauf, dass ihr Kind Luft bekommt und es den Kopf zur Seite drehen kann (Vorsicht beim Tragen von Schals oder Tüchern)
> Ziehen Sie ihr Kind nicht zu warm an. Am Besten ist es, das Kind und sich selbst dünn anzuziehen und eine dicke Jacke über beide. Bedenken Sie, dass die Beinchen im Tuch nicht durch ihren Körper gewärmt werden und auch der Sonne ausgesetzt sind: immer entsprechend anziehen.
> Lassen Sie Trage & Kind nicht zu tief hängen. Die optimale Höhe ist die Kussposition: also so, dass Sie Ihrem Kind einen Kuss auf den Kopf geben können.

131

AUTOSITZ

Meistens ist das erste Transportmittel für Neugeborene – noch vor dem Tragetuch oder dem Kinderwagen – die Babyschale für den Pkw (deren Kaufkriterien findest du auf der nächsten Seite). Denn für die Strecke vom Krankenhaus nach Hause nutzen viele Eltern das Auto. Ohne einen speziellen Autositz darfst du dein Kind dort aber nicht mitnehmen. Was selbstverständlich sein sollte, weil die Sicherheit des Neugeborenen vorgeht, ist gesetzlich vorgeschrieben. Am Anfang kann dein Schatz in der Schale noch etwas verloren wirken. Spezielle Neugeborenen-Einsätze verengen den Sitz und geben dem Baby so mehr Halt.

Zunächst sitzen die Kleinen gegen die Fahrtrichtung in ihrem Sitz. Empfohlen wird es, diese Position bis zum 15. Lebensmonat beizubehalten, weil die Nackenmuskulatur erst dann so weit ausgeprägt ist, dass das Kind bei einer starken Bremsung seinen Kopf selbst halten kann. Übrigens wird die Nackenmuskulatur durchs Laufen trainiert, kann dein Schatz also noch nicht laufen, lass ihn lieber weiterhin gegen die Fahrtrichtung sitzen. Am besten steht der Haltegriff der Babyschale während der Fahrt aufrecht und ist fixiert. So dient er im schlimmsten Fall als Überrollbügel. Generell solltest du darauf achten, dass dein Kind nicht stundenlang in der Schale liegt. Die Position ist nicht gut für seinen Rücken. Plane daher auf längeren Autofahrten Pausen ein, in denen du das Kind flach hinlegen kannst. Selbst wenn dein Schatz in dem Sitz eingeschlafen ist, solltest du ihn am Ziel direkt in ein Bett oder den Kinderwagen umbetten. Einige Anbieter haben inzwischen Baybschalen mit spezieller Liegeposition, darin können die Kinder länger liegen als in einer normalen Schale. Trotzdem gilt: Nur so lange nutzen, wie es wirklich notwendig ist.

Der gefährlichste Platz im Auto ist laut Statistik der Beifahrersitz. Daher solltest du es möglichst vermei-

den, die Babyschale und später den Kindersitz dort zu platzieren. Damit du deine Tochter oder deinen Sohn trotzdem im Blick hast, gibt es den sogenannten doppelten Rückspiegel. Der wird an der Kopfstütze des hinteren Sitzes befestigt, und da dein Kind ja rückwärts fährt, kannst du es während der Fahrt im Rückspiegel beobachten. Wenn du deinen Nachwuchs unbedingt vorn neben dir sitzen lassen möchtest, schalte vorab auf jeden Fall (!) den Airbag aus. Kommt es zu einem Aufprall, kann das ausgelöste Luftkissen deinem Kind schwere Kopf- und Nackenverletzungen zufügen. Der Airbag ist auf die Maße eines Erwachsenen eingestellt, daher hat er auf Babys eine viel zu extreme Wirkung.

Kein unnötiges Gepäck

Auf Reisen mieten wir einen Kindersitz zusammen mit dem Mietwagen an. Wir finden es zu stressig, unseren Sitz mit in den Flieger zu nehmen, zumal man dafür auch bei unter Zweijährigen extra einen Sitzplatz buchen und bezahlen muss und nicht alle Modelle im Flieger befestigt werden können. Du solltest dir aber im Vorfeld einen Autositz beim Mietwagenanbieter reservieren lassen und nicht erst bei Abholung einen ordern. Die Stückzahl ist oft begrenzt. Willst du mit deinem Kind Taxi fahren, solltest du bei der Bestellung nach einem Großraumtaxi verlangen. Denn diese haben meistens eine Auswahl an Kindersitzen im Kofferraum. Ist kein Sitz vorhanden, nehmen euch die Fahrer erst gar nicht mit.

Sobald Kinder neun Kilo wiegen und zu groß für die Babyschale geworden sind, steht die nächste Anschaffung an: der Kindersitz. Es gibt zwei Varianten: Die erste geht nur bis 18 Kilo, die zweite funktioniert bis 36 Kilo. Diese (preisintensiveren) Modelle sind länger nutzbar, da sie sich in der Größe verstellen lassen oder je nach Hersteller erst noch einen Fangkörper vor dem Bauch haben, der mit steigendem Gewicht weggelassen werden kann. In der Kategorie 15 bis 36 Kilo lässt sich ein Sitz nur in Fahrtrichtung montieren. Sobald die Kids größer sind, brauchen sie nur noch eine Sitzerhöhung, aber diese, bis sie zwölf Jahre alt sind oder 1,50 Meter groß. Am besten lässt du dich vor dem Kauf eines Autokindersitzes in einem Fachgeschäft beraten. Passen Kind und Sitz nicht zusammen, kann das bei einem Unfall fatale Folgen haben.

Autositz-Kauf-Tipps

Siegel-Check:

Achtet unbedingt auf das orange ECE-Prüfsiegel am Sitz – damit erfüllt dieser die gesetzlichen Anforderungen in Europa für die Sicherheit von Kindersitzen und Babyschalen. In Deutschland dürfen sowieso nur Modelle mit diesem Siegel in den Handel kommen. Kauft ihr im Ausland oder einen gebrauchten Sitz, muss (!) dieser das Siegel tragen.

Fix-System:

Die meisten Autos verfügen mittlerweile über ein Isofix-System auf der Rückbank. Damit lassen sich die neueren Kindersitze mit einem Klick befestigen. Diese Möglichkeit ist viel einfacher, als den Sitz mit dem Gurt zu fixieren, und du kannst nichts falsch machen. Achte trotzdem darauf, dass ihr einen Sitz kauft, der sich ebenfalls per Gurt festschnallen lässt. Vielleicht fahrt ihr mal bei Freunden oder Verwandten in einem älteren Auto mit, das kein Isofix-System hat. Achtung: Für Babyschalen brauchst du ein Extra-Zubehörteil. Dabei handelt es sich um eine Basisstation, die per Isofix im Auto befestigt wird, dort bleibt und in die die Babyschale einfach eingeklickt werden kann. Die Investition lohnt sich!

Extra-Schutz:

Manche Babyschalen und Kindersitze punkten mit einem integrierten Seitenaufprallschutz. Im Fall eines Unfalls ist dein Schatz also noch besser geschützt.

Gewichtskontrolle:

Natürlich stehen Sicherheit und Komfort fürs Kind an erster Stelle. Aber du darfst nicht vergessen, dass du die Babytrage oft mit dir herumtragen wirst. Da macht es schon einen Unterschied, ob sie 3,5 oder 5 Kilo wiegt.

Kombi-Tools:

Große Kinderwagen- und Autositz-Hersteller bieten spezielles Zubehör an, mit dem eine Babyschale auf dem Gestell des Kinderwagens befestigt werden kann. Die ist superpraktisch, wenn ihr unterwegs nur begrenzten Platz im Kofferraum für den Kinderwagen habt. Allerdings sollte die Babyschale nie zum langfristigen Kinderwagenersatz werden, da die Liegeposition nicht gut für den Rücken ist.

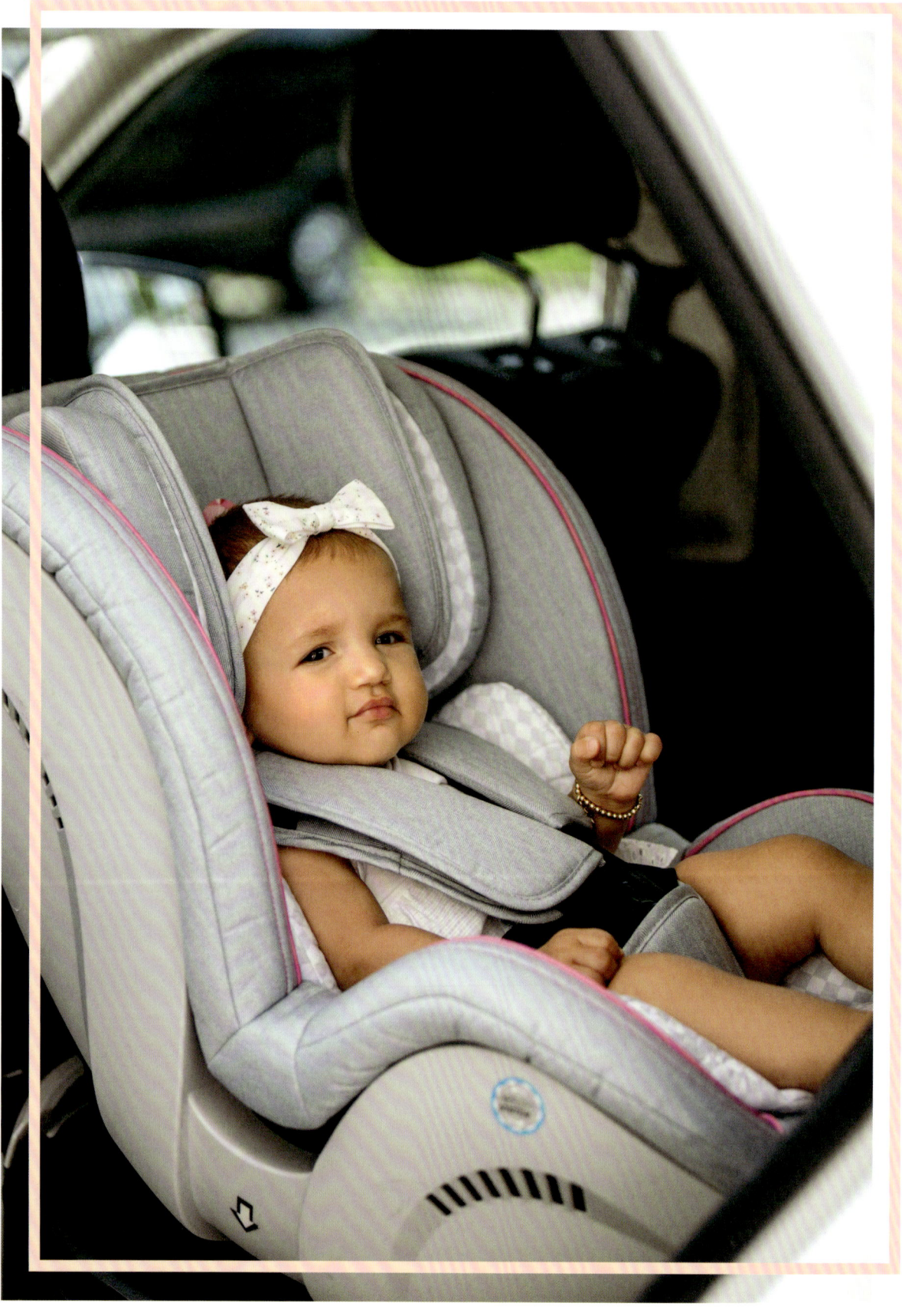

REISEPROVIANT FÜR KLEINE RACKER

Früher steckten in Mias Wickeltasche immer zwei Portionen von ihrem Milchpulver (passende Portionsdosen gibt's im Drogeriemarkt) und zweimal Wasser. Eine Thermoskanne mit heißem und eine Flasche mit stillem Wasser auf Zimmertemperatur, um schnell eine optimal warme Flasche zu zaubern. Jetzt haben wir zwei Gläschen dabei. Eins davon ist ein Obstmus, das andere ein Mittagessen. Nur für den Fall, dass sie unterwegs Hunger bekommt und wir nicht sofort etwas organisieren können, haben wir dieses Notfallmenü parat. Mittlerweile mag sie auch Quetschies mit Obstmus drin, die sind leichter zu transportieren. Für Autofahrten haben wir auch Apfelspalten dabei oder kleine Brezeln ohne Salz. Freundinnen mit älteren Kindern nehmen auch Weintrauben, klein geschnittene Wienerle oder vorgekochte, abgekühlte Nudeln mit. Ebenfalls sind Gurkenscheiben, Käsewürfel oder Möhren- beziehungsweise Paprikasticks gesunde Unterwegs-Snacks. Die Finger sollte dein Schatz (und du in der Vorbereitung) lieber von matschenden und schmierenden Dingen wie Schokokeksen, Marmeladenbroten und Wassermelonen lassen. Um das Autopolster nicht mit einer neuen Farbe zu versehen, sollte dein Kind alt genug für Erd- und Heidelbee-

ren oder Dinge mit Tomatensauce sein. Wichtig ist, an ausreichend Getränke zu denken. Mia bekommt nur Wasser, das für Kinder geeignet ist, und kein Leitungswasser. Allerdings ist kohlensäurehaltiges Wasser unterwegs eher ungünstig, da es beim Öffnen leicht durch die Gegend spritzt. Aber für Kleinkinder empfehlen wir so oder so stilles Wasser, um Blähungen und Bauchweh zu vermeiden.

KEINE LANGEWEILE AUF LANGEN STRECKEN

Planen wir längere Autofahrten, finden die meistens dann statt, wenn Mia ihren Mittagsschlaf hält oder abends einschläft. Ist sie wach, beschäftigen wir sie vor allem mit Singen. Oder wir sprechen ihr Wörter vor, die sie nachplappert. Auf diese Weise ist sie abgelenkt und lernt dabei noch etwas. Oder sie schaut sich ein Bilderbuch an (Vorsicht, wenn dein Schatz unter Reiseübelkeit leidet, siehe Seite 143) oder spielt mit einem kleinen Spielzeug. Einpacken nicht vergessen, liebe Eltern! Ab und zu darf sie einen kurzen Film anschauen oder mit Knabbern die ein oder andere Frustphase überbrücken. Der letzte Rettungsanker trägt den Namen „Diddi" – der Schnuller hilft zuverlässig gegen Langeweile.

KEIN PROTEST
IN DER LUFT

Im Flieger gibt es natürlich den unschlagbaren Vorteil, dass die Kleinen irgendwann aufstehen können und nicht stundenlang angeschnallt auf einem Platz sitzen müssen. Mia spielt gern Fangen oder Verstecken, winkt anderen Gästen zu und schaut durch die Sitzreihen. Zudem ist es ratsam, einfach das Spielzeug dabeizuhaben, mit dem dein Kind gerade am liebsten spielt. Mia mag zum Beispiel diese Steckspiele und wir packen Kopfhörer ein, sodass sie Kindermusik anhören kann. Sobald die Kinder älter werden, solltet ihr die Malsachen nicht vergessen und ein Kartenspiel und Hörspiele dabeihaben. Damit die ganzen Extras nicht zur Belastung werden, nutze auch den Stauraum im Kinderwagen. Den kannst du bis zum Flugsteig behalten und dort steckst du die Spielsachen einfach noch schnell ins Handgepäck.

Für den Druckausgleich bei Start und Landung ist es ratsam, dass dein Kind entweder einen Schnuller im Mund hat oder etwas trinkt. Denn in beiden Fällen schluckt es und genau dieses Schlucken sorgt für den Druckausgleich. Mia hatte damit nie Probleme und falls dein Kind keinen Schnuller mehr hat, lautet unser Vorschlag: Es darf sich ein Getränk aussuchen.

Eine Apfelschorle zum Beispiel. Am Flughafen darfst du übrigens Flüssigkeiten dabeihaben, solange sie als Babynahrung deklariert sind. Sogar heißes Wasser in der Thermoskanne ist erlaubt. Zudem kann es nie schaden, zur Sicherheit noch mal ein bis zwei Mahlzeiten einzupacken, die dein Kind gerne isst.

In Bezug auf die Planung einer Flugreise empfehlen wir, möglichst im Schlafzeitraum des Kindes zu fliegen. Bei kürzeren Strecken also um die Mittagszeit, bei längeren über Nacht. Schläft dein Kind gut im Flieger, solltet ihr so direkt wie möglich unterwegs sein, auch wenn diese Flüge häufig teurer sind. Ist dein Schatz eher unruhig, hilft es ihm, bei einem Zwischenstopp noch mal im Wartebereich toben zu können. Für Babys kannst du übrigens bei vielen Airlines kleine Betten reservieren, die in den vorderen Sitzreihen aufgebaut werden. Da die Stückzahl jedoch begrenzt ist, solltet ihr euch rechtzeitig darum kümmern! Genau wie um ein Kindermenü. Falls ihr gern eins hättet – das ist meistens Pasta mit Tomatensoße, Kartoffelbrei mit Würstchen oder Pancakes zum Frühstück –, müsst ihr das vorab bei der Buchung angeben. Und: Bleibt entspannt. Eure Kinder spüren, wenn es euch nicht gut geht, und das färbt auf sie ab. Also verbreitet lieber gute Laune, als gestresst und hektisch dreinzublicken. Wird schon!

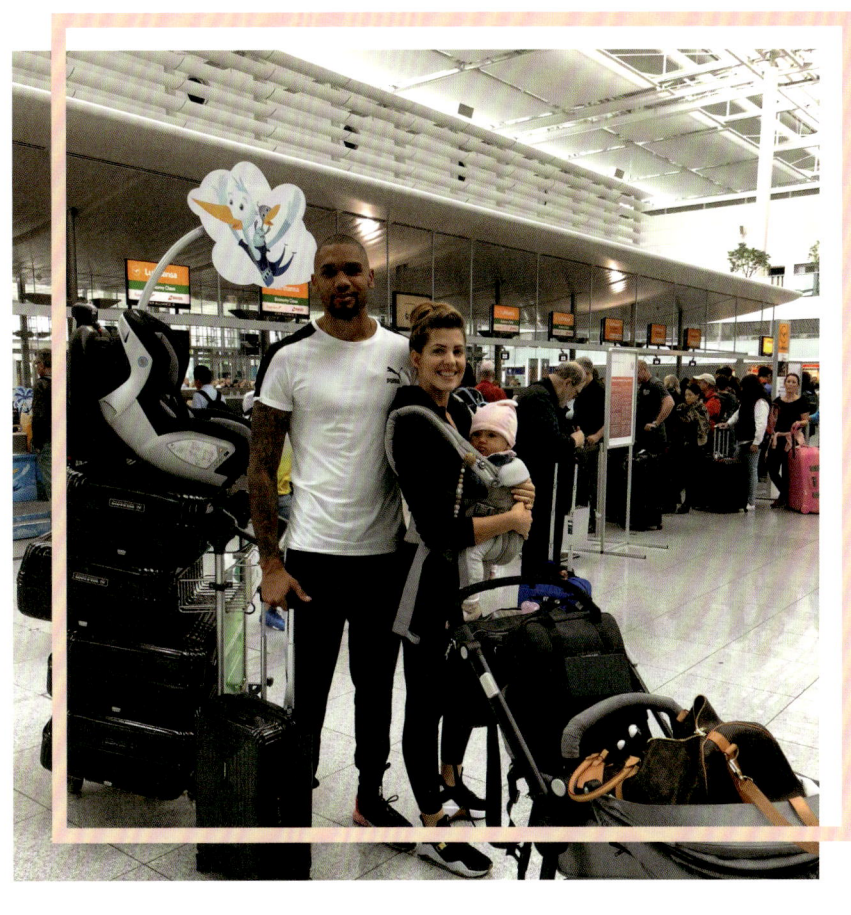

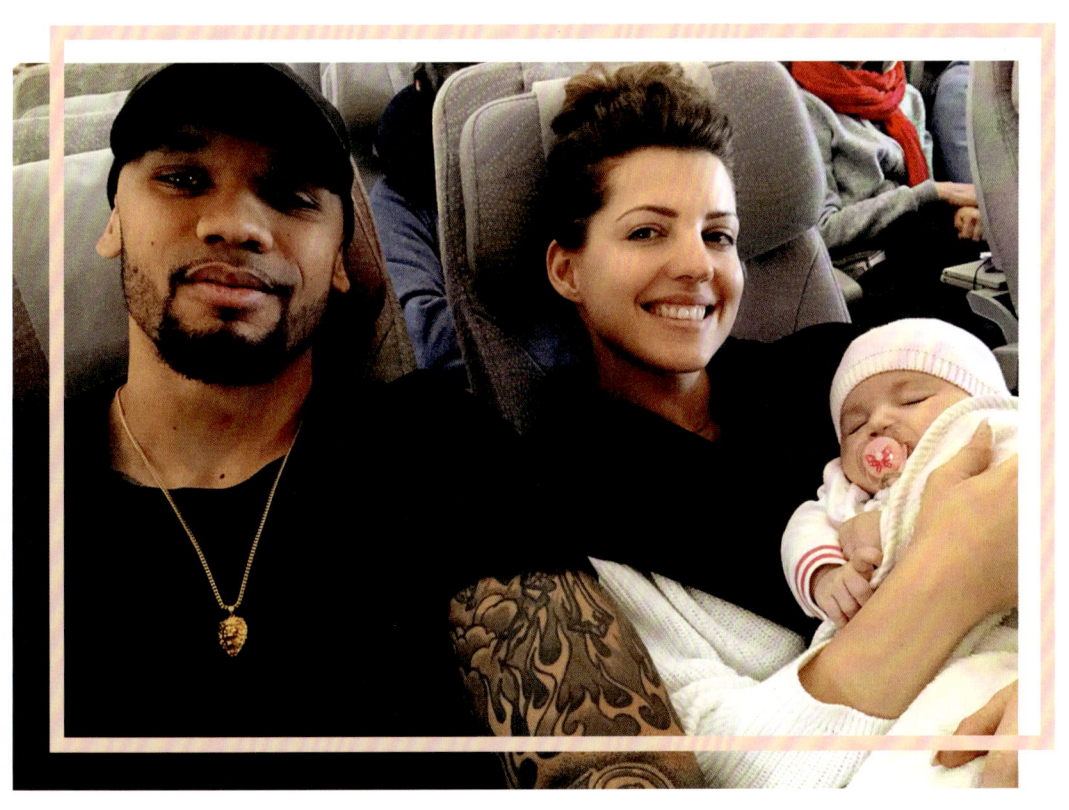

TOP-TIPPS BEI DER HOTELBUCHUNG

Die einfachste Lösung ist natürlich, in ein Familienhotel zu fahren. Diese Hotels sind durch und durch auf Kinder eingestellt, bieten eine Betreuung an und ganz viele Spielmöglichkeiten. Aber – die sind leider ziemlich teuer. Zum Glück gibt es noch andere familienfreundliche Hotels. Achte auf folgende Kriterien.

Gibt es ...

einen Pool oder ein Hallenbad, das auch Kinder nutzen dürfen? Wellnessorientierte Hotels sperren oft den Pool entweder ganz oder zu bestimmten Zeiten für Kinder, damit sich die übrigen Gäste entspannen können.

Gibt es ...

Extras für Babys und Kleinkinder? Zum Beispiel bieten viele (teilweise gegen Gebühr) ein Reisebett, Babyphone oder einen Flaschenwärmer an. Auch ein Wasserkocher auf dem Zimmer hilft, Essen aufzuwärmen und gereinigte Flaschen zu destillieren. Alles, was schon vor Ort ist, müsst ihr nicht tragen.

Gibt es ...

ein eigenes Kinderbüfett oder zumindest Essen in kinderfreundlichen Varianten?

Gibt es ...

in in der Nähe einen Spielplatz oder im Hotel ein Spielzimmer?

Gibt es ...

größere Zimmer oder vielleicht sogar Apartments, in denen die Kleinen ihren eigenen Bereich haben? So können sie besser schlafen und die Eltern haben mal Zeit für sich. Schön ist auch eine kleine Küche oder zumindest ein Kühlschrank, um Snacks zuzubereiten und lagern zu können.

Gibt es ...

in der Nähe Ausflugziele, die deinem Kind Freude bereiten, wie ein Freizeitpark oder ein Zoo?

Generell gilt:

In den Bewertungsportalen findest du schnell raus, wer für das Hotel eine Bewertung geschrieben hat. Sind vor allem Singles oder ältere Menschen darunter, bucht ihr lieber woanders. Sind es jedoch viele Familien, ist das Hotel darauf ausgelegt und es wird keine Beschwerden geben, nur weil dein Schatz weint oder lauthals ein Lied singt.

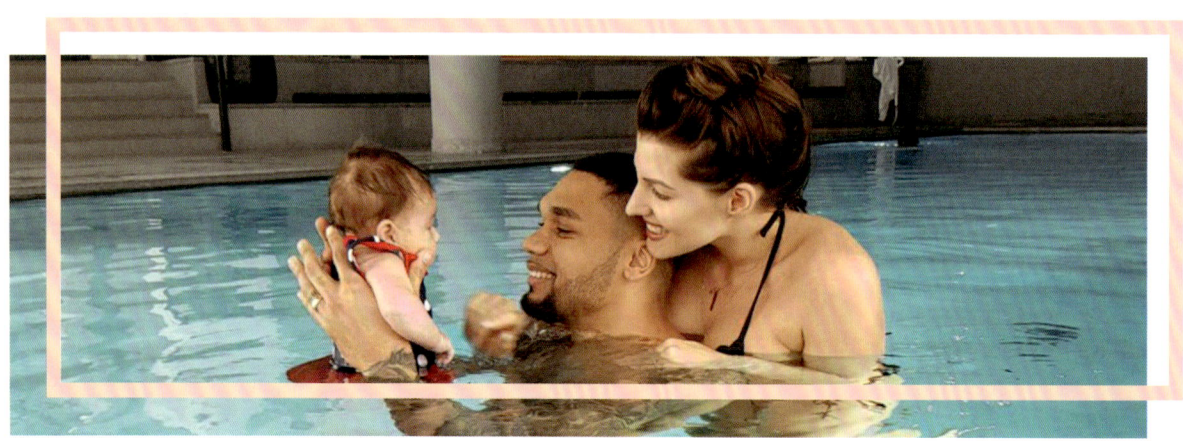

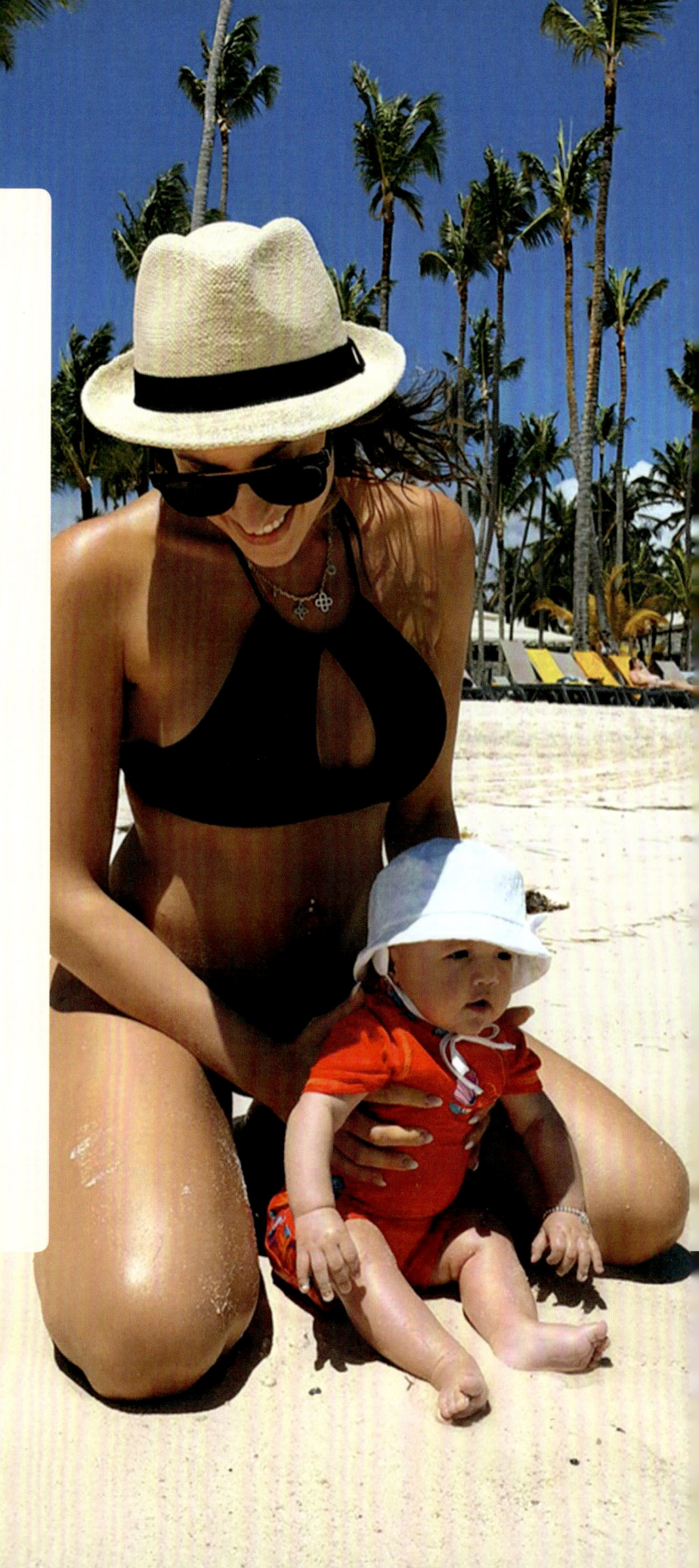

Bahnfahren mit Bambini

> Buche dir und (!) dem Kind unbedingt vorab einen Platz – und zwar im Kleinkindabteil oder Familienbereich (gibt es im ICE und IC). Dann stört es niemanden, wenn der oder die Kleine mal testet, wie laut Kreischen eigentlich sein kann. Oder das Kind total übermüdet lauthals weint.

> Lasst euch vom Zugbegleiter im ICE eine Kinderfahrkarte geben – die kann dein Schatz im Bordbistro gegen ein Spielzeug eintauschen. Ohne, dass du etwas kaufen musst.

> Der Wickeltisch ist in dem WC für Rollstuhlfahrer, meistens in dem Wagen vom Bordbistro.

> Leider ist der Platz für Kinderwagen begrenzt. Solltest du irgendwie darauf verzichten können, lass ihn lieber zu Hause.

> Die Deutsche Bahn bietet gegen Gebühr einen Gepäckservice an, mit dem du deine Koffer vorschicken kannst. Damit sie zeitgleich mit dir ankommen, sollten zwischen dem Aufgeben und der Ankunft zwei Werktage liegen. Praktisch, auch wenn es etwas mehr kostet: Die holen die Koffer bei dir zu Hause ab.

DIE ZEITVERSCHIEBUNG ZURECHTRÜCKEN

Bei der Planung deines Reiseziels können wir dir Folgendes ans Herz legen: Beträgt die Zeitverschiebung fünf Stunden oder mehr, solltet ihr auf jeden Fall länger als eine Woche vor Ort sein. Ab neun Stunden mindestens zwei Wochen. Sonst lohnt sich das Theater mit der Anpassung nicht und ihr wollt eure Zeit dort doch sicher auch genießen. Sind wir vor Ort, rechnen wir erst mal, wann in Deutschland für Mia Schlafenszeit wäre. In Dubai war das zum Beispiel um 23 Uhr Ortszeit, das ging eigentlich. Wir sind dort einfach mit ihr zusammen ins Bett gegangen. In der Dominikanischen Republik hingegen ist Mia um 17 Uhr eingeschlafen und war um vier Uhr in der Nacht topfit. Also sind wir dann auch aufgestanden ... Du musst also versuchen, dein Kind abends schrittweise länger wach zu halten, damit der Rhythmus sich nach und nach verschiebt und zu der jeweiligen Ortszeit passt. Als Erwachsener kannst du natürlich mal neun, zehn Stunden länger wach bleiben, als du es gewohnt bist. Oder eben früher zu Bett gehen. Für Kinder ist das zu schwer und daher musst du auf Reisen genug Zeit fürs Akklimatisieren einplanen.

Damit dein Schatz in einer ungewohnten Umgebung überhaupt einschlafen kann, solltest du alles andere so gleich wie möglich halten. Da kommt dir und euch eine feste Abendroutine (siehe Seite 121) zugute. Gehe genauso vor, wie du es zu Hause tust: erst den Schlafanzug anziehen, dann Zähne putzen und waschen, Gute-Nacht-Geschichte vorlesen ... Solche Rituale helfen den Kleinen, sich schneller zurechtzufinden und beruhigter einzuschlummern. Falls sie dann aufwachen, dürfen sie halt zu den Eltern ins Bett. Da solltest du Verständnis haben. In einem Hotel oder einer Ferienwohnung gibt es eben viele fremde Geräusche, da riecht es anders und es sieht so ungewohnt aus. Versuche, dich in dein Kind hinzuversetzen, und sei nicht verärgert. Es ist doch noch so klein ...

MÜSSEN MEDIKAMENTE MIT?

Mias Reiseapotheke ist wirklich klein. Mehr als Fieberzäpfchen, ein Thermometer und eine Zinksalbe, falls sie einen wunden Po bekommt, haben wir nicht dabei. Nicht mal ein Pflaster. Wir sind der Meinung: Wenn du solche Sachen einpackst, rufst du die Krankheiten doch nur herbei. Sollte die Kleine wirklich einmal krank werden, gibt es überall Ärzte. Ohne deren Rat würden wir Mia doch sowieso keine Medikamente geben. Am Anfang hatten wir eine Grundausstattung gekauft, aber die Sachen laufen alle ab und dann kann man sie wegwerfen. Wenn du dich jedoch besser fühlst, ein paar Medikamente dabei zu haben, oder in ein Land mit wenigen oder schlecht erreichbaren Apotheken fährst, findest du in der Box auf Seite 142 eine Liste von Kinderärztin Dr. Catharina Amarell.

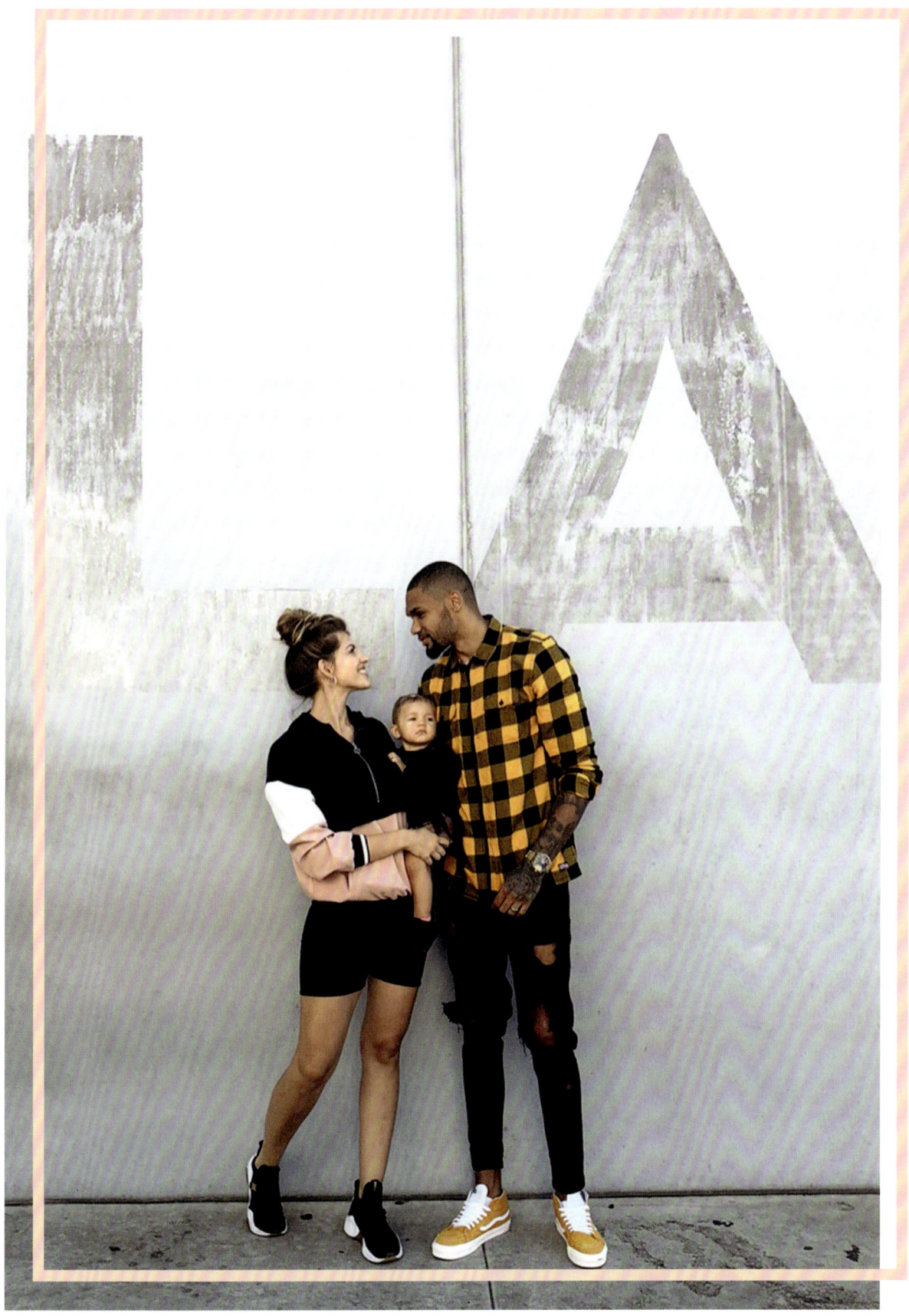

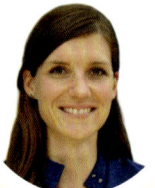

Die kleine Reiseapotheke

> Fieberthermometer
> Pflaster und Mullbinden für kleine Wunden
> Nagelschere, Pinzette
> Desinfektionsmittel – Achtung: keine brennende Lösungen
> Fieberzäpfchen oder Fiebersaft in altersgerechter Dosierung (Zäpfchen schmelzen ab 30 Grad, daher ist Saft oft besser geeignet)
> Elektrolyt-Pulver bei Durchfall und Erbrechen
> Kochsalzlösung 0,9% gegen Schnupfen, abschwellende Nasentropfen für Kinder (wenn Kochsalzlösung gar nicht hilft bzw. bei Problemen mit Druckausgleich im Flieger)
> Euphrasia-Augentropfen (gerade auf Reisen entzünden sich Augen manchmal wegen Zugluft oder starkem Wind)
> Engelwurzbalsam (bei Schnupfen auf die äußeren Nasenflügel aufgetragen)
> Erkältungssalbe: Thymian-Myrte-Balsam (auf die Brust aufgetragen, wirkt dieser natürliche Erkältungsbalsam beruhigend und schleimlösend)
> Wund- und Heilsalbe (z. B. mit Calendula)
> für Säuglinge:
>   - Kümmel-Zäpfchen
>   - Zahnungsgel und ggf. Globuli

Außerdem:

> Kindersonnencreme/-spray mit hohem UVA und UVB Lichtschutzfaktor (mind. 30, besser 50)
> Kindgerechtes Insektenspray (je nach Urlaubsregion)
> Combudoron-Salbe gegen Insektenstiche/ juckreizstillend und auch lindernd bei Sonnenbrand
> bei Reiseübelkeit: Sea Band Akupressur Armbänder (helfen bei Kindern und Erwachsenen), Kaugummi gegen Reiseübelkeit ab circa 6 Jahre

Einige Beschwerden können auch mit Hausmitteln, die man in den meisten Reiseländern findet, behandelt werden, z. B.:

> Zwiebel hilft bei Schnupfen: Ein Zwiebelsäckchen an das Bett legen, um den Schnupfen zu lösen.
> Bei Husten helfen Tee mit Thymian oder Spitzwwgerich, feucht-warme Wickel oder Quarkwickel am Hals
> Gegen Halsschmerzen: Wickel mit Zitrone
> Bei Ohrenschmerzen: Zwiebelsäckchen auf die Ohren legen
> Aloe Vera hilft gegen Sonnenbrand – diese Pflanze wächst in vielen südlichen Ländern
> Bei Insektenstichen, Prellungen oder Sonnenbrand: Eine Quarkauflage kühlt und lindert den Schmerz
> Schnelle Hilfe bei Insektenstichen: eine aufgeschnittene Zwiebel auflegen – diese desinfiziert und lindert den Juckreiz

142

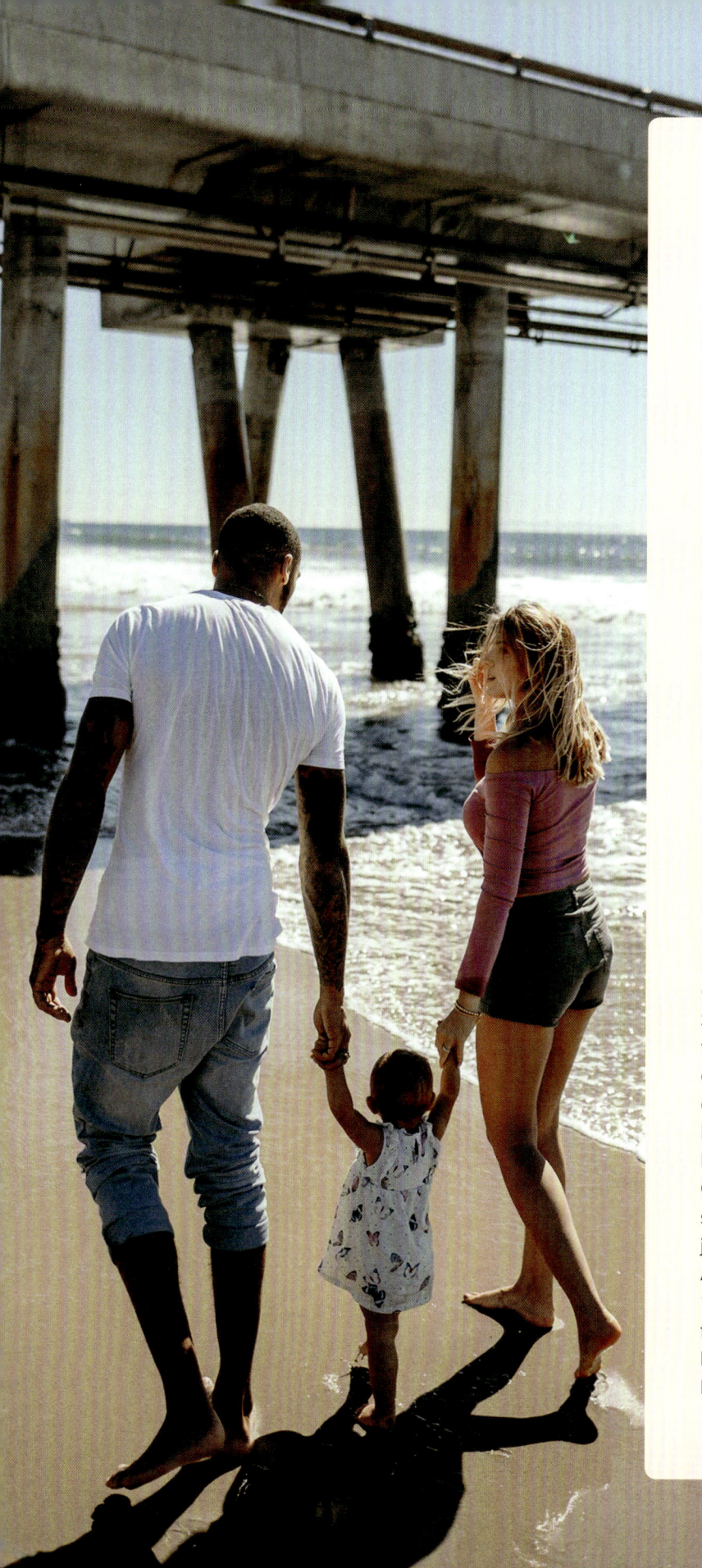

Reiseübelkeit bei Kindern

Meistens tritt Reiseübelkeit im Auto auf. Aber auch auf Schiffsreisen, im Flieger und sogar in der Bahn kann deinem Kind schlecht werden und es muss sich übergeben. Grund ist der Unterschied zwischen vorbeifliegender Landschaft und dem gefühlt feststehenden Punkt. Die Sinne melden dem Gehirn also etwas anderes als der Körper und das sorgt für die Übelkeit – bei dem einen Kind stark, bei dem anderen gar nicht. Gehört dein Schatz zu den Betroffenen, habe auf jeden Fall immer mehrere Plastiktüten und noch ein Extra-Outfit dabei. Bei Freunden liegt im Auto ein verschließbarer Plastikbecher, falls ihr Kind spucken muss. Einer von den beiden sitzt immer mit hinten, um den Becher schnell genug hinhalten zu können. Ein Patentrezept gibt es nicht, du solltest einfach so viel wie möglich ausprobieren. Die gute Nachricht vorab: Reiseübelkeit wächst sich in den meisten Fällen aus. Versuche, deinem Kind vor der Reise nur etwas Leichtes zu essen zu geben und auf Säfte oder Milch zu verzichten. In der Apotheke bekommst du Reisearmbänder für Kinder, die auf den Akupressurpunkt Nei-Kuan (der liegt drei Finger über dem Handgelenk) gegen Übelkeit drücken, und auch Globuli. Einigen Kindern wird seltener schlecht, wenn sie vorn sitzen (bedenke jedoch den Sicherheitsaspekt, siehe den Abschnitt zum Autokindersitz ab Seite 132). Zudem solltest du wissen, dass fernsehen oder ein Buch anschauen die Beschwerden steigert. Hörbücher oder Kindermusik lenken hingegen gut ab.

Zeit für uns

Geschafft! Euer Baby ist auf der Welt und ihr genießt jede Minute mit eurem Schatz in vollen Zügen. Dennoch ist es wichtig, euch selbst und eure Beziehung nicht zu vergessen. Darum findet ihr in den folgenden Kapiteln unsere Tipps für eine glückliche, fitte Mama und wunderschöne Momente als Paar.

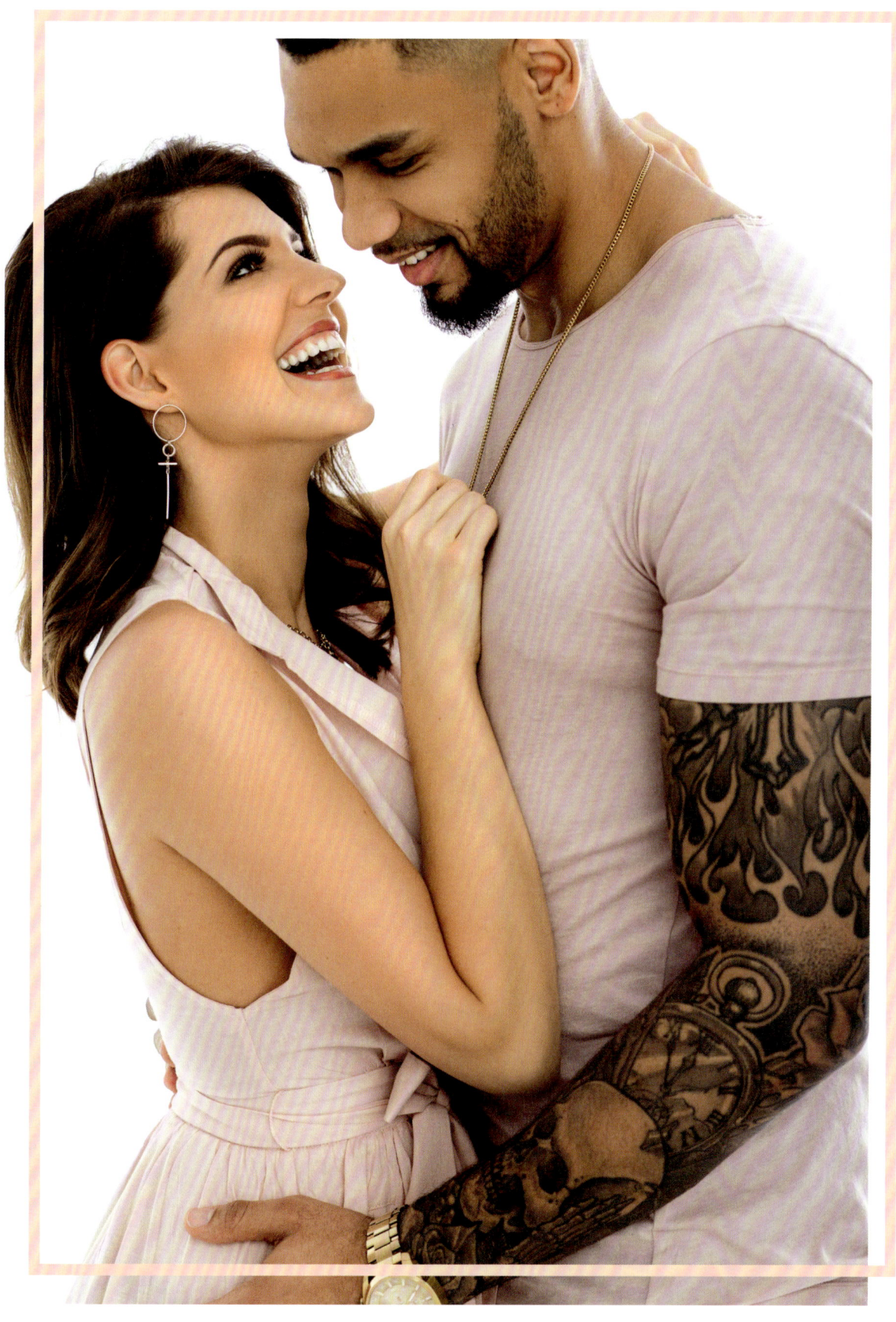

MOMMYLICIOUS –
MAMA IST SCHÖN!

146

Der allerschönste Mensch auf der ganzen Welt liegt nun neben dir. Oder auf dir – dein Baby!
Trotzdem darfst du dich nicht vergessen. Denn dein Körper hat es möglich gemacht, dieses
Wunder Wirklichkeit werden zu lassen. Daher verdient er ebenfalls deine Aufmerksamkeit.
Er hat viel mitgemacht und auch wenn es dir momentan noch nebensächlich erscheint,
ist ein gutes Gefühl mit und für deinen Körper immens wichtig. Wie du es dir von Anfang
zurückeroberst – ja, auch mit Kind! – zeigen die nächsten Seiten.

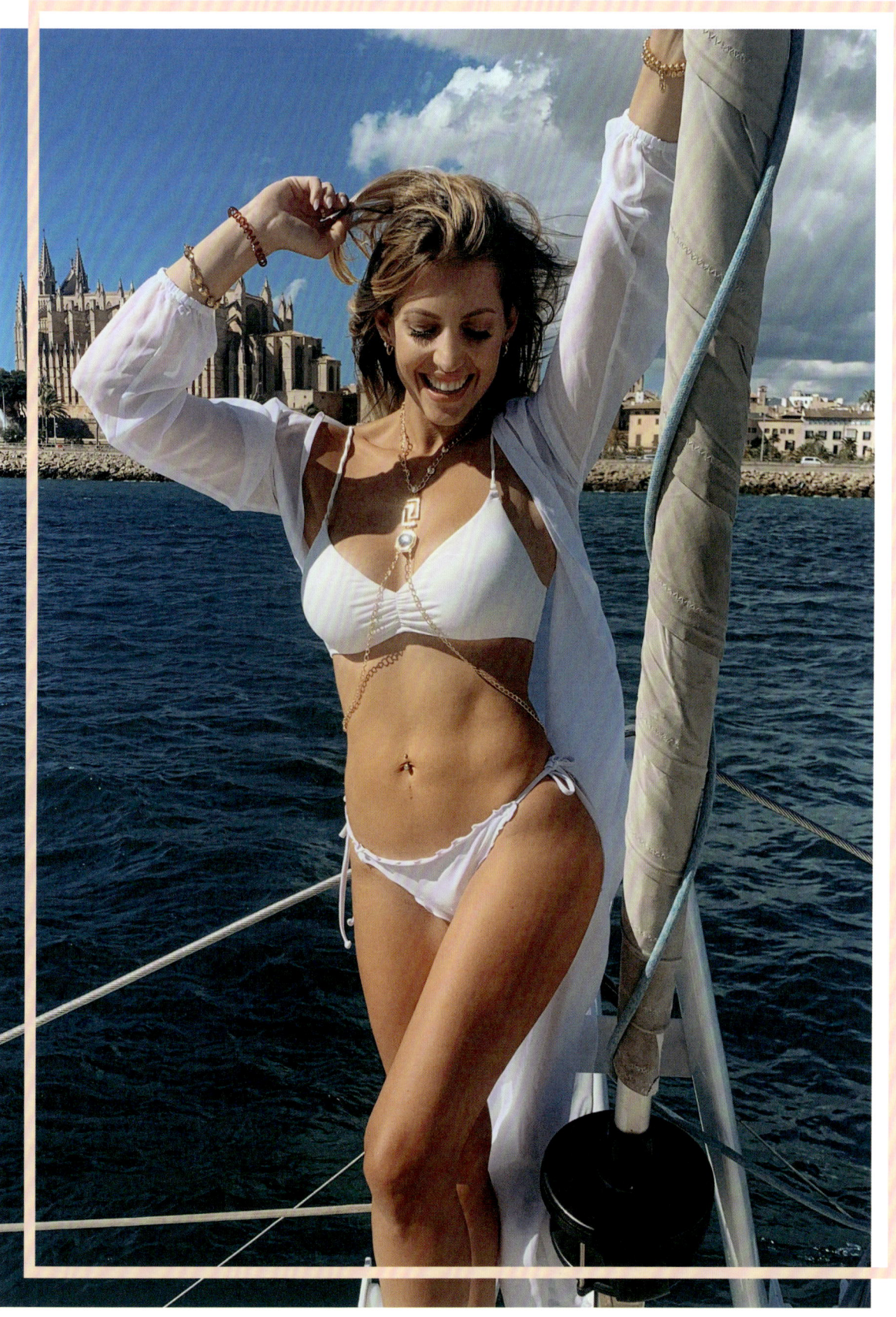

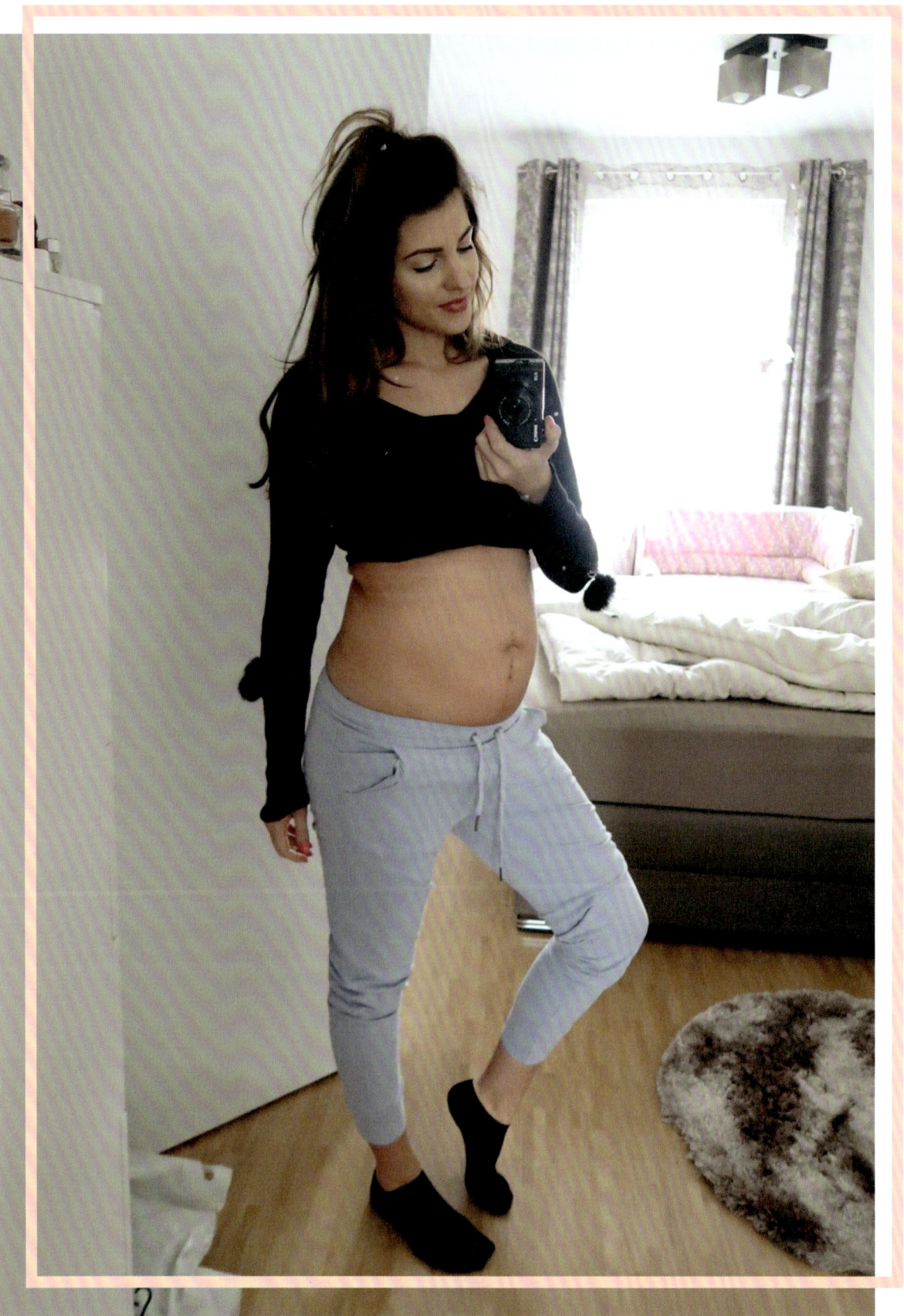

WIEDER ZU HAUSE!

Wir drei waren zwei Tage nach Mias Geburt wieder daheim. Wir können jeder Neu-Mama nur raten, sobald es möglich ist jeden Tag ein Mieder zu tragen. Das bekommst du online oder in einem Fachgeschäft für Babyausstattung auch unter dem Namen „Bauchgurt" oder „Rückbildungsmieder". Es stützt den Bauch und schont die Kaiserschnittnarbe. Zudem sorgt dieses spezielle Mieder dafür, dass das aufgeplusterte Michelin-Mann-Gefühl schneller nachlässt. Mit dem Mieder fühlt sich deine Körpermitte gleich viel fester an. Nach einer Schwangerschaft ist die Haut nun einmal lockerer, das Gewebe überstrapaziert und noch nicht alles wieder an seinem alten Platz. Obendrein kannst du mit dem Mieder besser aufstehen und wieder einen normalen Alltag führen. Schließlich unterstützt es deine geschwächten Muskeln und beugt so Rückenschmerzen vor. Frage doch einfach deine Hebamme oder deine Frauenärztin nach einem für dich passenden Modell. Und bitte nicht falsch verstehen: Ein Mieder ist kein Zaubermittel, das den Bauch über Nacht in eine ganz flache Mitte verwandelt. Vielmehr geht es um nützlichen Support.

ZURÜCK ZUR PRE-BABY-FIGUR

Wir möchten jeder Mama unbedingt den Druck nehmen, so schnell wie möglich die alte Figur zurückhaben zu müssen. Das ist biologisch nahezu unmöglich und gesundheitlich bedenklich! Ihr habt jetzt ein Baby, das ist doch wesentlich wichtiger als jede Kleidergröße der Welt. Man sagt doch nicht umsonst, dass der Körper neun Monate schwanger ist und genauso lange braucht, um sich wieder zurückzubilden. Frauen sind kurz nach einer Geburt einfach aufgeschwemmter, haben vielleicht Streifen am Bauch und immer

noch dunkle Brustwarzen – wir gratulieren dir dazu! Schließlich beweist das alles: Da ist gerade ein neues Leben auf die Welt gekommen. Und der alte Körper braucht einfach Zeit, sich zu regenerieren.

Zwischen dem Anfang der Schwangerschaft und Mias Geburt liegen 17 Kilo. Bevor wir uns jemals mit dem Thema Kinderkriegen beschäftigten, dachten wir, dass mindestens zehn Kilo allein durch die Geburt verschwinden. Fehler. Wieder zu Hause auf der Waage waren es ein, zwei Kilo weniger, mehr nicht. Das Baby ist doch raus? Oh, das ist kein schönes Gefühl! Aber ein normales. Wir kennen wenige Mütter, die das nicht durchgemacht haben. Lass dich nicht verunsichern. Und wenn dich jemand im Drogeriemarkt fragt, wann dein Kind denn kommt, zeigst du ihm stolz das süßeste Foto, dass du von deinem Schatz hast.

Du kannst dich darauf verlassen: Woche für Woche verschwindet das Wasser, das Gewebe wird stetig fester und deine Pfunde bleiben auf der Babyspaziergangstrecke. Aber bitte ohne Druck. Und lass dir auch nicht einreden, dass du nicht das Recht hättest, dich unwohl zu fühlen, nur weil du jetzt nicht gleich 50 Kilo Übergewicht mit dir rumschleppst. Entscheidend ist dein Körpergefühl und wenn du glaubst, du steckst gerade in einer anderen Haut und hättest gern die alte zurück, ist das völlig okay. Gerne geben wir dir die Bewegungs- und Ernährungsempfehlungen weiter, die schon einige Mamas wieder in Pre-Baby-Form gebracht haben. Aber noch einmal: Sei nicht zu streng mit dir. Beim Thema Stillen gibt es zum Beispiel zwei Lager: Einige Frauen werden von ihrem Kind regelrecht ausgesaugt und verlieren die Extra-Pfunde einfach so nebenbei. Bei anderen Frauen zeigt Stillen aber keinen besonderen Abnehmeffekt – obwohl es etwa 300 bis 500 Kalorien am Tag verbrennt. Die Natur hat eben ihre Launen.

TRAINING FÜR EINE SANFTE RÜCKBILDUNG

Sobald du mit deinem Baby zu Hause angekommen bist, besucht euch eine Hebamme zum ersten Mal (wie du dir eine organisierst, erfährst du auf Seite 50) und gibt wertvolle Tipps für den Alltag. Das nennt man Wochenbettbetreuung. Das heißt, die Hebamme kontrolliert unter anderem, wie weit deine Gebärmutter sich wieder zusammengezogen hat. Und: Sie zeigt dir, mit welchen Übungen du für die Rückbildung beginnen kannst. In der Regel vergehen so sechs Wochen, bevor du grünes Licht für dieses Training bekommst. Gerade beim Kaiserschnitt kann aber auch mehr Zeit vergehen. Höre auf dein Körpergefühl und deine Hebamme! Ziel der Rückbildungsgymnastik ist, den in der Schwangerschaft stark strapazierten Beckenboden wieder zu stärken. Bleibt er untrainiert, kann eine Blasenschwäche auftreten. Und deine Körpermitte braucht neue Kraft, sie sorgt für eine gute Haltung und schmerzfreie Bewegungen.

Versuche, die Übungen so regelmäßig wie möglich in deinen Alltag zu integrieren. Wir wissen, wie schwierig das ist. Tausend andere Sachen erscheinen dir wichtiger, aber deine Gesundheit ist extrem wichtig. Dein Kind braucht dich! Es geht hier nicht nur um das Ausmerzen von kleinen Schönheitsmakeln, sondern um die Grundlage für ein gesundes und starkes Leben. Am Anfang sind es eh nur Übungen in Rückenlage, bei denen du den Bauch anspannst und wieder locker lässt. Und falls dein Partner dich fragen sollte, was du da machst, kannst du ihm stolz verkünden: Training!

Sportliche Zeitfenster

Mit Kind verändern sich die Prioritäten. Damit deine Rückbildung jedoch nicht komplett unter den Tisch fällt, findest du hier ein paar Ideen, wann sich sportliche Zeitfenster auch bei dir öffnen:

> Immer wenn das Baby schläft: Einfach etwas Platz neben dem Babybett freiräumen, vielleicht eine Matte ausrollen und los geht's. Zehn Minuten bringen mehr als du denkst!

> Angeleitete Rückbildungskurse, die über mehrere Wochen gehen (und von der Krankenkasse gezahlt werden), bieten oft eine Kinderbetreuung an. Oder finden abends statt, wenn der Papa aufpassen kann.

> Einige Übungen kannst du einfach mit Kind ausführen. Den Bauch anzuspannen und die Pobacken zusammenzukneifen, funktioniert auch, wenn du deinen Schatz gerade in der Trage hast oder ihr beim Spaziergang mit Kinderwagen kurz stehen bleibt.

BEWEGENDE BASICS

Sobald die Rückbildung abgeschlossen ist, kannst du intensiver ins Training einsteigen, also anspruchsvollere Übungen ausführen. Kläre jedoch vorab kurz mit deiner Hebamme oder deiner Frauenärztin ab, ob sich der Spalt zwischen deinen Bauchmuskeln schon wieder ausreichend angenähert hat. In der Schwangerschaft schieben sich die nämlich auseinander, um Platz fürs Kind zu schaffen. Liegen die Muskelstränge wieder nah genug zusammen, sind Bewegungen für die geraden Bauchmuskeln erlaubt. Sonst musst du dich auf die seitlichen und quer verlaufenden konzentrieren. Passende Übungsbeispiele (nicht nur) für die Bauchmuskeln zeigt dir Dominic auf den folgenden Seiten.

Am einfachsten ist es für Neu-Mamas, zu Hause zu trainieren. Dann müssen sie nicht zu einem Termin hetzen und können zeitlich flexibel loslegen. Idealerweise nutzt du Moves, für die du keine Geräte benötigst, die sogenannten Eigengewichtübungen. Die reichen vollkommen aus, um deinen Body in Bestform zu bringen. Denn wenn du dir erst Sachen kaufen musst und keinen Platz für deren Lagerung hast, stirbt das Projekt „Fit Mommy" schneller, als du schwitzen kannst. Neben den Übungen aus diesem Buch empfehlen wir dir unser Programm „Get in Shape" bei Gymondo. Darin zeigen wir dir in 20-minütigen Work-outs, wie dein ganzer Körper schlanker, straffer und fitter wird. Gerade wenn du länger keinen Sport gemacht hast, geben dir die konkreten Anleitungen Sicherheit, alles richtig zu machen – und ausreichend intensiv zu arbeiten ☺. Ein weiterer Pluspunkt ist: Wenn du vorm PC oder Laptop turnst, kann dein Kind gut dabei sein, selbst wenn es älter ist. Mia macht wirklich gern mit. Vergiss nicht: Du bist das Vorbild für dein Kind. Wenn du regelmäßig Sport treibst, wird das auch für den oder die Kleinen zur Selbstverständlichkeit.

HOME-WORK-OUTS FÜR MAMAS

Bevor du mit den hier folgenden Übungen für mehr Kraft und Fitness loslegst, solltest du wissen: Dein Wohlgefühl entscheidet. Sobald etwas unangenehm ist oder gar Schmerzen verursacht, hörst du auf. Wie oft du trainieren kannst, hängt von deinem Empfinden ab. Vielleicht hast du früher schon Sport gemacht, dann fällt dir der Einstieg sicher leichter. Versuche, am Anfang mindestens zwei Tage Pause zwischen den Einheiten zu lassen. Je fitter du wirst – und das merkst du schnell –, desto häufiger darfst du loslegen. Bis zu fünf Trainings in der Woche sind für trainierte Frauen okay. Sobald du dich aber müde und abgespannt fühlst, deine Leistung schlechter als besser wird, brauchst du mehr Ruhe zwischen den Einheiten oder gar eine ganze Woche Trainingspause.

Unser Fitnessprogramm

Sarah hat sich mit diesen Workouts nach der Schwangerschaft wieder fit gemacht und das kannst du auch! Training muss keine Quälerei und auch nicht aufwendig sein.

Wichtig sind einfach die richtigen Übungen und dabei Spaß zu haben! Dann lassen die Ergebnisse nicht lange auf sich warten.

Ihr könnt aus verschiedenen Programmen wählen oder euch immer weiter steigern – wir begleiten euch. Auf Seite 182 findet ihr sogar einen Vouchercode.

https://perfectshape.gymondo.fitness/

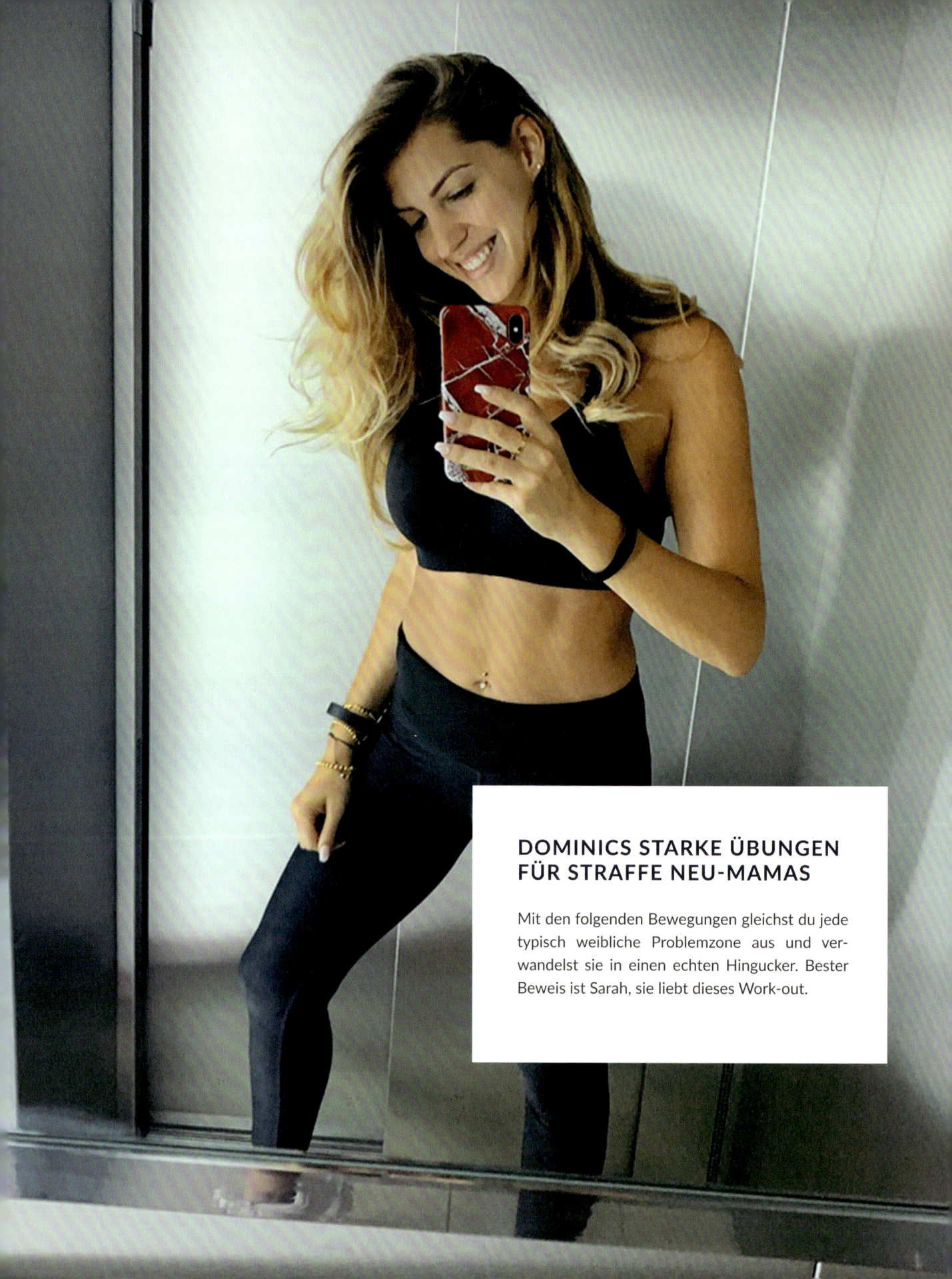

DOMINICS STARKE ÜBUNGEN FÜR STRAFFE NEU-MAMAS

Mit den folgenden Bewegungen gleichst du jede typisch weibliche Problemzone aus und verwandelst sie in einen echten Hingucker. Bester Beweis ist Sarah, sie liebt dieses Work-out.

SQUATS Für die Beine und den Po

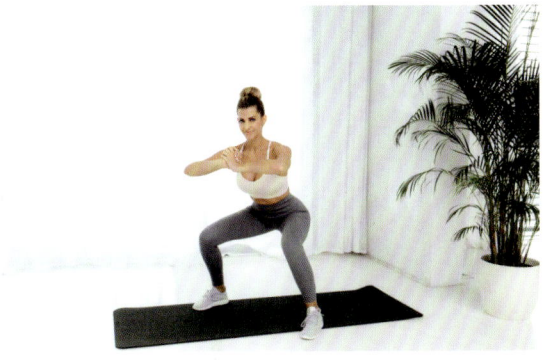

A) Stelle dich in einem weiten Stand auf. Drücke deine Handflächen auf Brusthöhe fest zusammen. Hebe dazu deine Ellbogen leicht an, deine Schultern bleiben jedoch tief. Beuge deine Beine etwas und schiebe den Po ein wenig nach hinten.

B) Senke den Po nun so weit wie möglich ab und beuge die Beine dazu stärker. Stell dir dabei vor, du würdest dich auf einen Stuhl setzen. Spanne deinen Bauch an und halte den Oberkörper gerade. Bleibe kurz in der Position, das Gewicht liegt auf den Fersen. Drücke dich nun über die Fersen nach oben und strecke die Beine. Spanne den Po beim Aufstehen bewusst an, die Hüfte sollte erst komplett gestreckt sein, bevor du zur nächsten Wiederholung übergehst. Führe insgesamt 10 bis 15 Wiederholungen aus, dann ist Zeit für eine kurze Pause! Wenn du dich fit genug fühlst, gönnst du dir die Squats insgesamt 2- bis 3-mal.

WICHTIG: *Achte darauf, dass beim Beugen der Beine deine Knie nicht über die Zehen hinausragen. Deine Gelenke werden sonst falsch belastet, was zu Schmerzen führen kann.*

BACK LUNGES KNEE UP Formen tolle Beine und einen schönen Po

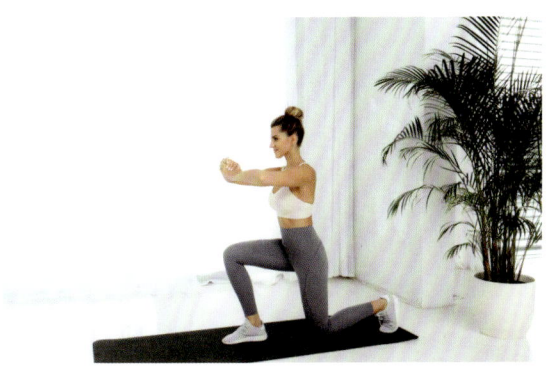

A) Stelle dich hüftbreit auf. Das bedeutet: Deine Füße bilden eine Linie mit deiner Hüfte. Drücke deine Handflächen auf Brusthöhe fest zusammen. Hebe dazu deine Ellbogen leicht an, deine Schultern bleiben jedoch tief. Verlagere nun dein Gewicht auf den rechten Fuß und gehe mit dem linken Fuß einen Schritt nach hinten. Setze nur mit den linken Zehen auf. Beuge beide Beine und senke das hintere Knie bis knapp über dem Boden ab.

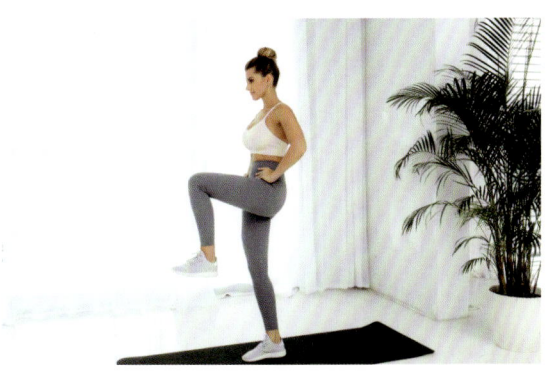

B) Drücke dich mit den linken Zehen vom Boden ab, richte dich auf und hebe das linke Bein auf Hüfthöhe an. Dein linkes Bein bildet einen rechten Winkel, ziehe die linken Zehen in Richtung deines Schienbeins. Gleichzeitig senkst du deine Hände zur Hüfte ab, um die Herausforderung fürs Balancegefühl zu steigern. Fühlst du dich am Anfang besser, wenn die Arme vorn sind, lasse sie ruhig dort. Halte die Position kurz und komme zurück zu Position A. Führe insgesamt 8 bis 12 Wiederholungen aus, dann wechselst du die Seite. Zeit für eine kurze Pause! Wenn du dich fit genug fühlst, gönnst du dir die Back Lunges Knee up insgesamt 2- bis 3-mal je Seite.

WICHTIG: *Achte darauf, dass das vordere Knie nicht über die vorderen Zehen hinausragt. Die Gelenke werden falsch belastet und das tut irgendwann weh.*

ALL FOURS Trainieren den Bauch und den Rücken

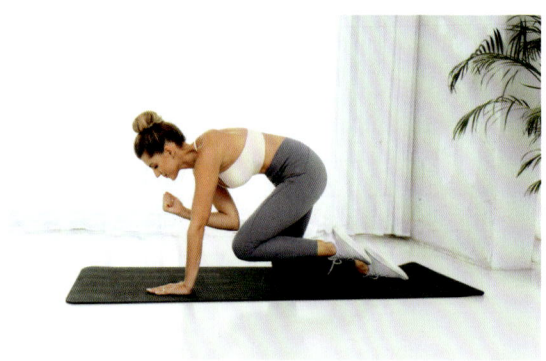

WICHTIG: *Achte darauf, deine Hüfte gerade zu halten und nicht zu verdrehen. Wenn du Probleme hast, das Gleichgewicht zu halten, spanne deinen Bauch noch fester an. Zudem solltest du in ruhigen Bewegungen vorgehen, Hektik führt nur zu unsauberer und damit falscher Technik.*

A) Komme in den Vierfüßlerstand. Dazu kniest du dich auf den Boden und stellst die Hände unter den Schultern auf dem Boden auf. Deine Finger zeigen nach vorn. Verlagere nun das Gewicht auf die linke Hand und den rechten Unterschenkel. Hebe den rechten Arm nach vorn auf Schulterhöhe an und strecke das linke Beine nach hinten aus. Spanne dabei deinen Bauch fest an.

B) Führe nun den rechten Ellbogen und das linke Knie unter deinem Bauch zusammen. Dazu rundest du deinen Rücken so weit wie möglich. Führe dann den rechten Arm und das linke Bein wieder zurück in Position A. Führe 8 bis 12 Wiederholungen aus und wechsle dann die Seiten. Zeit für eine kurze Pause! Wenn du dich fit genug fühlst, gönnst du dir die All Fours insgesamt 2- bis 3-mal je Seite.

TRIZEPS-DIPS Bringen die Oberarme in Shape

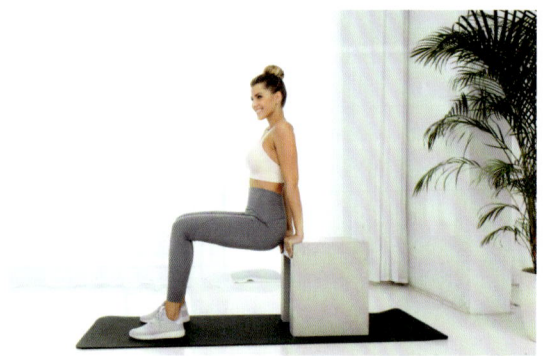

WICHTIG: *Führe den Po nahe vor dem Hocker oder Stuhl nach unten, um deine Gelenke optimal zu belasten. Arbeite ohne Schwung, der Effekt wird dann umso größer.*

A) Setze dich auf die vordere Kante eines Hockers oder Stuhls und stelle die Beine im rechten Winkel fest auf dem Boden auf. Versichere dich bevor du loslegst immer, dass der Hocker oder Stuhl stabil steht, damit du dich nicht verletzt. Umfasse mit den Händen neben der Hüfte die Kante und hebe den Po so an, dass er vor dem Hocker oder Stuhl in der Luft schwebt. Deine Arme sind gestreckt, der Bauch ist angespannt.

B) Senke nun deinen Po so weit wie möglich nach unten ab und beuge gleichzeitig die Arme. Achte darauf, dass die Ellbogen nach hinten zeigen und nicht zur Seite fallen. Drücke dich mit den Händen wieder nach oben in Position A. Wiederhole den Ablauf 8- bis 12-mal. Zeit für eine kurze Pause! Wenn du dich fit genug fühlst, gönnst du dir die Trizeps-Dips 2- bis 3-mal.

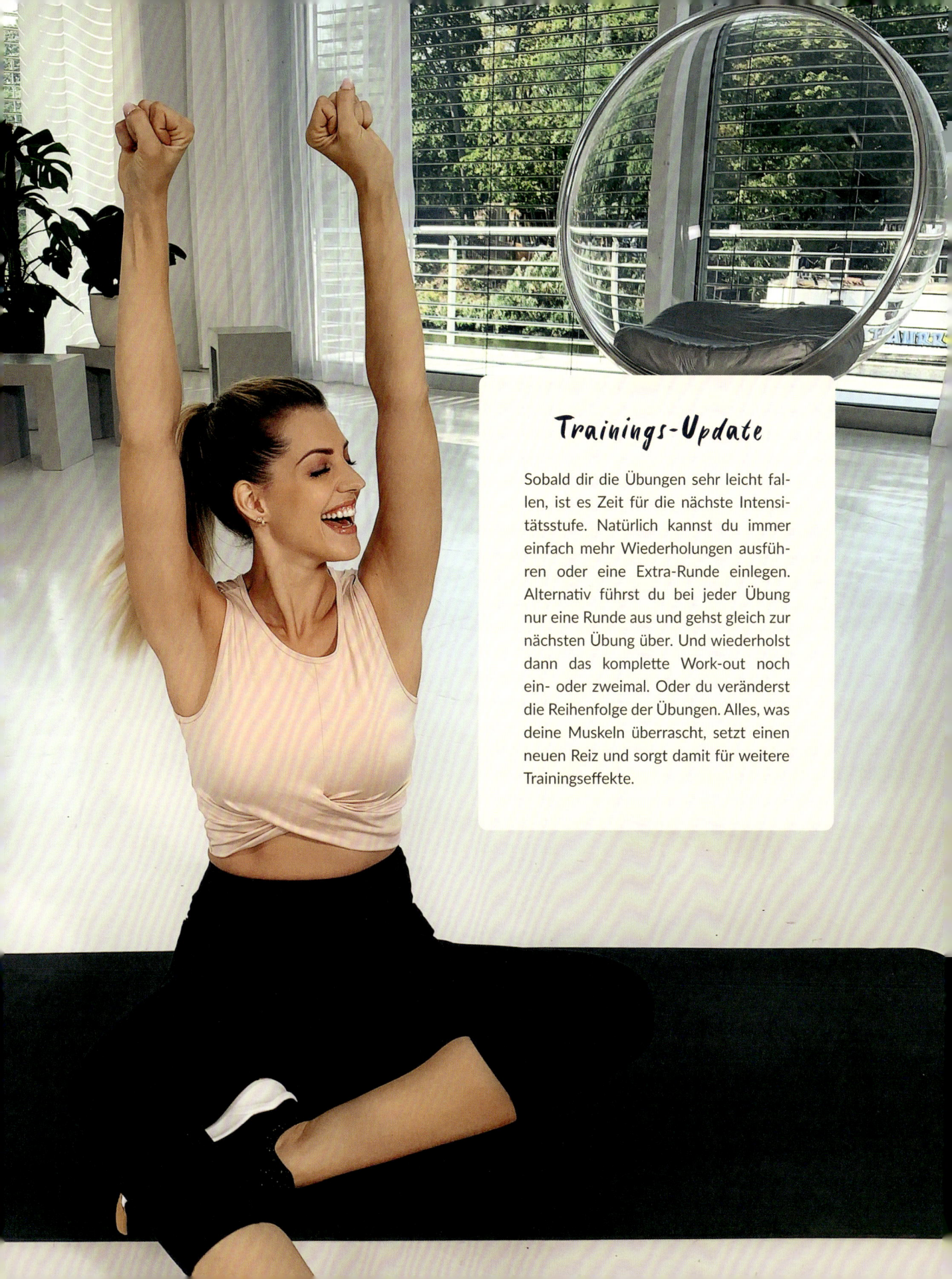

Trainings-Update

Sobald dir die Übungen sehr leicht fallen, ist es Zeit für die nächste Intensi-
tätsstufe. Natürlich kannst du immer
einfach mehr Wiederholungen ausführen oder eine Extra-Runde einlegen.
Alternativ führst du bei jeder Übung
nur eine Runde aus und gehst gleich zur
nächsten Übung über. Und wiederholst
dann das komplette Work-out noch
ein- oder zweimal. Oder du veränderst
die Reihenfolge der Übungen. Alles, was
deine Muskeln überrascht, setzt einen
neuen Reiz und sorgt damit für weitere
Trainingseffekte.

FUTTER FÜR DIE FIGUR

Pizza und Lasagne stehen sicher bei jeder Mama hoch im Kurs. Klar, kannst du die ab und zu essen, aber wenn du dein Gewicht reduzieren möchtest, raten wir dir, auf eine eiweißreichere Ernährung zu setzen. Also lieber Rindersteak mit gebratenem Gemüse und morgens Eier anstatt Müsli. In der Schwangerschaft sind viele gesunde Kohlenhydrate wichtig für deinen Energiehaushalt. Und auch beim Stillen! Stelle bitte deine Ernährung erst wieder um, wenn du abgestillt hast. Dann reduzierst du einfach den Kohlenhydratanteil in deinem Essen, um dein Gewicht Schritt für Schritt zu senken. Überstürze nichts, der Jo-Jo-Effekt holt dich sowieso wieder ein und das war der ganze Hunger nicht wert. Apropos Hunger: Das Gute an eiweißreicher Kost ist, dass sie schön satt macht. Achte bitte darauf, genug zu trinken, um die Verstoffwechslung der Proteine auf Trab zu halten.

SARAHS LIEBLINGS-REZEPTE

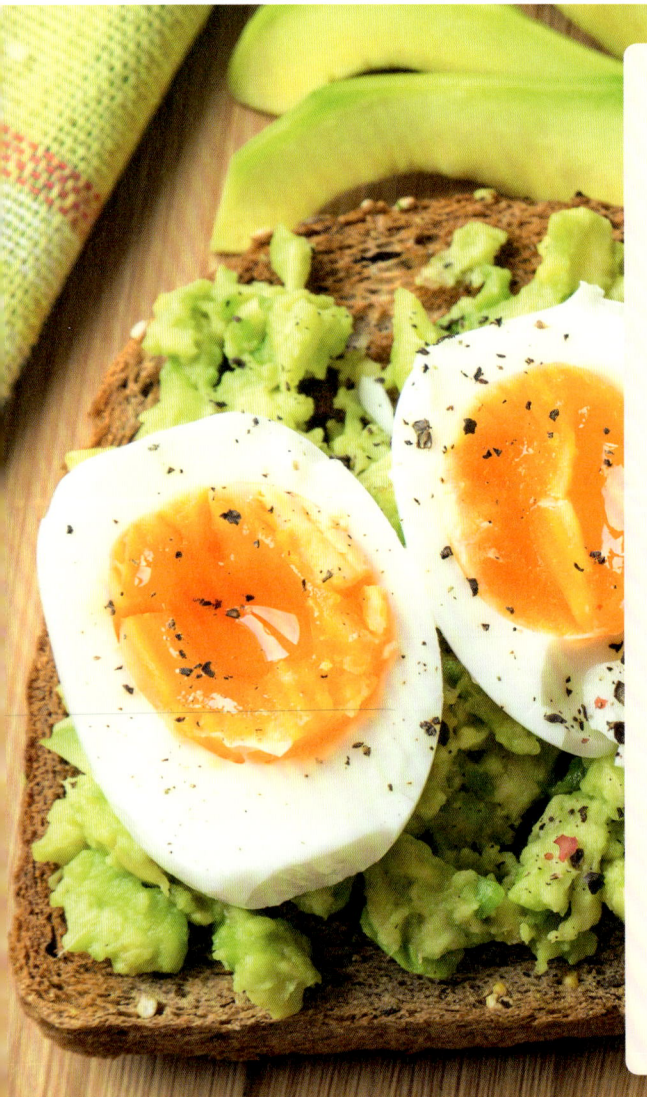

Avocado-Toast mit Ei

ZUTATEN FÜR 2 PORTIONEN

> 2 Eier
> 2 Scheiben Vollkorntoast
> 1 reife Avocado
> Pfeffer, Salz, Chiliflocken

ZUBEREITUNG

1. Die Eier hart kochen. Mein Tipp: Wir haben gekochte Eier immer auf Vorrat im Kühlschrank. So geht es morgens doppelt so schnell.

2. Die Toastscheiben im Toaster rösten. Avocado halbieren und jede Scheibe mit einer zerdrückten Avocadohälfte bestreichen.

3. Eier pellen, halbieren und auf den Toast legen. Mit Salz und Pfeffer würzen und ein paar Chiliflocken darüberstreuen.

Chili regt den Stoffwechsel an und hilft so, die Schwangerschaftspfündchen verschwinden zu lassen.

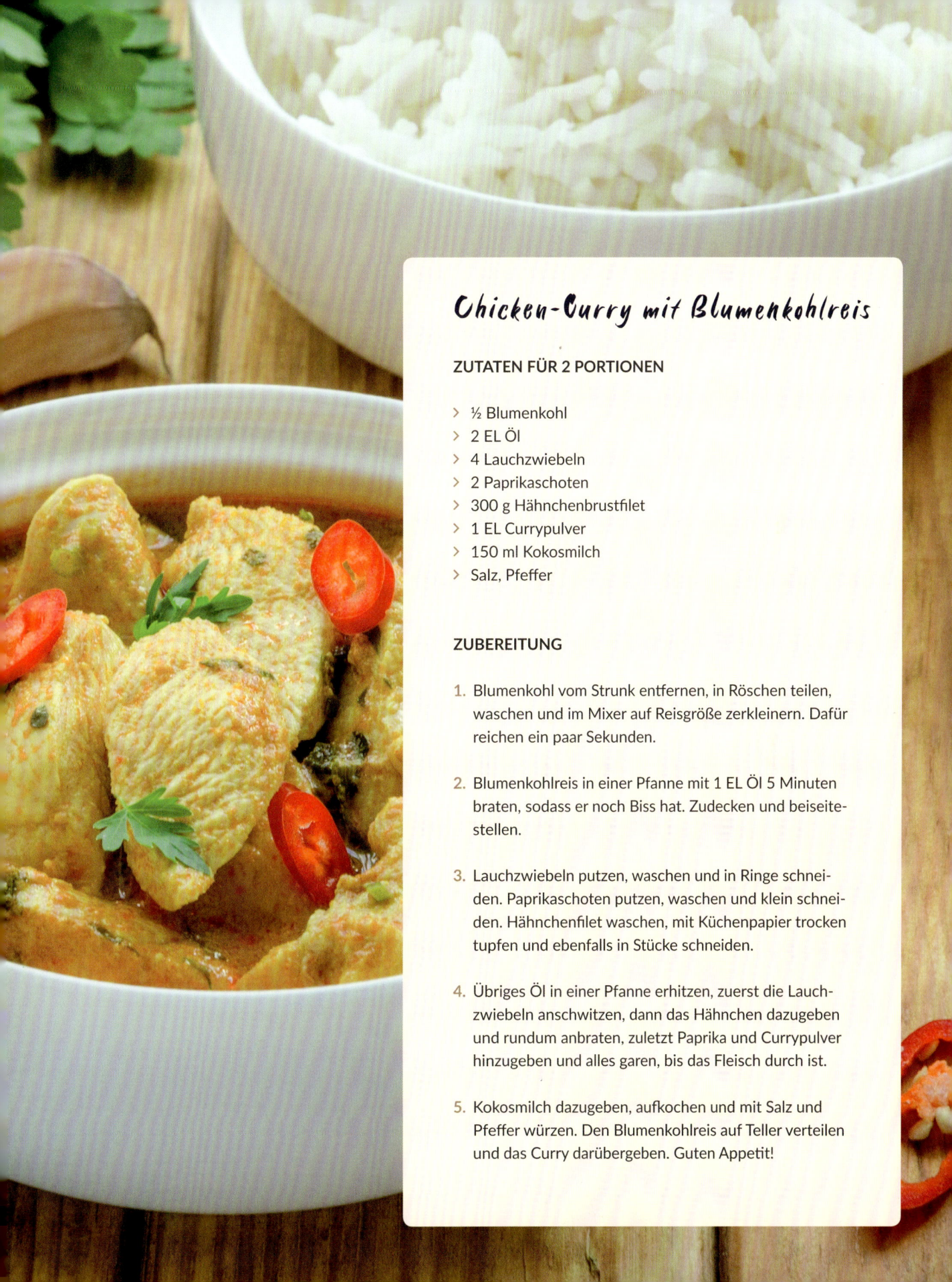

Chicken-Curry mit Blumenkohlreis

ZUTATEN FÜR 2 PORTIONEN

- ½ Blumenkohl
- 2 EL Öl
- 4 Lauchzwiebeln
- 2 Paprikaschoten
- 300 g Hähnchenbrustfilet
- 1 EL Currypulver
- 150 ml Kokosmilch
- Salz, Pfeffer

ZUBEREITUNG

1. Blumenkohl vom Strunk entfernen, in Röschen teilen, waschen und im Mixer auf Reisgröße zerkleinern. Dafür reichen ein paar Sekunden.

2. Blumenkohlreis in einer Pfanne mit 1 EL Öl 5 Minuten braten, sodass er noch Biss hat. Zudecken und beiseitestellen.

3. Lauchzwiebeln putzen, waschen und in Ringe schneiden. Paprikaschoten putzen, waschen und klein schneiden. Hähnchenfilet waschen, mit Küchenpapier trocken tupfen und ebenfalls in Stücke schneiden.

4. Übriges Öl in einer Pfanne erhitzen, zuerst die Lauchzwiebeln anschwitzen, dann das Hähnchen dazugeben und rundum anbraten, zuletzt Paprika und Currypulver hinzugeben und alles garen, bis das Fleisch durch ist.

5. Kokosmilch dazugeben, aufkochen und mit Salz und Pfeffer würzen. Den Blumenkohlreis auf Teller verteilen und das Curry darübergeben. Guten Appetit!

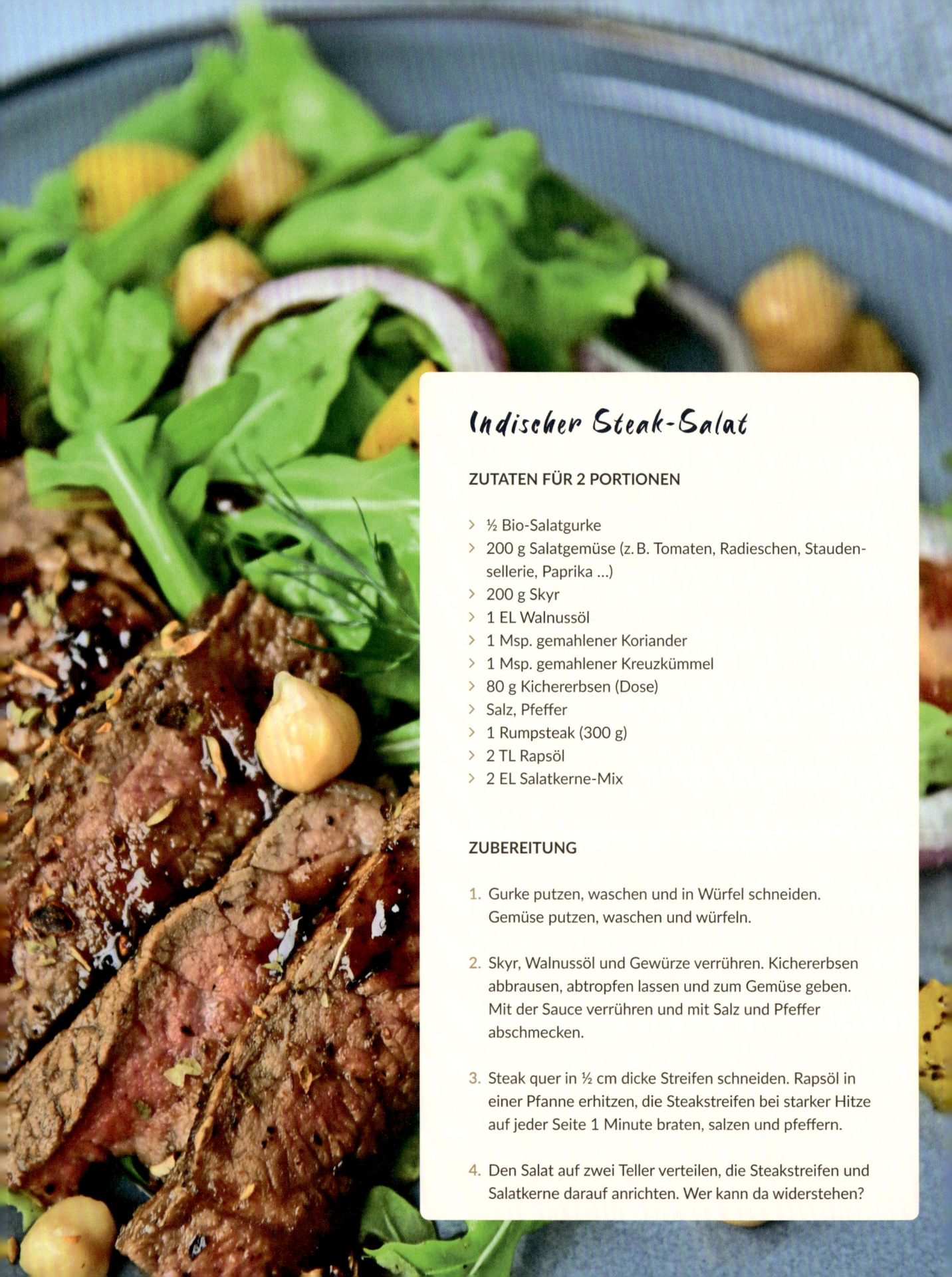

Indischer Steak-Salat

ZUTATEN FÜR 2 PORTIONEN

> ½ Bio-Salatgurke
> 200 g Salatgemüse (z. B. Tomaten, Radieschen, Stauden-
>   sellerie, Paprika ...)
> 200 g Skyr
> 1 EL Walnussöl
> 1 Msp. gemahlener Koriander
> 1 Msp. gemahlener Kreuzkümmel
> 80 g Kichererbsen (Dose)
> Salz, Pfeffer
> 1 Rumpsteak (300 g)
> 2 TL Rapsöl
> 2 EL Salatkerne-Mix

ZUBEREITUNG

1. Gurke putzen, waschen und in Würfel schneiden.
   Gemüse putzen, waschen und würfeln.

2. Skyr, Walnussöl und Gewürze verrühren. Kichererbsen
   abbrausen, abtropfen lassen und zum Gemüse geben.
   Mit der Sauce verrühren und mit Salz und Pfeffer
   abschmecken.

3. Steak quer in ½ cm dicke Streifen schneiden. Rapsöl in
   einer Pfanne erhitzen, die Steakstreifen bei starker Hitze
   auf jeder Seite 1 Minute braten, salzen und pfeffern.

4. Den Salat auf zwei Teller verteilen, die Steakstreifen und
   Salatkerne darauf anrichten. Wer kann da widerstehen?

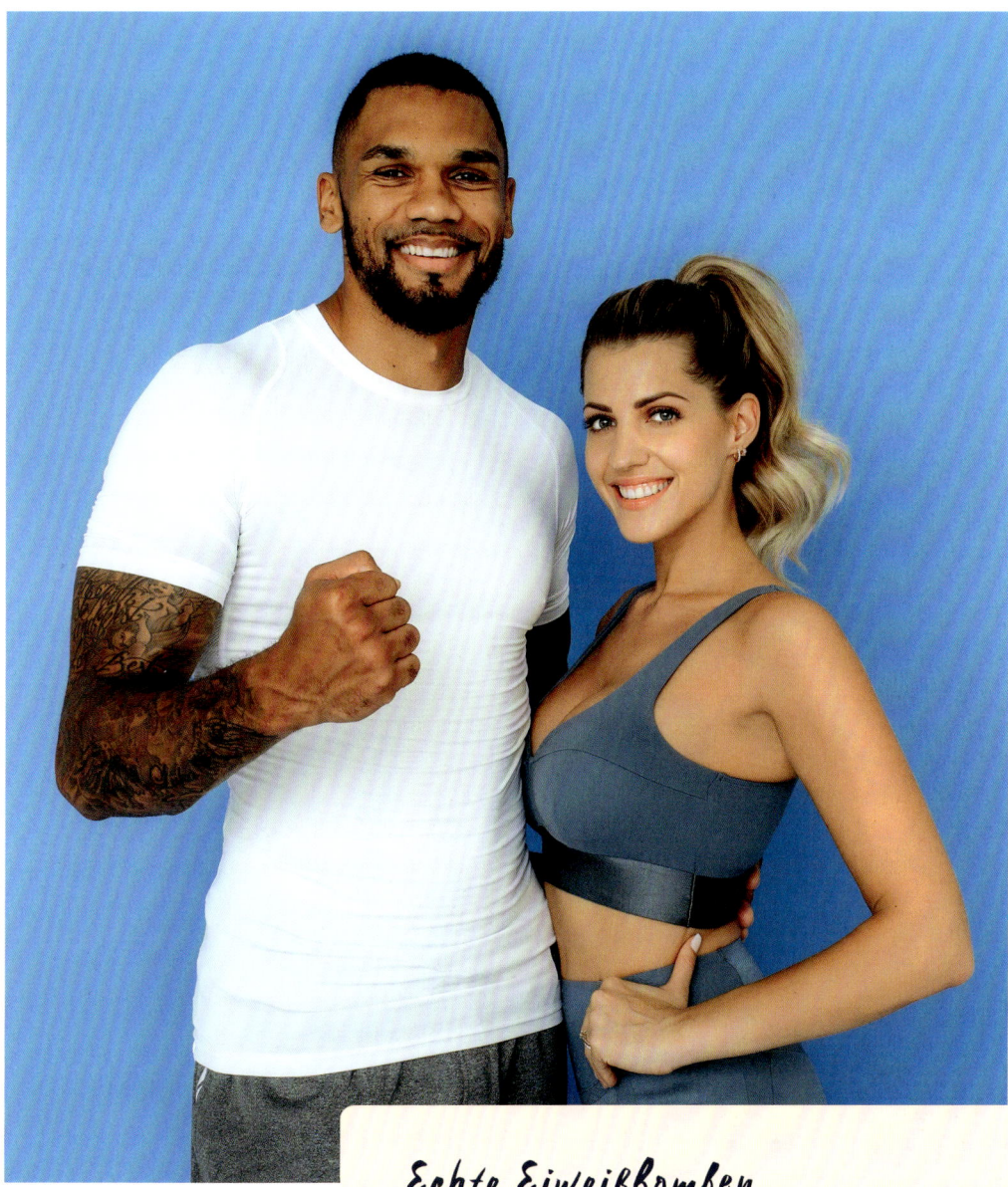

Echte Eiweißbomben

> Eier (7,7 g Eiweiß pro Stück, 60 g)
> Hähnchenbrustfilet (37 g Eiweiß pro Portion, 175 g)
> Thunfisch (38 g Eiweiß pro Dose, 150 g)
> Rindersteak (40 g Eiweiß pro Portion, 200 g)
> Harzerkäse (30 g Eiweiß pro ½ Rolle, 100 g)
> Hüttenkäse (12 g Eiweiß pro ½ Becher, 100 g)
> Erdnüsse (12 g Eiweiß pro 50 g, Achtung, hoher Fettanteil!)
> Quinoa, ungekocht (12 g Eiweiß pro 100 g)
> Leinsamen, geschrotet (19 g Eiweiß pro 100 g)
> Kichererbsen, getrocknet (21 g Eiweiß pro 100 g)
> Tofu (16 g Eiweiß pro 100 g)

DER MAMA-BEAUTY-GUIDE

Für die Zeit nach der Geburt gilt weiterhin: cremen, cremen, cremen! Die Haut geht ja wieder zurück und damit dabei keine bleibenden Schäden entstehen, solltest du (oder gern auch dein Partner) das Eincremen fortführen. Auch die Zupfmassage (siehe Seite 12), der Einsatz des Massagerollers oder Wechselduschen helfen, das Bindegewebe elastisch zu halten. Und ja, du kannst damit auch Erfolg haben, wenn in der Familie ein eher schlechtes Gewebe verbreitet ist.

Aber: Wir wollen dir nichts verschweigen. Manche Hautveränderungen halten sich hartnäckig, echte Risse gehen nie weg. Das ist normal! Du solltest stolz auf diese Tigerstreifen sein, anstatt dich zu schämen. Schließlich sind sie ein eindeutiger Beweis dafür, was dein Körper Wunderbares geleistet hat. Natürlich ist das leicht gesagt. Aber schaue doch mal auf Instagram nach den Hashtags #loveyourlines oder #stretchies. Immer mehr Frauen posten dort ihre After-Baby-Bodys. Du siehst: Du bist nicht allein!

EINE HAARIGE ANGELEGENHEIT

Leider kommt so gut wie keine Frau darum herum: Nach der Schwangerschaft fallen die Haare büschelweise aus. Das liegt vor allem daran, dass die Pracht in der Schwangerschaft voller war und diese Extra-Haare jetzt ausfallen. Mach dir keine Gedanken darüber. Haarausfall ist vollkommen normal und hört nach ein paar Monaten von allein auf. Stört es dich sehr, kannst du dir in der Drogerie oder Apotheke spezielle Nahrungsergänzungsmittel für Mamas mit Biotin besorgen. Dieses Vitamin fördert das Wachstum von Haaren, Nägeln und der Haut.

Meine Expressroutine

Natürlich kannst du mit einem Neugeborenen nicht morgens zwei Stunden im Bad verschwinden und dich zurechtmachen. Mit folgendem Programm bist du in kürzester Zeit frisch und gepflegt:

1. Direkt nach dem Aufwachen klebe ich mir Augenpads auf und lasse sie einwirken. Unschöne Augenringe verschwinden damit fast von allein.
2. Etwas später wasche ich mein Gesicht gründlich und reinige es. Ich möchte dir jetzt kein bestimmtes Produkt empfehlen, denn jeder Hauttyp braucht etwas anderes.
3. Ich versuche einmal pro Woche ein Peeling in meine Morgenroutine einzubauen, das lässt die Haut strahlen.
4. Ganz wichtig: Das Gesicht braucht nun eine Feuchtigkeitscreme.
5. Im nächsten Schritt trage ich Concealer auf. Jede Neu-Mama mit Schlafmangel sollte dieses Wunderprodukt besitzen ;-)
6. Dann sind Wimpertusche und Lipgloss an der Reihe.
7. Jetzt kommt noch etwas Farbe auf die Wangen – fertig!

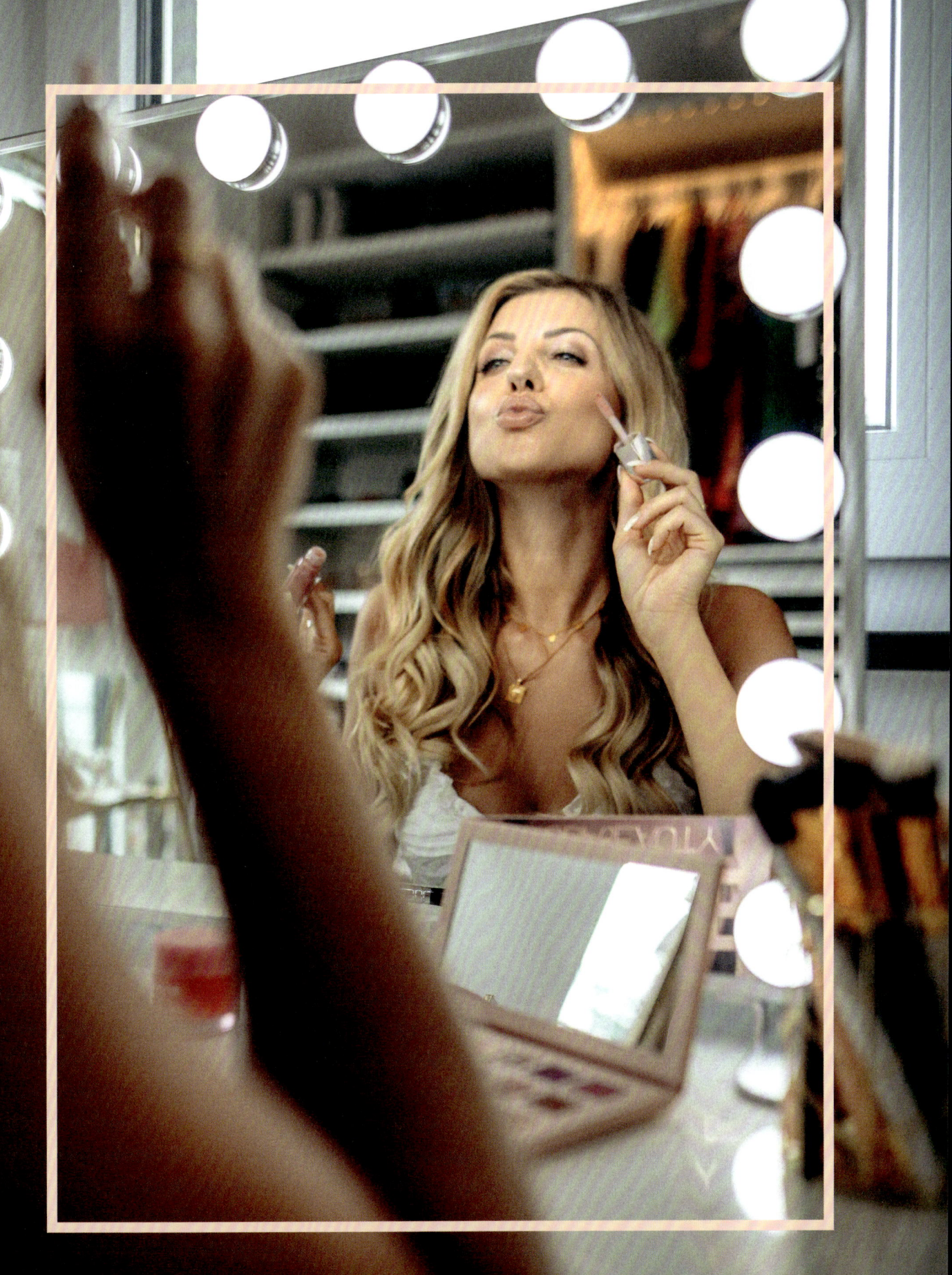

Gerade ganz am Anfang gilt für Neu-Mamas: Jeder Tag, an dem du duschen und Zähne putzen konntest, ist ein guter Tag. Gut, wir übertreiben ein bisschen. Versuche jedoch, deine Pflegeroutinen beizubehalten, um dich wohl in deiner Haut zu fühlen. Das heißt nicht, dass du jeden Tag perfekt geschminkt vor die Tür gehen sollst. Aber bevor du die Wohnung verlässt, gönn dir den Blick in den Spiegel. Die drei Sekunden bist du dir wert und innerhalb dieser Zeit ist das eine Haar zurechtgerückt, das Etikett vom T-Shirt reingesteckt oder die Petersilie zwischen den Zähnen entfernt. Nur weil du jetzt Mama bist, musst du ja nicht verlottert rüberkommen.

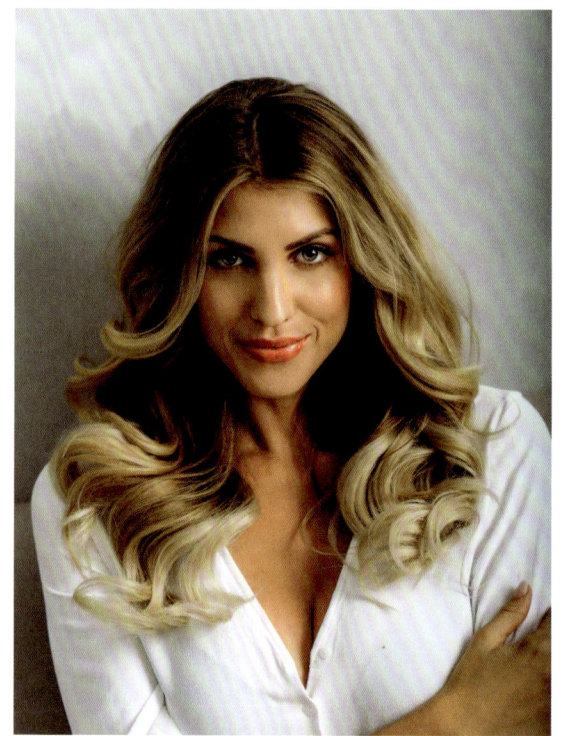

Styling-Tipps für dünnes Haar

> Föhne deine Haare über Kopf, also mit dem Kopf nach unten und die Haare hängen herunter. So entsteht mehr Volumen. Zudem hilft es, wenn du tagsüber immer mal wieder zwischendurch den Kopf nach unten hältst und dein Haar „aufschüttelst".

> Erreichst du durch das Fönen noch nicht ausreichend Volumen, gib noch etwas Volumenpuder auf die Ansätze und toupiere diese leicht an. Wichtig ist, Stylingprodukte nicht auf die Längen zu geben – das zieht die Haare nach unten und lässt sie platt aussehen.

> Variiere deinen Scheitel regelmäßig. Trage ihn also mal links, dann wieder rechts ... Die für die Haare ungewohnte Position sorgt ebenfalls für eine Extraportion Fülle. Gerade ein extratiefer Seitenscheitel gibt noch mehr Volumen am Oberkopf.

> Teile die Haare an der Stirnpartie ab und toupiere sie. Dann steckst du diesen Teil nach hinten – sieht super zum Pferdeschwanz oder zu einer Hochsteckfrisur aus!

> Um den Pferdeschwanz fülliger wirken zu lassen, bekommst du im Drogeriemarkt oder online spezielle Haar-Tools, die deine Haare optisch mehr werden lassen.

> Gönn dir einen Friseurbesuch und setze auf einen kinnlangen Bob oder Long Bob. Dieser Haarschnitt gibt automatisch mehr Volumen.

> Wenn dir glatte Haare momentan zu platt vorkommen, versuche mal große softe Wellen oder Beach Waves. Die sehen frischer und luftiger aus.

> Verzichte auf ölhaltige Pflegeprodukte, sie können das Haar beschweren. Verwende lieber feuchtigkeitsspendende Fluids.

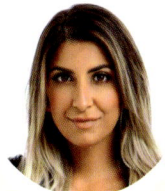

Meine Schnell-Schön-Tipps

PFLEGE-PFLICHT:

Geht es deiner Haut gut, siehst du gleich strahlender und frischer aus. Um die Haut gerade während der stressigen Hormonumstellung nach der Geburt gut zu versorgen, denke trotz Baby an dich. Sich jeden Abend abzuschminken und jeden Morgen einzucremen ist Pflicht! Was die wenigsten Frauen wissen: Auch deine Lippen müssen regelmäßig gereinigt werden. Spezielle Lippenpeelings findest du im Drogeriemarkt.

WASSER-WUNDER:

Du kannst deiner Haut auch von innen Gutes tun. Wasser ist das Polster für die Haut und lässt sie prall und strahlend aussehen. Zudem beugt es Falten vor. Trinke daher zwei bis drei Liter täglich. Am Besten eignen sich stilles Wasser oder ungesüßte Kräutertees.

PINSELERSATZ:

Du möchtest dir ein wenig Farbe um die Augen zaubern, hast aber wenig Zeit? Lidschatten muss ordentlich aufgetragen werden, das kann schnell daneben gehen, wenn du gestresst bist. Verwende stattdessen eine farbige Lidschattenbase. Die kannst du superschnell und easy mit dem Finger auftragen.

NACHHILFE:

Die Augenbrauen bilden den Rahmen für das ganze Gesicht. Sehen sie perfekt aus, wirkst

du gleich frischer. Wenn du sehr wenig Augenbrauen hast oder dich mit dem Nachziehen schwer tust, kann eine permanente Lösung (wie zum Beispiel Microblading) für dich das Richtige sein. In der Schwangerschaft und Stillzeit sollte man allerdings keine Behandlung durchführen lassen. Bist du dir unsicher, sprich vorab mit deinem Arzt.

ZEITGEWINN:

Wenn es zeitlich eng wird, kannst du mit Hilfe von Trockenshampoo noch einen Tag ohne Haare waschen dazugewinnen. Mein Geheimtipp lautet: Sprühe schon abends vor dem Schlafen gehen gründlich Trockenshampoo in die Haare. Am nächsten Morgen sehen sie dann aus wie frisch gewaschen. Denn so vermeidest du diesen Grauschleier, den viele Produkte direkt nach dem Auftragen hinterlassen.

HAIR-HACKS:

Wenn du kein Styling-Profi bist, bleibe als Neu-Mama ruhig bei den Klassikern wie ein schicker Dutt oder ein Pferdeschwanz. Letzteren kannst du ganz easy variieren, beispielsweise indem du die Längen nach dem Binden nochmal einflechtest oder mit einem Lockenstab schnell eindrehst. Hast du mal etwas mehr Zeit, zaubere dir mit dem Glätteisen Beach-Waves. Von diesem Styling profitierst du tagelang: Ein bis zwei Tage kannst du deine Haare offen tragen, dann als gewellten Pferdeschwanz und zuletzt als Messy-Bun.

STARKER STYLE

Allen Müttern mit Kaiserschnittnarbe können wir nur empfehlen, anfangs die Boxershorts von ihrem Mann zu tragen oder sich ein paar Höschen in ein bis zwei Nummern größer zu kaufen. Die drücken nicht oder engen dich ein. Grundsätzlich solltest du erst mal weite und bequeme Sachen tragen. Ein Kleid mit einer gemütlichen Leggings zum Beispiel. Oder die Schwangerschaftshosen. Es darf dir auf keinen Fall peinlich sein, dass du diese Hosen noch länger tragen musst. Ich trug sie auch noch zwei bis drei Monate nach der Entbindung gerne!. Alles, was dir guttut und sich gut anfühlt, ist jetzt genau richtig.

Angesagte Accessoires

Folgende Extras helfen dir, Abwechslung in dein Styling zu bringen, ohne viel Zeit und Geld investieren zu müssen.

> Ein großes Halstuch kaschiert extrem große Still-Brüste und du hast immer einen Sichtschutz für dein Kind dabei, wenn es unterwegs trinken möchte.
> Schicke Mützen oder Caps sehen stylisch aus und kaschieren jeden Bad Hair Day.
> Farbenfrohe Sneaker oder Sandalen werten jedes Basic-Outfit auf und sind megabequem.

> Wenn du nicht gerade im Hochsommer Mama wirst, lege dir eine gute, kuschlige Strickjacke zu. Sie passt zu Jeans und Shirt genauso wie zum Kleid und wertet jedes Outfit auf.
> Selbst wenn fürs Styling nicht viel Zeit bleibt, ein knalliger Lippenstift oder etwas Gloss ist schnell aufgetragen und zaubert gleich etwas Frische und Farbe in deinen Look.

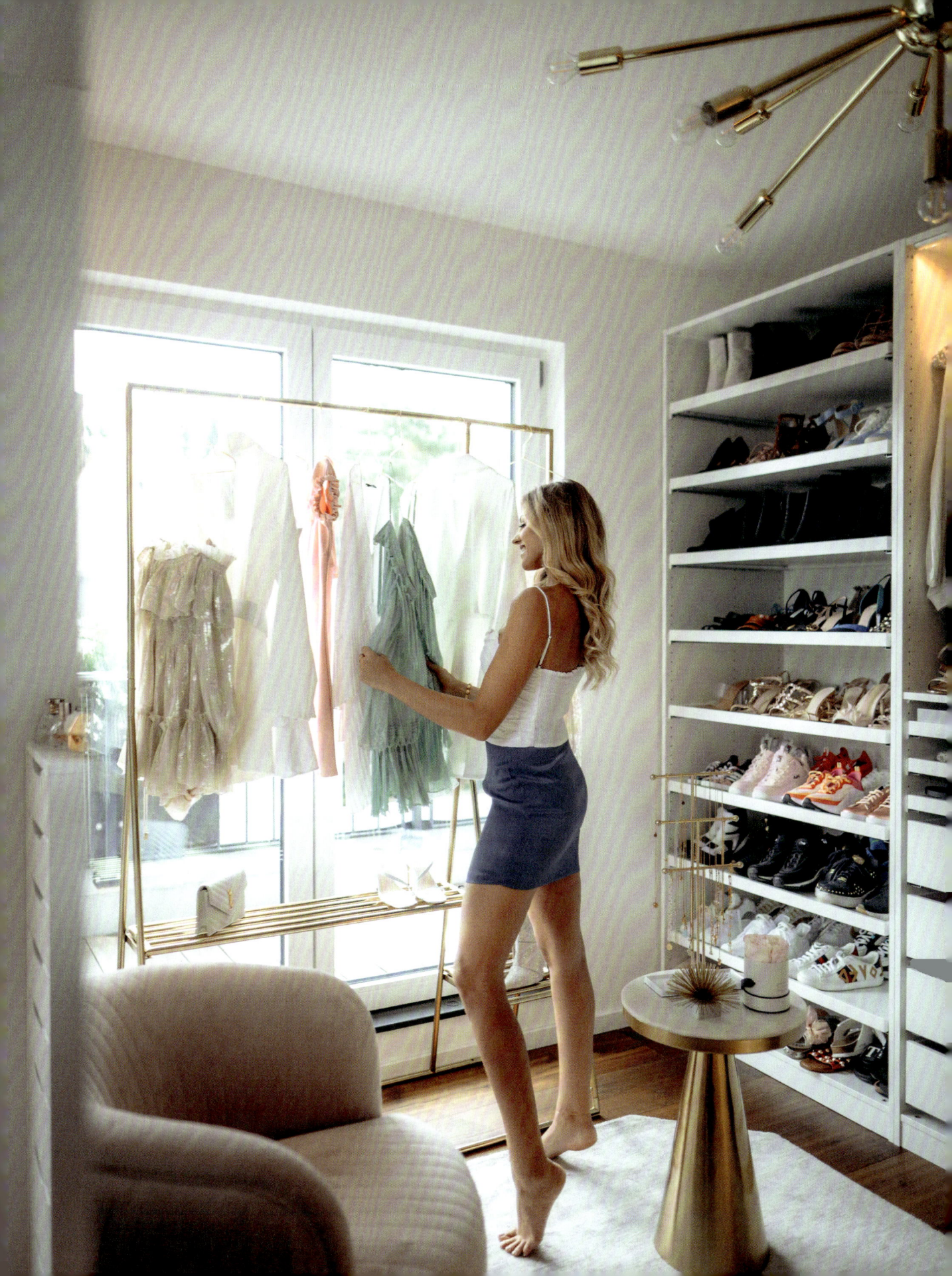

#IMPORTANT: COUPLEGOALS

Als Eltern kommen plötzlich ganz neue Herausforderungen auf euch zu und das betrifft auch die Beziehung zwischen euch. Es ist entscheidend, ein gutes Team zu sein und sich nicht von dem Nachwuchs entzweien zu lassen. Und so gern man diese Maus oder diesen Mäuserich hat: Die Verbindung zwischen den Partnern darf deswegen weder in den Hintergrund rücken noch darf obendrein der Einzelne vergessen werden. Mit diesem Bewusstsein und etwas Vorbereitung kannst du all diese Ziele, die für uns ein tolles Familienleben ausmachen, locker erreichen!

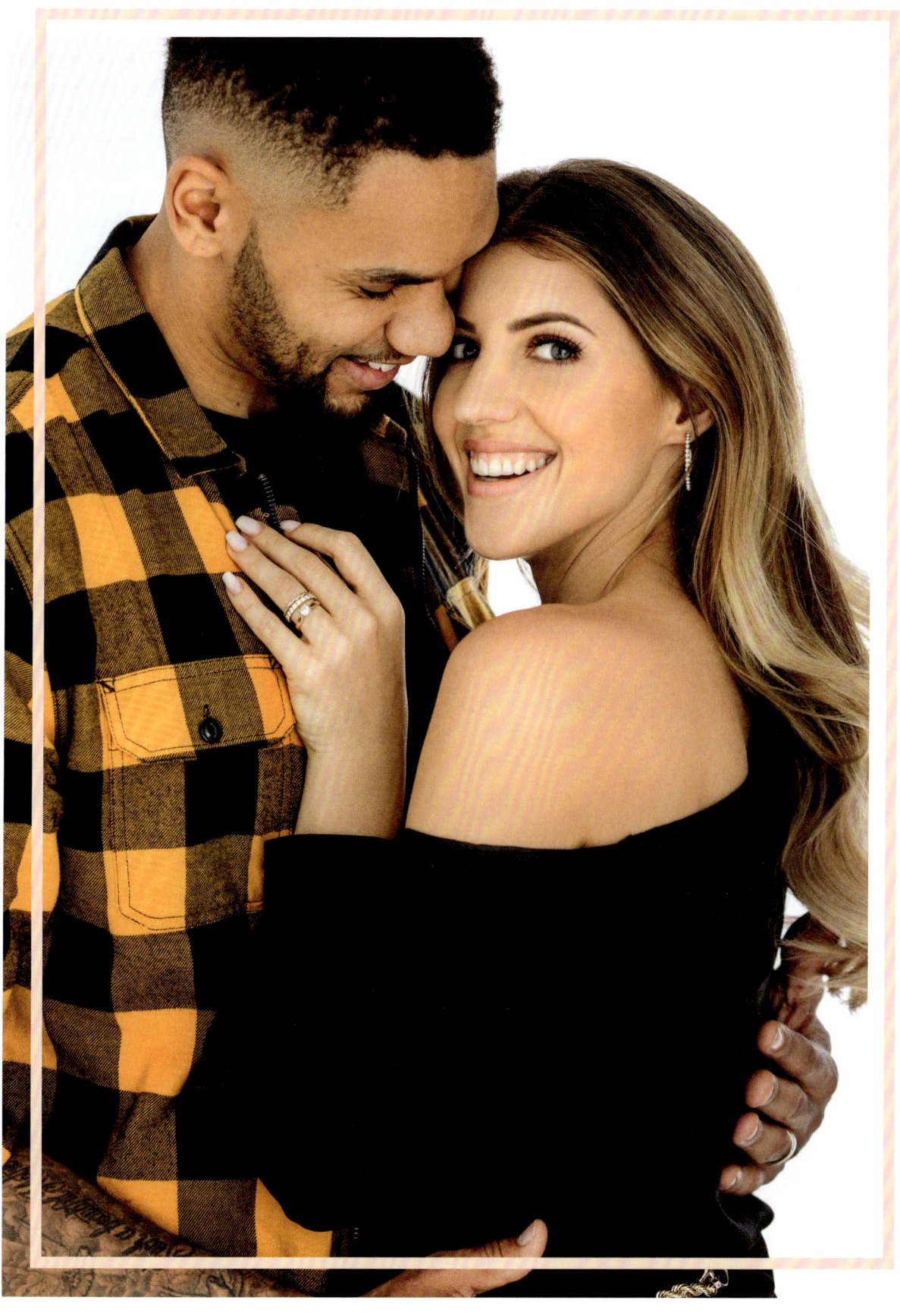

TEAM ELTERN

Auch bei uns gibt es Situationen, in denen wir uns nicht ganz einig sind oder uns angreifen. Die zeigen wir natürlich nicht, was aber nicht heißt, dass wir sie nicht erleben. Höhen und Tiefen gehören einfach zum Leben dazu. Wir streiten beziehungsweise diskutieren auf jeden Fall. Am häufigsten beim Thema Erziehung. Wir halten das für völlig normal! Macht euch keine Sorgen, wenn ihr wegen des Kindes häufiger aneinandergeratet. So ist das einfach, ihr seid doch beide keine Erziehungsprofis mit jahrelanger Berufserfahrung. Da sind Unsicherheit und Zweifel, die im Ärger auf den anderen übertragen werden, völlig verständlich.

Zum Beispiel kann es sein, dass ein Elternteil etwas zu dem Kind sagt, das der andere völlig anders sieht. Oder einer ist im Stress, der oder die Kleine stellt was an und schon eskaliert die Situation. Dann ist es hilfreich, wenn der andere kurz eingreift, seine Meinung äußert und die Wogen glättet. Aber damit ist nicht gemeint, sich anzuschreien oder die Türen zu knallen. Diesen Respekt sollte sich jedes Ehepaar bewahren. Schimpfwörter sind sowieso tabu, auch beim Autofahren! Und bevor die Emotionen zu hoch kochen, einigt euch darauf, den Rest später zu klären, wenn das Kind schläft. Dann redet ihr in Ruhe und seid für die nächste Herausforderung besser gewappnet.

Vor so einem kleinen Menschen zu streiten, halten wir nämlich für absolut falsch. Mia kriegt schon viel mehr mit, als man eigentlich denkt. Zum Beispiel hat sie mal eine lustige Kissenschlacht zum Weinen gebracht, weil ihr die Situation nicht geheuer war. Wie verunsichert wäre sie, wenn Mama und Papa sich plötzlich anschreien? Das wollen wir ihr nicht zumuten. Und daher unser Rat: Nehmt euch die Zeit, führt intensive Diskussionen allein. Meinungsverschiedenheiten sind normal und helfen, Herausforderungen zu meistern. Aber die Spielregeln müssen dabei eingehalten werden. Manchmal hilft die kleine Pause bis man zu zweit ist sogar, um nochmal durchzuatmen und über den Auslöser des Streits nachzudenken. Oft glätten die Wogen sich dann schon von ganz allein.

Selbst wenn es um so Kleinigkeiten geht, die einem im Alltag nerven, darf der Respekt nicht auf der Strecke bleiben. Wenn zum Beispiel die Barthaare im Waschbecken oder leere Joghurtbecher im Spülbecken (statt im Mülleimer direkt darunter) liegen, ist das kein Freibrief dafür, den anderen anzumotzen. Ein „Schatz, du hast wohl vergessen ..." tut es doch auch. Klar, haben beide Partner stressige Tage und wenn dann einer schlecht gelaunt nach Hause kommt ... Versucht, trotzdem nicht gleich zu denken: „Bei mir war auch viel los, wieso denn diese Grummelei?!", sondern fragt nach und zeigt Verständnis. So löst ihr die Situation viel schneller, als wenn ihr euch stundenlang anmuffelt. Und das macht für uns die perfekte Teamarbeit aus: Du kommst nach Hause und der Mensch, der mit dir da lebt, schafft es, dich aus deinem Loch herauszubringen. Weil du vor ihm Gefühle zeigen kannst und wirklich offen reden darfst.

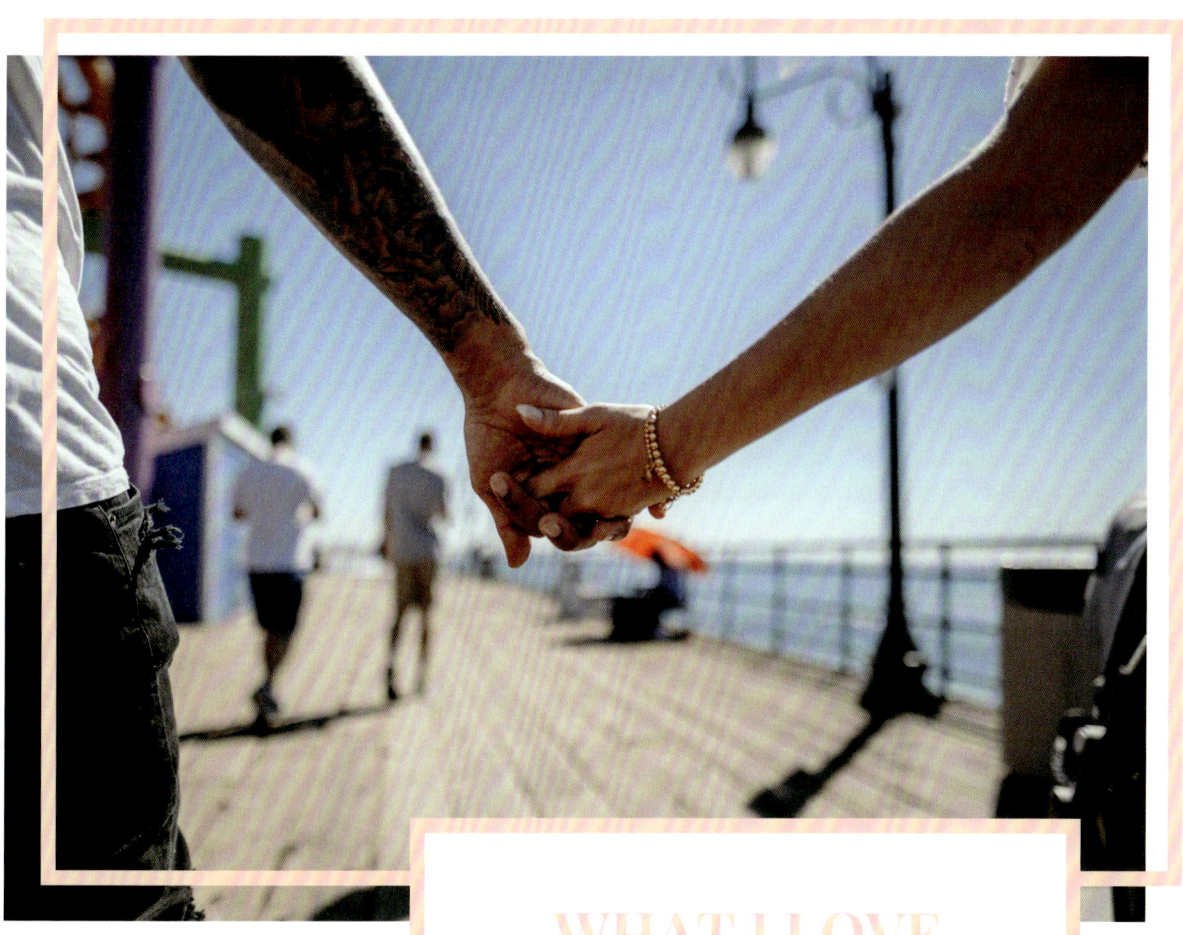

WHAT I LOVE
MOST ABOUT MY
HOME
IS WHO I
SHARE IT WITH

SO VIEL ICH
BRAUCHT DAS WIR

Wir sind der Meinung: Wenn es dir selbst gut geht, fällt es dir wesentlich leichter, eine gute, geduldige und mitfühlende Mutter beziehungsweise ein ebensolcher Vater zu sein. Bist du aber unzufrieden, weil du ständig das Gefühl hast, zu kurz zu kommen, oder weil du komplett auf andere soziale Kontakte verzichten musst, schimpfst du schneller, wirst schneller laut und überhaupt so, wie du es nie sein wolltest. Bevor es dazu kommt, rede mit deinem Partner! Wir halten es gerade in diesem Bereich für unglaublich wichtig, uns gegenseitig unsere Freiheiten zu geben. Mal mit den Mädels frühstücken oder shoppen gehen, mal mit den Jungs beim Essen oder im Fitnessstudio Zeit verbringen – Termine ohne Kind bereichern dich und füllen die Batterie wieder auf. Und genau die brauchst du, um für deinen kleinen Schatz da zu sein. Darum setzt euch zusammen und überlegt, wann ihr was unterkriegt und welche Dinge Priorität haben. Zum Beispiel kann sein Sport wichtiger sein als ihrer. Zum Beispiel kann er sich Zeit außer Haus für den Sport nehmen, weil sie gut zu Hause trainieren kann, er aber die Geräte im Studio braucht. Oder umgekehrt ☺.

Klar, gerade für die Mama ist es am Anfang schwer loszulassen. Das erste Mal ohne Kind aus dem Haus zu gehen, ist der blanke Horror. Was, wenn jetzt was passiert? Das Gefühl ist wirklich schlimm und wir können auch verstehen, wenn du plötzlich Termine absagst, die dir früher extrem wichtig gewesen wären. Aber: Das ändert sich mit der Zeit. Auch die Mama darf drei Stunden beim Friseur sitzen und nicht ständig daran denken müssen, was der oder die Kleine gerade macht. Diesen Job übernimmt dann einfach der Papa – selbst dann, wenn das Kind gerade in einer anhänglichen Phase steckt. Sobald die Tür zu ist, sind die Tränen eh vergessen.

Oder die Oma springt ein. Wir gestehen: Am Anfang kostete es schon etwas Überwindung, die Kleine anderen Menschen anzuvertrauen. Selbst wenn es um Familienmitglieder ging. Sobald Mia mäkelte, haben wir sie aus fadenscheinigen Gründen (zum Beispiel Hunger, obwohl sie gerade erst gefüttert wurde ...) zurückgeholt. Das sind normale Elterninstinkte, die sicher bei der Mama stärker ausgeprägt sind. Unser Rat: Entspann dich. Lass dir helfen. Gib so viel Arbeit ab, wie du kannst. Sonst wird es dir irgendwann zu viel.

Wir leben in einer Großfamilie, die fordert es schon ein, dass regelmäßig ein Großelterntag für Mia stattfindet. Ich genieße die Zeit bei meiner Familie sehr, weil ich mich dort auch entspannen während Mia ihre Verwandtschaft auf Trab hält. Trotzdem dürft ihr auch mal absagen. Eine eigene Familie zu führen, ist Arbeit. Wenn dich der nächste Besuch bei Tante und Onkel mehr stresst als alles andere, verschiebe ihn. Oder vielleicht fährt nur einer von euch hin und der andere kann Dinge erledigen, die er gern erledigen will. Auf der Couch liegen zum Beispiel ☺. Natürlich möchte jeder seinen Freunden und der Familie maximal viel Aufmerksamkeit schenken. Aber das geht eben nicht immer, ihr müsst auf euch aufpassen. Höchste Priorität hat da wieder der Dialog mit deinem Partner.

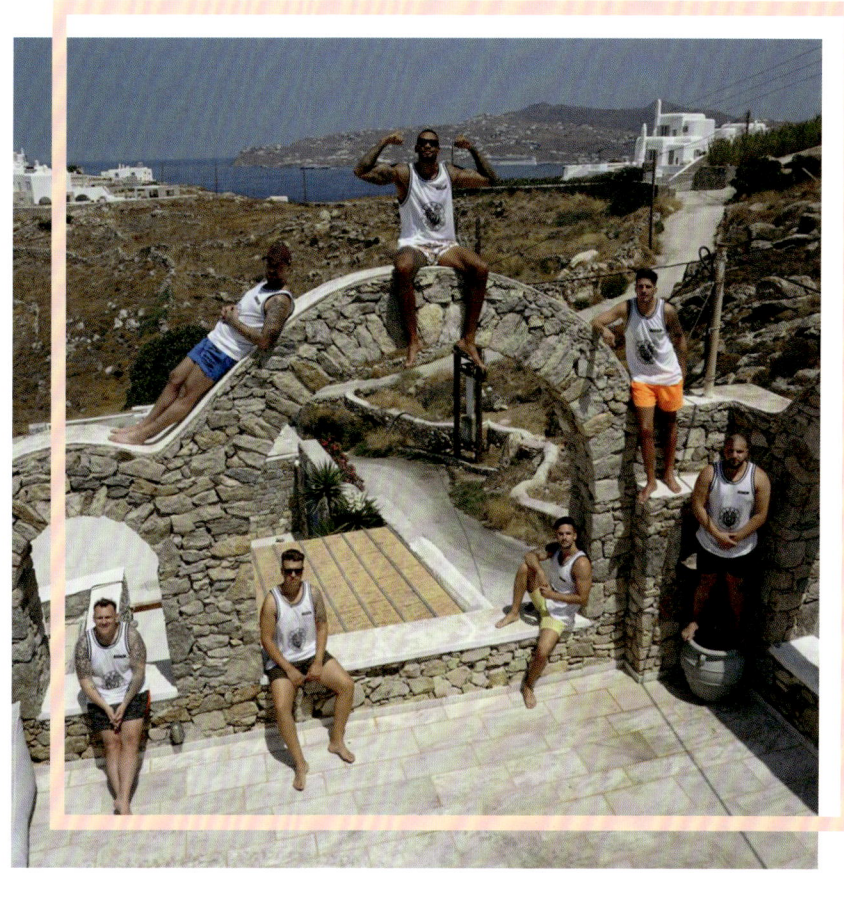

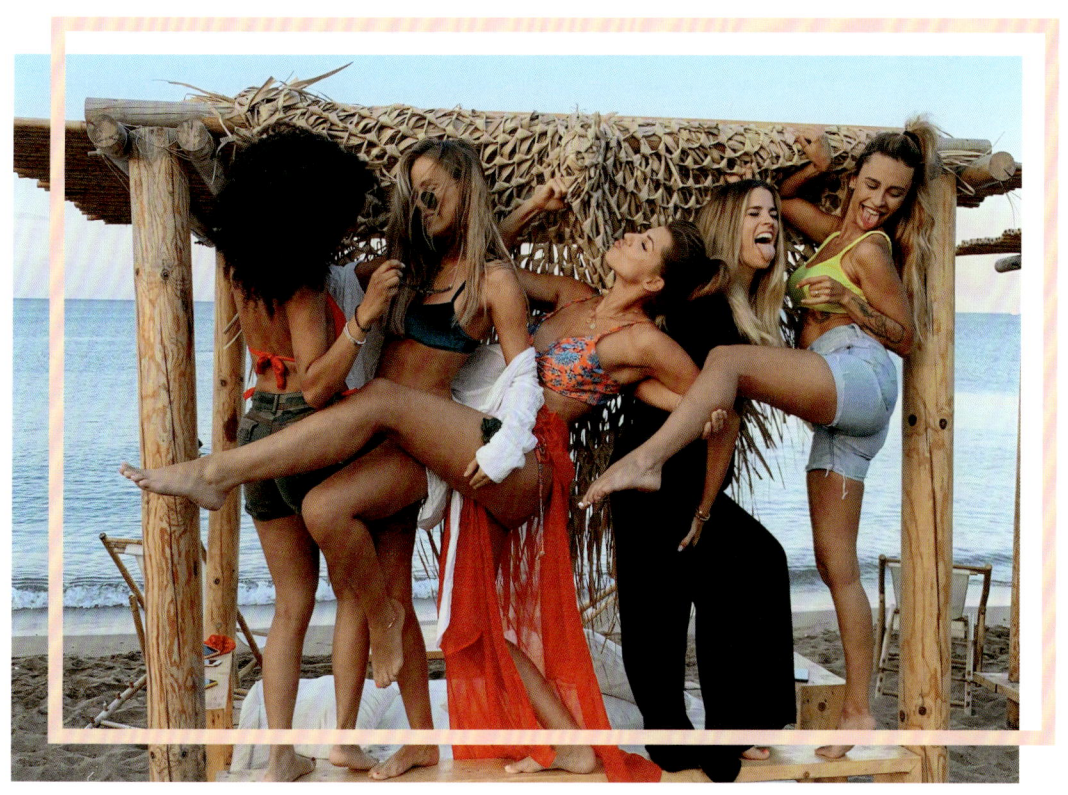

ZURÜCK ZUR ZWEISAMKEIT

Sich untereinander auszutauschen, sollte sich nicht auf WhatsApp-Nachrichten beschränken. Nicht falsch verstehen, die sind perfekt, um den anderen kurz ins Boot zu holen oder ihm eine Frage zu stellen, bei der die Antwort nicht zeitkritisch ist. Eine kurze Nachricht zwischendurch kann Nähe herstellen, zum Beispiel wenn im Büro gerade was Witziges passiert ist und du genau weißt, dass sich dein Partner daheim ebenfalls schlapp lacht. Jedoch ist es extrem wichtig, sich regelmäßig im Gespräch gegenüberzusitzen und in die Augen zu schauen. Zu erkennen, wie dein Partner sich fühlt, während er dir gerade erzählt, was heute los war. Und ihm dann mit Nachfragen und Verständnis echtes Interesse zeigen.

Diese Zeit dürft und müsst ihr euch nehmen. Schließlich zieht euer Kind irgendwann aus. Dann seid ihr wieder allein und müsst sehen, wie ihr klarkommt. Kleiner Scherz. Im Ernst: Ihr seid ja nicht nur Eltern, ihr führt eine Ehe. Die zu pflegen, ist wichtig. Da kann es schon mal sein, den anderen davon zu überzeugen, abends den Laptop auszumachen und sich zu unterhalten. Wenn ihr die Möglichkeit habt, euren Schatz zu den Eltern oder Schwiegereltern zu bringen und ihn sogar dort übernachten zu lassen – nutzt sie!

Unser größtes gemeinsames Hobby ist, Freunde zu treffen. Und wir gehen gern zusammen essen. Oft nehmen wir uns für freie Mia-Abende vor, mal wieder im Kino einen Film anzuschauen – und bleiben auf der Couch sitzen. Weil wir uns einfach so gut in Ruhe unterhalten können. Wir machen gern Dinge mit Action, zum Beispiel waren wir zusammen Fallschirmspringen. Es tut der Beziehung sehr gut, wenn der eine sich Überraschungen für den anderen ausdenkt. Weil er weiß, wie sehr sich der andere freuen wird. Die Freude eines Menschen, den du über alles liebst, ist das Größte! Kleiner Tipp: So banal es klingt, aber es gibt keine Frau, die sich nicht über mitgebrachte Blumen freut. Ohne, dass es einen Anlass dafür gibt.

Ideen für einen kinderfreien Abend

> Bei jedem Date in einem anderen Restaurant landen
> Mal wieder ins Kino gehen. Viel Kinos bieten Doppelsitze ohne störende Armlehne in der Mitte an.
> Zusammen Sport machen – und danach in die Sauna gehen
> Sich an einen See/Fluss/schönen Ort setzen und euer Lieblingsgetränk trinken
> Ziellos spazieren gehen
> „Euer" Lied auflegen und durch alle Zimmer tanzen
> Die Wohnung in ein Kerzenmeer verwandeln
> Gemeinsam ein leckeres Dinner kochen

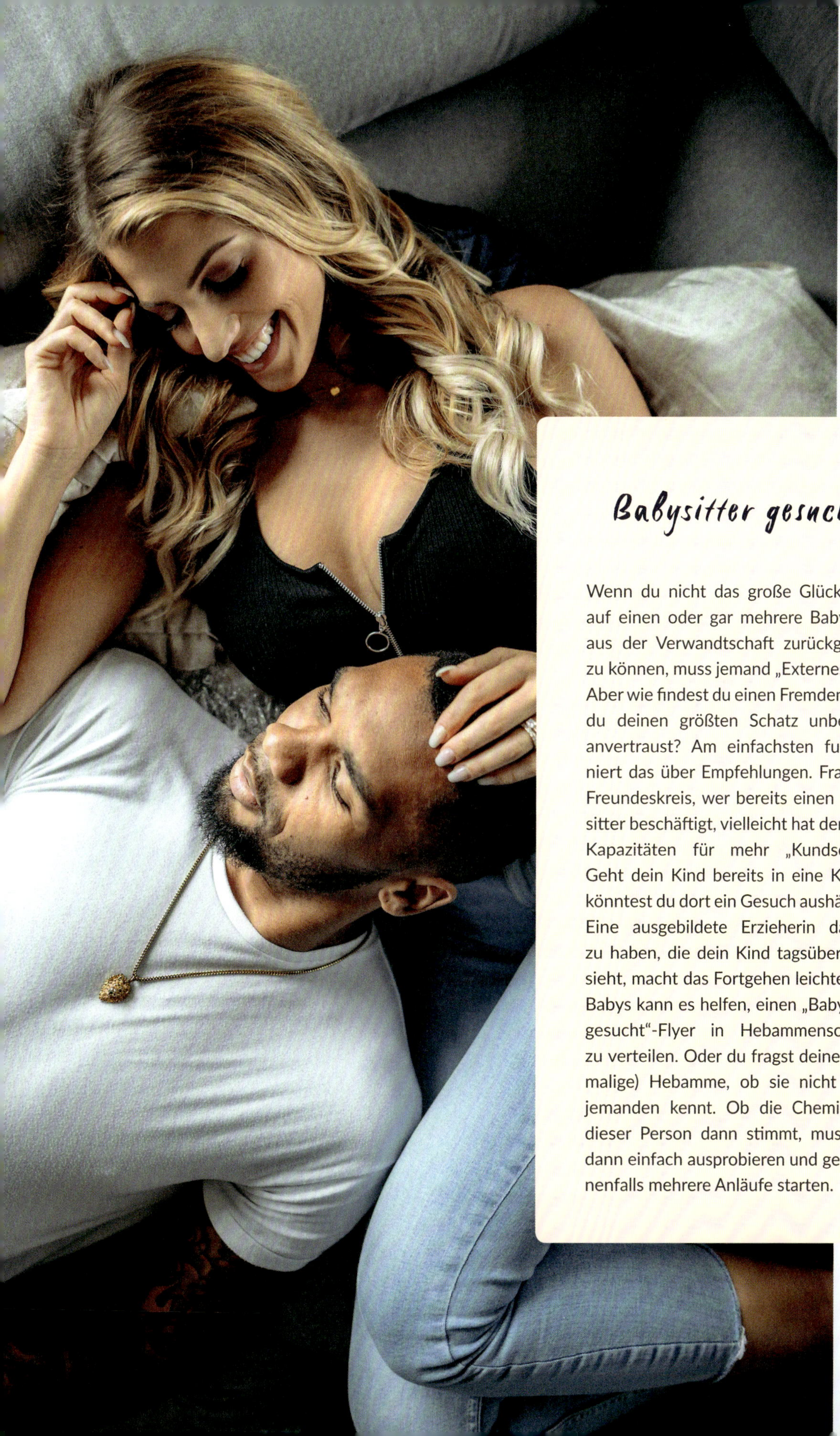

Babysitter gesucht

Wenn du nicht das große Glück hast, auf einen oder gar mehrere Babysitter aus der Verwandtschaft zurückgreifen zu können, muss jemand „Externes" her. Aber wie findest du einen Fremden, dem du deinen größten Schatz unbesorgt anvertraust? Am einfachsten funktioniert das über Empfehlungen. Frage im Freundeskreis, wer bereits einen Babysitter beschäftigt, vielleicht hat der noch Kapazitäten für mehr „Kundschaft". Geht dein Kind bereits in eine Krippe, könntest du dort ein Gesuch aushängen. Eine ausgebildete Erzieherin daheim zu haben, die dein Kind tagsüber auch sieht, macht das Fortgehen leichter. Bei Babys kann es helfen, einen „Babysitter gesucht"-Flyer in Hebammenschulen zu verteilen. Oder du fragst deine (ehemalige) Hebamme, ob sie nicht noch jemanden kennt. Ob die Chemie mit dieser Person dann stimmt, musst du dann einfach ausprobieren und gegebenenfalls mehrere Anläufe starten.

URLAUB OHNE KIND

WAS? Die verreisen ohne ihren Nachwuchs, was sind denn das für Rabeneltern? Lasst euch von anderen Leuten nichts einreden! Bei einem Urlaub ohne euren Schatz geht es ja nicht darum, ihn zu vernachlässigen oder weniger lieb zu haben. Vielmehr geht es darum, euch eine gemeinsame Auszeit vom Alltag zu gönnen, die ihr ohne schlechtes Gewissen genießen dürft! Schließlich habt ihr im Vorfeld dafür gesorgt, dass er oder sie bestens betreut wird. Oberste Prio ist immer, dass es dem Kind dort gut geht. Zum Beispiel bei der Oma oder der Tante. Am besten übt ihr das Über-nachten im Vorfeld. Nicht, dass ihr eine Woche in den Pärchenurlaub abdüst und das Kind hat vorher noch nie ohne euch eine Nacht verbracht ... Idealerweise seid ihr bei den ersten Malen in Rufbereitschaft. Lebt die Oma nicht in derselben Stadt, nehmt euch doch dort in der Nähe ein Zimmer. Überlegt euch gut, ob ihr in eurer Abwesenheit mit eurem Sohn oder eurer Tochter telefonieren wollt. Bei manchen Kindern löst die Stimme der Eltern Heimweh aus, das vorher gar nicht da war. Meist hilft es aber, wenn euer Schatz von Euch hört, weiß, dass es euch gut geht und ihr ihm versichern könnt, dass ihr bald wieder da seid. Auch ihr könnt euch so überzeugen, dass zuhause alles gut ist und ihr euch keine Sorgen machen müsst. Wir waren mal drei Tage ohne Mia in Istanbul und hatten uns im Vorfeld Sorgen gemacht, ob das klappt. Am Ende hatte Mia so viel Spaß bei der Oma, dass wir es fast bereuten, den Kurzurlaub nicht noch mehr genossen zu haben. Und vergesst nicht, das Kind rechtzeitig einzuweihen. Dann kann es sich auf sein Abenteuer freuen und ihr euch auf eures, ohne dass sich euer Schatz ausgegrenzt fühlt.

WART IHR SCHONMAL OHNE KIND IM URLAUB?

UNSERE COMMUNITY SAGT ...

JA!	NEIN
38%	62%

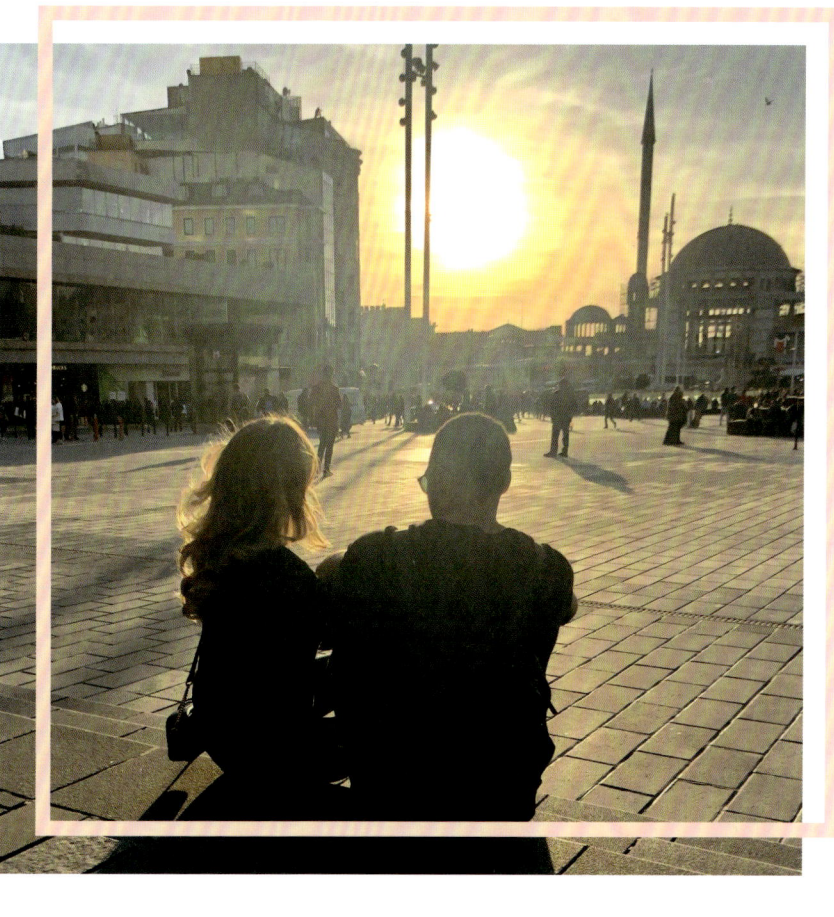

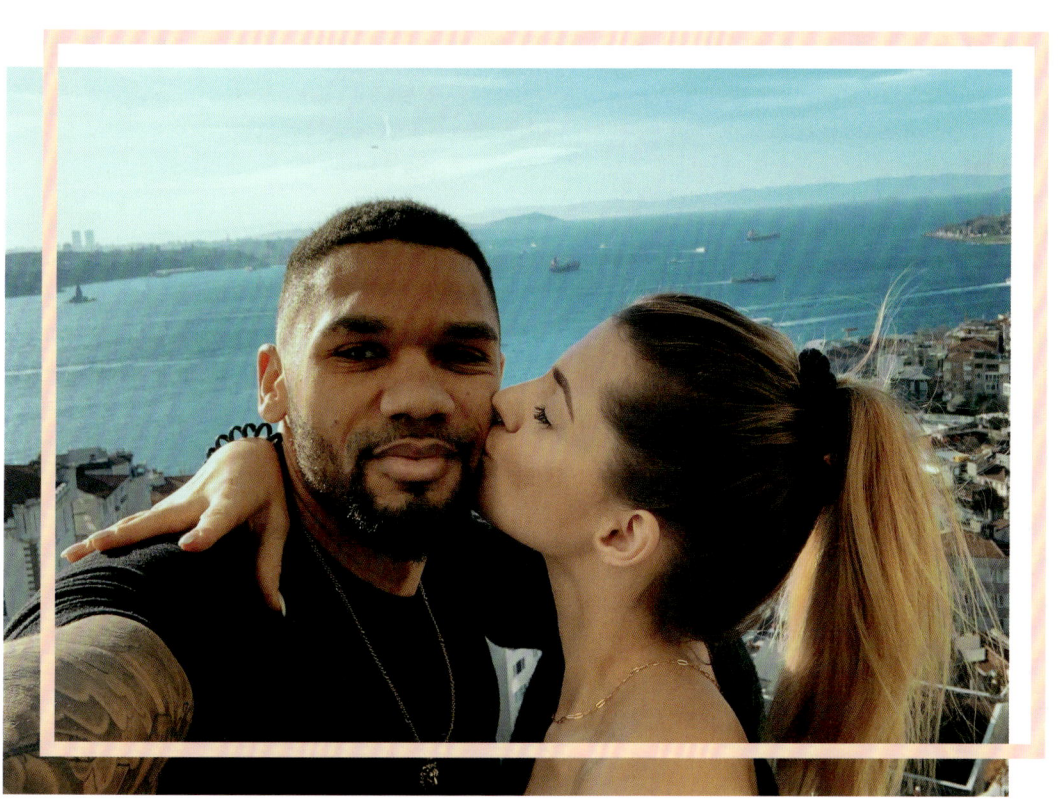

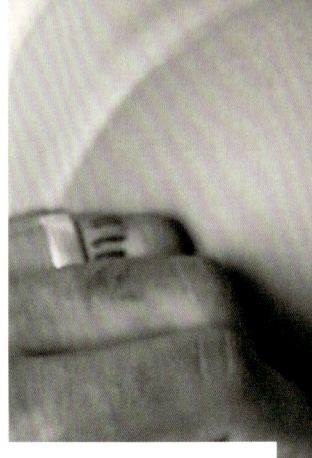

NIE DIE ROMANTIK VERGESSEN

Trotz gelegentlicher Zweisamkeit kann im Chaos von Windeln, schmutziger Wäsche und einem übervollen Terminkalender ein kuschliges Intermezzo mit dem Liebsten leicht untergehen. Niemand sagt, dass ihr zwei Wochen nach der Geburt wieder das Eheleben von früher führen solltet. Jedoch raten wir, aufzupassen, euch nicht zu verlieren. Irgendwann kommt der Moment, in dem das Kind schläft und ihr beide Zeit habt, auf der Couch zu sitzen. Und sich mal wieder in den Arm zu nehmen und die Ruhe zu genießen. Auch solche Kleinigkeiten bringen die Nähe zurück, die mit dem kleinen Neuankömmling erst mal in weite Ferne gerückt zu sein scheint.

Und das können wir gut verstehen. In der Zeit kurz vor der Entbindung ist Sex kein Thema mehr, danach können Sachen wie eine Kaiserschnittnarbe oder andere bei der Geburt entstandene Verletzungen den Respekt riesig werden lassen. Sprich, nach der langen Abstinenz ist es schwer, den Schalter wieder umzulegen. Aber nicht unmöglich! Sicher hilft es, wenn euer Kind beim Neustart nicht im selben Zimmer liegt. Mehr Ablenkung geht kaum .... Dafür gibt es ja das Babyphone und wer sagt, dass Sex nur im Bett passieren darf? Eben. Gebt euch Zeit, sorgt für eine entspannte Atmosphäre und kuschelt einfach drauflos. Der Rest kommt von allein.

Wir haben auch schon gehört, dass sich manche Paare zum Sex verabreden. Also nicht ganz so direkt, aber sie vereinbaren ein Date, zum Beispiel zum Abend-essen, bei dem das Dessert vorab feststeht. Schon allein die Vorbereitungen für den Abend würden helfen, sich in die richtige Stimmung zu versetzen. Wenn das funktioniert, ist das doch wunderbar. Jeder sollte selbst entscheiden, was und wie er es tut. Für uns klingt diese Herangehensweise eher nach Verpflichtung als nach Spaß. Wir finden es jetzt auch nicht so sexy, wenn man nur miteinander schläft, weil die Frau gerade ihre fruchtbaren Tage hat und das Paar sich ein Kind wünscht. Klar, manchmal ist die Sache mit dem Schwangerwerden nicht so einfach und man muss der Biologie etwas auf die Sprünge helfen. Aber vielleicht behält die Frau es einfach für sich, wenn sie gerade fruchtbar ist, überrascht den Liebsten in schöner Wäsche, sodass er nicht widerstehen kann, und präsentiert dann später den positiven Schwangerschaftstest? Wir wissen aus den vielen Gesprächen, die wir bis heute geführt haben, dass es keine Selbstverständlichkeit ist, ein gesundes Kind auf die Welt zu bringen beziehungsweise eines zu zeugen – wir wissen unser Glück sehr zu schätzen. Und möchten dir und euch sagen: Schämt euch bitte nicht, wenn ihr für die Erfüllung eures Kinderwunsches mehr tun müsst als andere. Dieser Wunsch ist mehr als verständlich. Wir planen ja auch irgendwann Baby Nummer zwei und wollen den Abstand zwischen den beiden nicht zu groß werden lassen. Aber ob es dann auch wieder so easy klappt wie bei Mia? Wir haben uns daher schon jetzt informiert, welche Methoden es gibt, und uns darüber ausgetauscht. Ob wir sie dann brauchen, steht auf einem anderen Blatt. Das Gespräch mit dem Partner ist einfach so wichtig. Auch um herauszufinden, ob beide wirklich bereit sind, diesen Wahnsinn zu wiederholen ☺.

Ist heute ein guter Tag für ein weiteres Baby?

So findest du heraus, an welchen Tagen inner-halb deines Zyklus du besonders fruchtbar bist:

> Mithilfe der **TEMPERATURMETHODE,** bei der du jeden Morgen direkt nach dem Auf-wachen deine Temperatur misst und den Wert in eine Tabelle einträgst. Ein Tempera-turanstieg von 0,2 bis 0,5 Grad zeigt deine fruchtbaren Tage an. Mittlerweile gibt es sogar Pflaster, die deine Temperatur mes-sen und per App die Daten auswerten.

> Mit dem Protokollieren deiner Periode. Und zwar mit einer **APP, UM DEINEN EISPRUNG UND DAMIT DIE FRUCHTBA-REN TAGE ZU ERMITTELN** (zum Beispiel „Flo").

> Durch **OVULATIONSTESTS,** die den Anstieg von bestimmten Hormonen im Urin messen und danach die Fruchtbarkeit ermitteln (in Apotheken oder online).

> Auf einen Blick durch den **AVA FRUCHT-BARKEITSTRACKER 2.0.** Das ist ein Arm-band, das nachts mit einem Sensor misst, was in deinem Körper gerade so los ist. Also neben der Fruchtbarkeit checkt der Tracker beispielsweise auch dein Stresslevel und Schlafverhalten. Der Tracker ist online erhältlich, aber mit rund 300 Euro leider recht teuer.

UNSERE EXPERTEN

REBECCA KUGLER

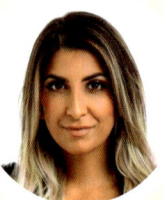

Als Spezialistin für perfekte Haut und ein herausragendes Hairstyling arbeitet Rebecca schon lange eng mit Sarah zusammen und stylt sie für wichtige Events, Auftritte und Fotoshootings. Echte Schönheit, Frische, Lebendigkeit und Glow sind ihre Handschrift. Als Hair- und Make-Up-Artist schafft sie bei ihrer Arbeit einen Raum von Qualität, der sich in ihrem professionellen Equipment und einfacher Kommunikation äußert. Klienten schätzen sie für genaues Zeitmanagement, top Laune und unschlagbare Ergebnisse, wodurch langjährige Partnerschaften entstehen.

DR. MED. CATHARINA AMARELL

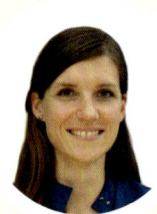

Dr. Amarell ist Ärztin für Kinder- und Jugendmedizin und Autorin des Buchs „So bleibt mein Kind natürlich gesund". Am Kinderkrankenhaus St. Marien Landshut ist sie als Oberärztin für Allgemeinpädiatrie und Notfallversorgung tätig und bietet eine Sprechstunde für Naturheilkunde und Akupunktur an. Zudem hat sie dort die ärztliche Leitung des Teams „Integrative Pädiatrie" inne. Die 35jährige ist Mutter einer 8 Monate alten Tochter und unterrichtet als Dozentin der Ärztegesellschaft für Präventionsmedizin und klassische Naturheilverfahren.

TSVETELINA „TETTY" KEHAYOVA

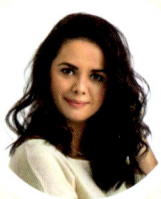

Über viele Jahre hat Tetty in verschiedenen Bereichen der Fotografie experimentiert und Erfahrungen gesammelt, bis sie Mama wurde und die Leidenschaft an Baby- und Familienfotos für sich entdeckte. Einen schöneren Beruf kann sie sich seitdem nicht mehr vorstellen. Ob ih ihrem Studio in Senden bei Neu-Ulm oder draußen in der Natur – ihr Ziel ist es, Bilder zu machen, die das Herz berühren und den besonderen Moment der Gegenwart für die Zukunft festhalten. Viele wunderschöne Familienbilder hat Tetty gemeinsam mit Team Harrison schon umgesetzt.

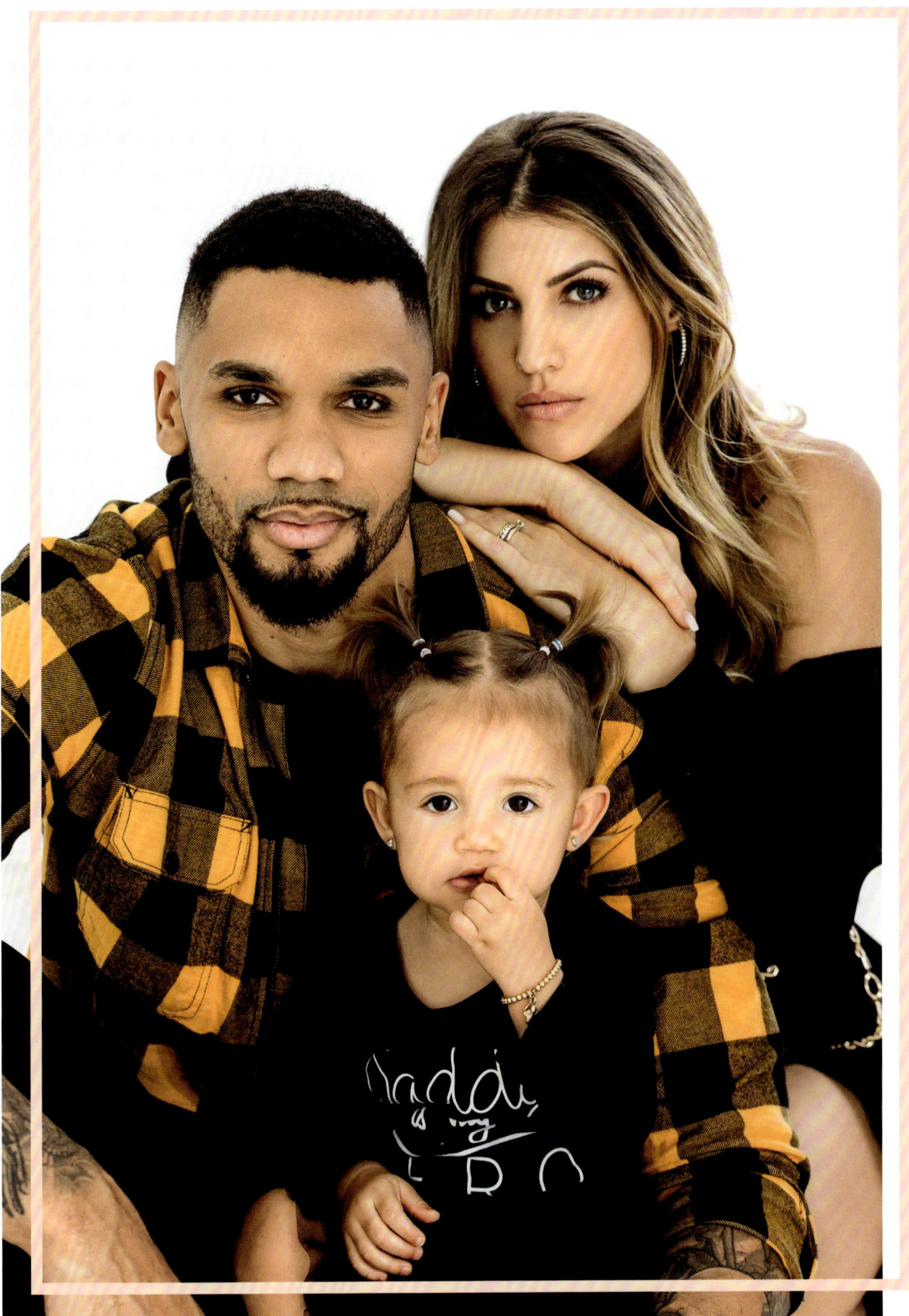

REGISTER

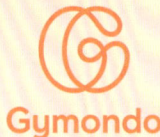

Gymondo

 https://perfectshape.gymondo.fitness

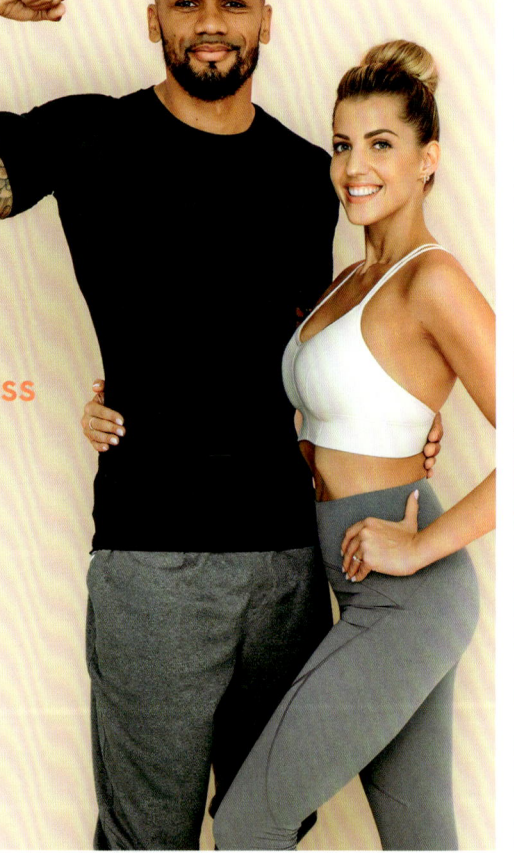

Perfect SHAPE
BY TEAM HARRISON

Jetzt 1 Monat gratis trainieren auf
https://perfectshape.gymondo.fitness
mit dem Code.

CODE: **FAMILYGOALS**

BILDNACHWEIS

Lennart Bader
S. 61 (oben), S. 66, S. 71, S. 81, S. 85, S. 93, S. 98, S. 117, S. 121, S. 122, S. 127, S. 143, S. 161, S. 165, S. 169, S. 173, Umschlag hinten (oben rechts)

Tsvetelina Kehayova
S. 2, S. 4, S. 7, S. 18, S. 19, S.20, S. 21, S. 22, S. 23, S. 24 (unten), S. 25, S. 26, S. 27, S. 37 (oben), S. 41, S. 43, S. 47, S. 61 (links), S. 65, S. 79, S. 87, S. 89, S. 97, S. 99, S. 103, S. 134, S. 145, S. 153, S. 154, S. 159, S. 162, S. 167, S. 177, S. 179, Portraitbild Sarah Harrison, Portraitbild Dominic Harrison, Portraitbild Rebecca Kugler (S. 187 & Expertentexte), Portraitbild Tsvetelina Kehayova (S. 178 & Expertentexte), Umschlagrückseite

Sarah & Dominic Harrison privat
S. 8, S. 9, S. 11, S. 15, S. 24 (oben), S. 29, S. 32, S. 34, S. 37, S. 39, S. 40, S. 42, S. 44, S. 45, S. 49, S. 51, S. 55, S. 57, S. 58, S. 60; S. 63, S. 69, S. 73, S. 77, S. 82, S. 95, S. 101, S. 104, S. 106, S. 109, S. 123, S. 125, S. 129, S. 131, S. 137, S. 138, S. 139, S. 141, S. 147, S. 148, S. 152, S. 155, S. 171, S. 175, Umschlagrückseite

Ulrike Frömel
Portraitbild Dr. Catharina Amarell (S. 178 & Expertentexte)

Marc Cantarellas-Calvó
Illustration S. 119

Shutterstock
Africa Studio: S. 59 (oben); Dmitry Lobanov: S. 59 (unten); 279photo Studio: S. 110; SedovaY: S. 112; HandmadePictures: S. 113; grkphoto: S. 114; Anastasia Izofatova: S. 156; irina2511: S. 157; PosiNote: S. 158; Spring Song: S. 86

IMPRESSUM

© 2019 ZS Verlag GmbH
Kaiserstraße 14 b
D-80801 München

ISBN 978-3-96584-010-2
1. Auflage 2019

Lizensiert von:
7NXT Brand Solutions GmbH
Rungestrasse 22-24
10179 Berlin

Projektleitung: Michaela Szwarc, Kathrin Mayr
Idee und Konzept: Sarah & Dominic Harrison, 7NXT Brand Solutions GmbH
Texte: Sarah & Dominic Harrison, Martina Steinbach
Expertentexte: Dr. Catharina Amarell, Rebecca Kugler, Tsvetelina Kehayova
Rezeptentwicklung: Melanie Eberlein
Cover und grafische Gestaltung: Marco Schmid, Berlin
Satz: Marco Schmid, Guido Bröge
Coverfoto: Michael Wilfling, Tsvetelina Kehayova
Herstellung: Frank Jansen
Producing: Jan Russok
Druck und Bindung: optimal media GmbH, Röbel

Die ZS Verlag GmbH ist ein Unternehmen der Edel SE & Co. KGaA, Hamburg.
www.zsverlag.de | www.facebook.com/zsverlag